Silvana V. Serra
Mónica L. Brizuela
Lorena Baydas
Agustín R. Miranda
(Comps)

MANUAL de la AUDICIÓN

Editorial Brujas

Título: *Manual de la audición*
Compiladores: Silvana V. Serra, Mónica L. Brizuela, Lorena Baydas
Agustín R. Miranda
Autores: Silvana Serra, Mónica L. Brizuela, Lorena Baydas, Agustín R. Miranda, Virginia Villarreal, Margarita Leiva, Marisa G. Garcia, Eduardo Gabriel Nieva, Gabriela Bonelli, Berenice Curtó, Valeria Emanuel, Marian E. Lucca, Lilian Frankel, Elio A. Soria, María L. Navarra Morero, Elica T. Rodrigo Fantón, Lucrecia Pons y Laura R. Pascual, Jorge A. Bruera.
Colaboradores: Luisina Rivadero, Luciana Toledo

```
Manual de la audición / Silvana Serra ... [et al.] ; contribuciones de
Luisina Rivadero ;  Luciana Toledo ; compilado por Silvana Serra ... [et
al.]. - 2a ed . - Córdoba : Brujas, 2018.
   370 p. ; 25 x 18 cm.

1. Audiometría. 2. Audición. I. Serra, Silvana II. Rivadero, Luisina ,
colab. III. Toledo, Luciana, colab. IV. Serra, Silvana, comp.
   CDD 617.8075
```

© De todas las ediciones, los autores
© 2018 Editorial Brujas
1° Edición.
Impreso en Argentina

Queda hecho el depósito que marca la ley 11.723.
Ninguna parte de esta publicación, incluido el diseño de tapa, puede ser reproducida, almacenada o transmitida por ningún medio, ya sea electrónico, químico, mecánico, óptico, de grabación o por fotocopia sin autorización previa.

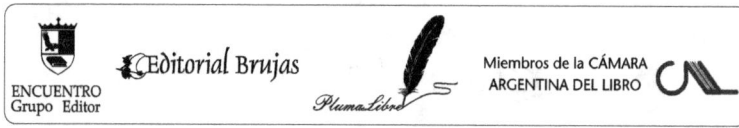

www.editorialbrujas.com.ar publicaciones@editorialbrujas.com.ar
Tel/fax: (0351) 4606044 / 4691616– Pasaje España 1486 Córdoba–Argentina.

Contenido

Prólogo 7

Sección I: Introductoria
Capítulo 1 Audición 11
    Silvana Serra, Mónica L. Brizuela, Lorena Baydas, Agustín R. Miranda

Capítulo 2 Audición e hipoacusias 31
    Silvana Serra, Mónica L. Brizuela, Lorena Baydas, Agustín R. Miranda

Capítulo 3 Fonoaudiología y audiología 45
    Silvana Serra, Mónica L. Brizuela, Lorena Baydas, Agustín R. Miranda

Sección II: Audiodiagnóstico
Capítulo 4 Instancia diagnóstica 51
    Silvana Serra, Mónica L. Brizuela, Lorena Baydas, Agustín R. Miranda

Capítulo 5 Procedimientos preliminares 59
    Silvana Serra, Mónica L. Brizuela, Lorena Baydas, Agustín R. Miranda

Capítulo 6 Análisis de la audición en relación a su estudio 69
    Silvana Serra, Mónica L. Brizuela, Lorena Baydas, Agustín R. Miranda

Capítulo 7 La audiometría 75
    Silvana Serra, Mónica L. Brizuela, Lorena Baydas, Agustín R. Miranda

Capítulo 8 La logoaudiometría 103
    Silvana Serra, Mónica L. Brizuela, Lorena Baydas, Agustín R. Miranda

Capítulo 9 Estudio de la audición en niños 117
    Silvana Serra, Mónica L. Brizuela, Lorena Baydas, Agustín R. Miranda

Capítulo 10 Impedanciometría 133
    Virginia Villarreal, Agustín R. Miranda

Capítulo 11 Potencial evocado auditivo de tronco (PEAT) 147
    Margarita Leiva

Capítulo 12 Pruebas complementarias y supraliminares 155
    Virginia Villarreal, Agustín R. Miranda

Capítulo 13 Audiodiagnóstico 165
    Silvana V. Serra, Mónica L. Brizuela, Lorena Baydas, Agustín R. Miranda

Capítulo 14 Tecnicismos del audiodiagnostico 171
    Agustín R. Miranda

Capítulo 15 La Fonoaudiología en el ámbito laboral ocupacional 187
    Marisa G. Garcia

Sección III: Aproximaciones terapéuticas
Capítulo 16 Soluciones tecnológicas en audiología 199
    Eduardo G. Nieva

Capítulo 17 después de la hipoacusia…¿qué? El paciente hipoacúsico o sordo 213
    Gabriela Bonelli

Capítulo 18 Ayudas auditivas 217
    Silvana V. Serra

Capítulo 19 Proceso de selección de audífonos 227
    Silvana V. Serra

Capítulo 20 Acciones terapéuticas fonoaudiológicas 237
    Gabriela Bonelli

Capítulo 21 Ante un diagnóstico de hipoacusia sensorioneural severa a profunda
bilateral 241
    Berenice Curto, Valeria Emanuel

Capítulo 22 Tratamiento fonoaudiológico
Tipos de intervenciones fonoaudiológicas: habilitación y rehabilitación 275
    Berenice Curtó, Valeria Emanuel

Capítulo 23 Intervención en logogenia desde una perspectiva fonoaudiológica ... 289
    Marian E. Lucca

Sección IV: Laberintologia y audiocognición
Capítulo 24 Sistema vestibular y bases de su rehabilitación 297
    Lilian Frankel

Capítulo 25 Estudio del procesamiento auditivo central 321
    Silvana V. Serra, Agustín R. Miranda

Capítulo 26 Hacia la audio- cognicion Perfil cognitivo en personas con hipoacusia y
sordera: impacto de la deprivación auditiva a nivel de la atención, la memoria y las
funciones ejecutivas 333
    Jorge A. Bruera

Sección V: Fonoaudiología Traslacional
Capítulo 27 Neurobiología estructural y funcional
como base traslacional de la atención sanitaria basada en evidencia 345
    Elio A. Soria, Agustín R. Miranda, María L. Navarra Morero,
    Elica T. Rodrigo Fantón, Lucrecia Pons y Laura R. Pascual.

Referencias 369

Prólogo

Esta obra representa un avance en su área al superar el reduccionismo de la Audiología, el cual limita la audición al oído. En este sentido, se proyecta a la misma como un proceso complejo y sistémico, donde convergen de manera interdisciplinaria sus componentes y abordajes básico-biológicos, clínico-asistenciales y tecnológico-procedimentales.

Las secciones llevan al lector a un aprendizaje progresivo e integrador, siendo de utilidad para carreras grado, como la Licenciatura en Fonoaudiología, Medicina e Ingeniería Biomédica, así como introducen aspectos de gran actualidad necesarios para consultar en el postgrado y durante la práctica profesional.

Además, este libro docente recupera la experiencia investigativa y extensionistas de sus autores y de los autores consultados para su elaboración. Esta recuperación responde a claros lineamientos académicos, que obran de criterios internacionales sobre el desarrollo temático y la responsabilidad formativa de las universidades.

Así, visiones individuales y clásicas son empleadas para la construcción de un libro abarcativo, que resulta didáctico en sus formas y profundo en sus contenidos. Se invita a cada uno a introducirse en su lectura con el compromiso de aprender en consonancia con el esfuerzo docente de los autores.

Prof. Dr. Soria, Elio Andrés
Profesor de Facultad Ciencias Médicas, Universidad Nacional de Córdoba
Investigador del Consejo Nacional de Investigaciones Científicas y técnicas CONICET

La experticia no se logra haciendo muchas veces algo, sino innovando cada vez que se lo realiza con suficiente reflexión que provoque la capacidad de asombro para descubrir que faltaba por aprender o mejorar

Sección 1: Introductoria

Capítulo 1

Audición

SILVANA SERRA, MÓNICA L. BRIZUELA,
LORENA BAYDAS, AGUSTÍN R. MIRANDA

Génesis y evolución de la audición

El ser humano desde su gestación está inmerso en un entorno sonoro, en este caso está expuesto a los sonidos intra-corporales de la madre. Desde el nacimiento a lo largo de su vida la función auditiva se va complejizando por la interacción con una comunidad hablante y los diversos entornos sonoros que transita.

Desde lo biológico podemos reconocer que el organismo posee órganos receptores de estímulos externos que lo conectan al medio ambiente, funciona como interfaz entre los estímulos y el procesamiento dentro del individuo. Los oídos son interfaz que realiza recepción de los estímulos cuya información es altamente específica. El sistema auditivo puede representar un territorio, las tres primeras partes del oído funcionan como interfaz. Las dos primeras estructuras: oído externo y oído medio son las encargadas de conducir el sonido para que se realice la recepción en el oído interno transformando la energía mecánica en un impulso eléctrico. El órgano periférico tiene una función específica que es la de oír. En el siguiente esquema se representa las estructuras del órgano periférico y central, y su fisiología.

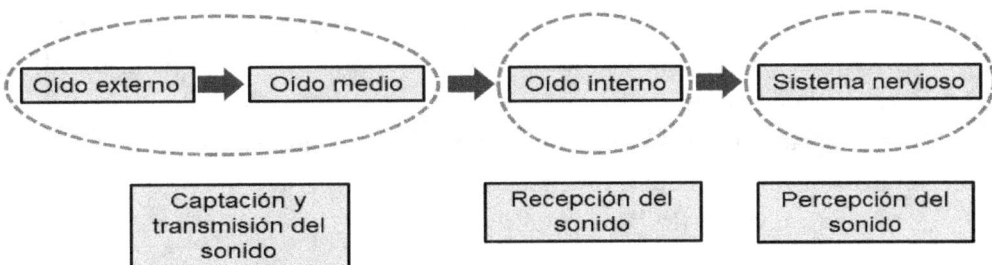

Figura 1: Estructuras implicadas en la audición.

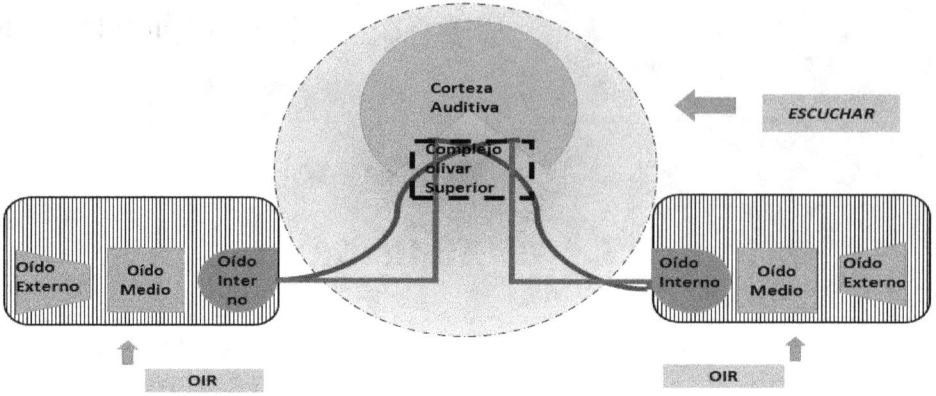

Figura 2: Representación del territorio de la audición con las funciones de oír y escuchar. Modificada de la Ilustración 12 Pág. 201. Fonoaudiología bases de la comunicación humana.

Este esquema muestra cómo el sistema auditivo procesa la información según el desarrollo y las diferentes funciones con la integración del sistema nervioso. En el Complejo Olivar se integra la actividad aferente que llega referidas con diferencias interaurales de tiempo y de intensidad. También sucede esta integración en caso de información sonora conflictiva por ejemplo dos sonidos similares que provienen de diferentes lugares con un retardo de tiempo. Desde el complejo olivar superior se envía información (las diferencias interaurales, espectro, orden de llegada, entre otros) a los centros superiores donde es evaluada y comparada con la información obtenida a través de la visión.

Cada interfaz u oído actúa en forma independiente uno del otro y se fusiona y se integra en el complejo olivar superior.

El sistema auditivo luego que transforma la información a través de las diferentes estructuras a lo largo de la vía auditiva realiza la modulación en la corteza temporal.

El sistema auditivo se enfrenta a información sonora que en momentos es conflictiva desde competencia de sonidos, ambientes donde no se favorece a la percepción del lenguaje, etc., por lo cual para lograr escuchar, el cerebro deberá jerarquizar y semantizar la información. Esto muestra la complejidad de las señales que la vía auditiva procesa.

Manrique, Lenhart y otros se refieren a la audición funcional como producto de una actividad integrada a niveles periféricos y centrales del procesamiento a nivel cortical de lo auditivo.

La señal es todo evento acústico que posee una carga informativa, que ingresa como input-impulso para la función auditiva. Puede ser un sonido o un mensaje, en el caso que se escucha una alarma la carga informativa es el alerta y la conducta que provoca. Las señales verbales poseen una carga acústica y lingüística proveniente del código lingüístico de las lenguas fónicas, por lo cual los procesos que implican su procesamiento es más complejo. Se puede caracterizar a las señales de acuerdo al entorno sonoro en donde se manifiesta.

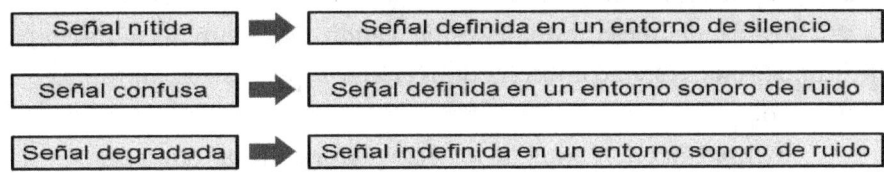

Figura 3: Clasificación de las señales según el entorno sonoro.

Las habilidades auditivas se desarrollan a partir de las funciones de oír y escuchar que se van complejizando a lo largo de la vida, desde lo más simple como detectar sonidos hasta lo más complejo que es procesar señales en entornos sonoros desfavorables. Para su desarrollo necesitan del enriquecimiento de los eventos acústicos y de la variedad de los entornos sonoros. Las habilidades son: la detección, discriminación, identificación y reconocimiento y comprensión.

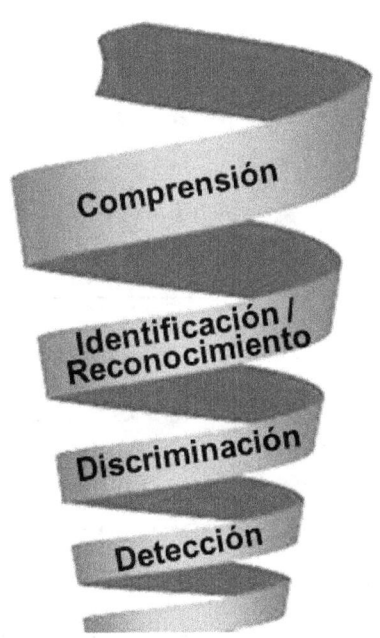

Figura 4: Habilidades auditivas.

Reducir la audición al órgano de recepción o la interfaz es relativizar el valor de la misma.

Según el funcionamiento del sistema auditivo que está integrado por dos interfaz u oído separados a cada lado de la cabeza de un individuo. En un sujeto donde se ha desarrollado el lenguaje existen las siguientes posibilidades: Audición Bilateral normal: el sistema auditivo permeable. Audición unilateral normal de un lado y afección del otro. Pueden existir combinaciones donde se afecta la periferia y esté indemne el resto del sistema auditivo. El sistema auditivo permeable. Si ambos oídos están comprometidos en una hipoacusia comprometen el sistema auditivo.

Existen afecciones que se instalan en forma progresiva, que pueden afectar a la función de oír y en forma paulatina se compromete la función de escuchar y la relación con el entorno sonoro.

Los sonidos que detecta un sujeto delimitan un campo auditivo con un rango frecuencial y dentro de las intensidades que somos capaces de oír de 0 a 120 dB. La audiometría es el estudio que permite registrar la detección liminar dentro de parámetros de frecuencias utilizados y permite trazar un umbral. Dentro de esta zona se encuentran los sonidos del lenguaje y del habla. La disminución de la audición muestra que reduce el campo auditivo y aumenta las dificultades del sujeto en los diferentes escenarios acústicos que transita con su comunicación.

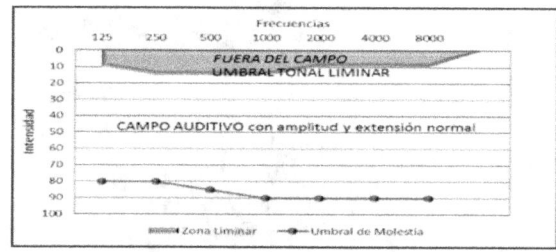

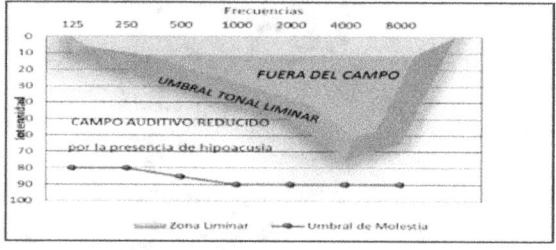

Figura 5: Comparación entre campo auditivos normal (A) y campo reducido por la presencia de disminución auditiva (B). Extraída de pág. 203. Libro Fonoaudiología. Bases de la comunicación humana.

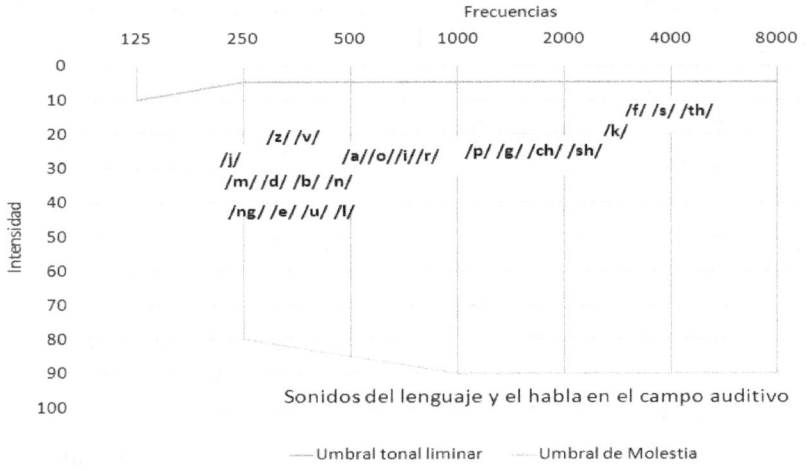

Figura 6: Representación de los sonidos del habla dentro del campo auditivo.

Se limitamos nuestra mirada de la audición a los resultados audiométricos sólo miramos dos características de los sonidos frecuencia y la intensidad y no veremos cómo es la audición. La audición es un proceso que va más allá de la interfaz que lo desencadene: oído, audífono, implante de tronco o coclear pudiendo llevar a cabo la función de recibir la señal sonora y realizar una descarga eléctrica en el sistema. Si un sujeto posee un oído que no funciona el criterio será más funcionalista con respecto a la adquisición del lenguaje. Uno de los criterios más interesantes de definir la sordera o la hipoacusia es el criterio de Furmansky (1998) que amplía el concepto más allá de los resultados audiométricos y establece que: la *hipoacusia* será aplicada al sujeto que usa el canal auditivo para adquirir o decodificar el lenguaje y *sordera* es cuando el canal de la audición no es la vía primaria de recepción, construcción y decodificación del lenguaje.

La audición es el resultado a lo largo de la vida del individuo de la funcionalidad del sistema (estructura anatómica y fisiológicamente integrada del oído, la vía auditiva y la actividad cortical en el área 41 y 42 de Brodman) más las experiencias en entornos acústicos diversos. La audición participa en la adquisición de la lengua fónica, esta le permite al individuo identificar y reconocer un rasgo fónico de la lengua y hasta desechar información acústica que no se corresponden con los sonidos de la lengua (Serra, 2016). La capacidad para desempeñarse lo define como un usuario de la lengua fónica aun en diferentes situaciones.

El usuario competente es aquel que además de oír y escuchar bien ha desarrollado habilidades auditivas especiales en relación a la escucha interpretativa de la música o de lenguas no nativas.

El usuario independiente es el que oye bien y escucha bien.

El usuario básico es el que oye mal puede que la audición puede estar disminuida en diferente grado: leve, moderada, severa o grave. El uso del lenguaje oral/verbal para comunicarse es limitado.

El no usuario de la lengua fónica es el que no oye ni escucha. Para comunicarse utilizará la lengua de señas y se apoya en claves visuales y lectura labial.

Audición y lenguaje

En el proceso de adquisición del lenguaje influye la maduración del sistema neurosensorial y motor, y que, a su vez, tiene una gran repercusión sobre el desarrollo cognitivo, afectivo y social del niño, siendo un proceso progresivo.

El entorno sonoro actúa como elemento precursor del lenguaje ya que el niño antes de desarrollar el lenguaje presenta una discriminación auditiva ante el entorno.

El bebé va a reaccionar en forma conductual a los diferentes sonidos: disminuyendo el ritmo de succión del chupete cuando se presenta un estímulo acústico determinado; sin embargo, este ritmo de succión se modifica, acelerándose, si se presenta a continuación otro estímulo acústico diferente. También reacciona ante los estímulos verbales del entorno y a los 6-7 meses es capaz de distinguir entre las distintas entonaciones del adulto, por lo que varía su estado afectivo dependiendo del patrón entonativo que se le presente.

El territorio es lo que posibilita que la función se pueda desarrollar, pero existen procesos complejos que intervienen para que se produzca la audición. Es fundamental el papel de la audición para la adquisición del lenguaje oral que se estructura en una lengua fónica. La magnitud se evidencia cuando en los primeros años de vida por patologías de oído en forma permanente, provocan una deprivación de esta aferencia sensorial que posee información determinante para la comunicación verbal. Se manifiesta la complejidad de la interrelación con el lenguaje y las lenguas fónicas, siendo necesario habilitar o restablecer esta función para que exista la permeabilidad de la vía.

En la comunicación verbal la función auditiva ofrece claves que tienen complementariedad con la información proveniente del sentido de la vista.

El procesamiento de la información auditiva está en relación con el lenguaje y la función cognitiva. El lenguaje permite integrar la audición en relación a la comunicación y al desarrollo social.

El momento de la instalación de la dificultad auditiva concomitante y simultánea a la adquisición y el desarrollo del lenguaje permiten reconocer tres momentos importantes y que determinan que la hipoacusia se define como pre-linguales, peri-linguales y post-linguales.

Pre-linguales: las habilidades auditivas que están siendo adquiridas se pierden, o no se desarrollan por la instalación de la afección.

Peri-Linguales: puede afectar el desarrollo de las habilidades lingüísticas pero se han adquirido o consolidado, pero si se interviene en forma temprana el lenguaje se puede desarrollar casi normalmente.

Post-linguales: como las habilidades lingüísticas han sido consolidadas es posible que no se pierdan dichas habilidades adquiridas.

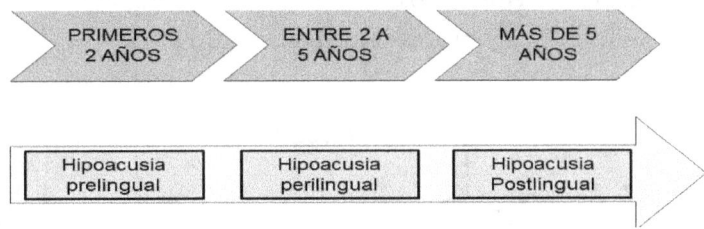

Figura 7: Clasificación de las hipoacusias según el momento de aparición.

La comunicación verbal es una función compleja que requiere de una permanente adaptación debido a los diversos contextos comunicativos, donde transmitir y comprender los mensajes precisan de una flexibilización para que el acto comunicativo pueda ser eficiente y eficaz.

La comunicación es un proceso que permite intercambiar información y es un acto sociabilizante. Además permite a un sujeto adulto planificar crear y regular sus acciones y su propio pensamiento. Este proceso de intercambio de información usa un código lingüístico.

El código lingüístico hace referencia a las lenguas fónicas (español, inglés, alemán, portugués, etc.). Las lenguas constituyen un sistema con elementos que se relacionan y permiten estructurar una representación colectiva. La lengua está compuesta de palabras, éstas tienen un significado, que de acuerdo a su combinación y orden logran formular una frase. Las palabras se configuran por unidades mínimas que son los fonemas en las lenguas fónicas.

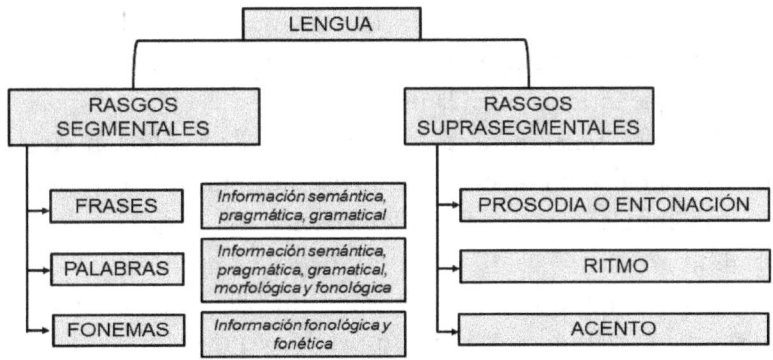

Figura 8: Aspectos acústicos de la lengua.

El Lenguaje se estructura con el mismo orden de este código que a lo largo de las diferentes etapas evolutivas desarrolla procesos metacognitivos, que permiten al sujeto usar el Lenguaje con conciencia de su procesamiento y producción. Es decir que tiene capacidad de comprender para qué se usa, cómo se usa y cómo se arman las palabras, y hasta de qué manera las ordena en una oración (componentes pragmáticos, sintácticos y fonológicos). El lenguaje y el habla son parte de las señales que analiza y procesa el sistema auditivo.

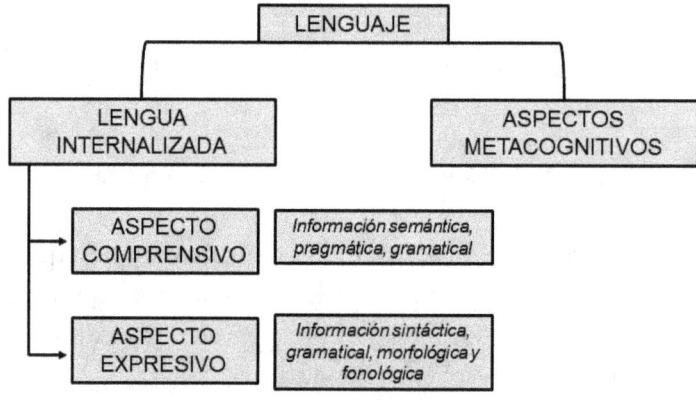

Figura 9: Lenguaje y audición.

Es necesario reconocer que se deben analizar las señales, los entornos y el territorio, que posibilitan que la audición se pueda producir, pero existen funciones más complejas como el Lenguaje y las lenguas fónicas que manifiestan una intra-función e inter-función con la aferencia sensorial.

Audición y procesos cognitivos

La interpretación de las diferentes señales complejas requiere de tareas simultáneas cognitivas que implican más de una función como la de memoria de corto y largo plazo y del lenguaje. La señal que ingresa lleva información que va a demandar la intervención de funciones cognitivas y procesos de inhibición o supresión que interfieren en la respuesta.

El procesamiento tiene dos dinámicas de resolución vinculado a los sistemas sensoriales y procesos cognitivos: bottom up (o de abajo hacia arriba) estímulo-impulso y top down (o de arriba hacia abajo) modelo de instrucción-impulso.

Cuando ingresa una señal proveniente de un entorno sonoro la audición transforma el estímulo en impulso nervioso que mediante la modulación llega a procesos cognitivos donde se comprende la información a través del lenguaje comprensivo.

La información que conlleva la señal y que colabora en el procesamiento, es la información redundante. En un sistema es imprescindible la *redundancia* para lograr economía en los procesos cognitivos y no crear incertidumbre. Cuando la información no es familiar en el en el procesamiento implica el reclutamiento de más zonas cerebrales.

El sistema lingüístico posee la característica de la redundancia ya que posee una cantidad definida y cerrada de unidades mínimas acústicas/lingüísticas (fonemas) que a través de diferentes combinaciones se producen las señales verbales (mensaje). El sistema es cerrado por lo que al repetirse, es decir al redundar, permite que disminuya la incertidumbre. En la señal lingüística los sonidos de la lengua (fonemas) tienen una carga informativa acústica y lingüística con reglas de combinaciones para formar las palabras, lo que hace más fácil procesar con certidumbre la señal lingüística.

El sistema lingüístico que se componen de diferentes unidades: fonemas, morfemas, palabras, frases, se repiten y favorecen la predictibilidad y permiten la economía del procesamiento. Las combinaciones de los fonemas permiten al sujeto expandirse en el lenguaje y al repetirse varias veces un sonido en una palabra dan certeza y estabilidad para el análisis de la señal.

Las características de los sonidos vocálicos y sonoros permiten que tengan mayor accesibilidad auditiva. Los fonemas consonánticos tienen una existencia articulatoria para manifestar la carga acústica y de esta manera, le da pertenencia al código lingüístico de donde proviene.

La *certidumbre* es otra característica del sistema por poseer componentes preestablecidos, si bien se puede crear e innovar con el lenguaje pero con una cierta coherencia en el orden de los elementos de la lengua que se utilizan. Las palabras utilizadas con una relación de los elementos dentro de una oración posibilitan la anticipación y baja la incertidumbre en la decodificación de los mensajes.

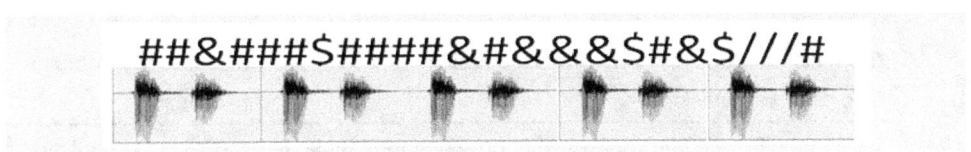

Figura 10: Características del sistema lingüístico.

Otro aspecto a considerar es el entorno donde se manifiestan las señales verbales y los formatos de comunicación que son modalidades de situaciones comunicativas. En un formato cerrado de comunicación se garantiza la máxima certidumbre y alta redundancia en su carga informativa. En un formato cerrado las señales se manifiestan sin control, por lo cual disminuye la certidumbre.

Hay situaciones comunicativas que se transitan con gran adversidad de escucha con niveles de ruido competitivos con las señales verbales, en la cual es escasa la predictibilidad.

En un sujeto con dificultades en la función auditiva en las situaciones comunicativas se complican los factores de predictibilidad, certidumbre y los roles en la comunicación.

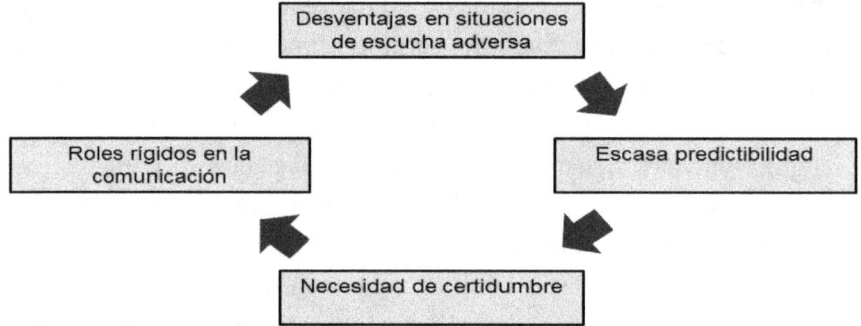

Figura 11: Estructuración de los factores lingüísticos en escenarios de escucha adversa.

En la siguiente tabla se caracterizan los formatos de comunicación con los factores de redundancia, predictibilidad y certidumbres.

Comunicación – formatos		
Caracterización	Formato abierto	Formato cerrado
Información acústica y lingüística	Variable	Estable
Redundancia	Fluctuante	Constante
Incertidumbre	Alta	Baja
Predictibilidad	Baja	Alta
Dominio del código o lengua fónica	Indispensable	En adquisición o desarrollo
Dominio del canal de tránsito de la información	Indispensable	Unisensorial o combinado

Tabla. Extraída de la pág.194. Libro Fonoaudiología. Bases para la Comunicación.

Audición, señales, entornos y situaciones de escucha

La audición se activa y desarrolla mediante las diferentes señales que escuchamos. Los eventos acústicos pueden estar conformados por sonidos definidos o indefinidos y de silencios que están integrados con variedad de frecuencias, de intensidades y de temporalidad. Éstas se manifiestan en un entorno que dependiendo de éste dan nitidez o confusión a los estímulos. Cuando el entorno es favorable se puede decir que la señal se jerarquiza y realza. Cuando el entorno es adverso la señal puede estar opacada, confundida o integrada al entorno porque compite con el entorno.

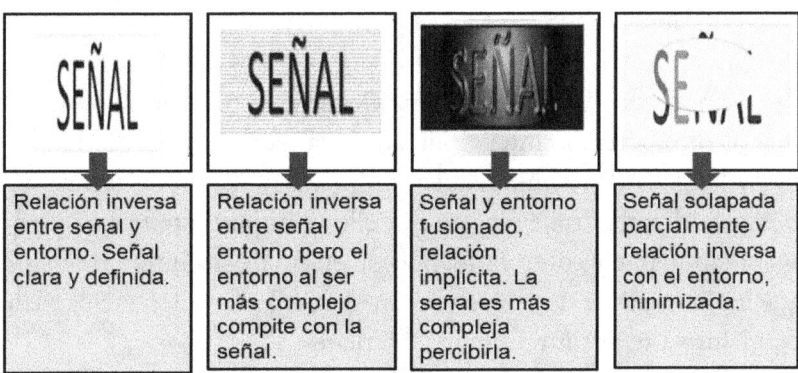

Figura 12: Relación entre la señal y el entorno.

Los escenarios acústicos donde transita la comunicación en especial los laborales, son los entornos sonoros. Es necesario para definirlo que se identifique el fondo acústico y las señales que lo conforman . Teniendo en cuenta la relación con la señal se pueden reconocer los siguientes entornos:

- *Entorno sonoro favorable:* las señales como lo son el mensaje verbal y la voz, son altamente jerarquizadas y de relevancia adecuada debido a que el fondo acústico es de silencio o ruido escaso. Por tanto, si un individuo no padece problemas auditivos puede rescatar y escuchar fácilmente sin esfuerzo el mensaje o la voz.
- *Entorno sonoro desfavorable:* el mensaje verbal y la voz, son medianamente jerarquizadas debido a que el fondo acústico es de ruido moderado. Por tanto el fondo del entorno se vuelve competitivo con las señales volviendo adversa la escucha más aún si se padece problemas auditivos.
- *Entorno sonoro adverso:* Las señales de interés como el mensaje verbal y la voz están degradadas ya que el fondo acústico es de ruido alto, y variado. La señal es prácticamente imperceptible, el entorno se vuelve más que competitivo: adverso. La discriminación de la escucha se encuentra comprometida. Por lo cual escuchar, auto-escucharse y entender lo que nos dicen se torna complicado. Son ambientes con gran contaminación sonora.
- *Entorno sonoro nocivo:* Las señales de interés como el mensaje verbal y la voz están anuladas porque se manifiestan en un fondo acústico don-

de el ruido es muy alto. El fondo acústico las traga o las ahoga. Niveles de ruido superiores a los 85 dB requieren de protección auditiva pues la acción del ruido es injuriante para la audición de los sujetos. Son ambientes con gran contaminación sonora y perjuicio para la salud auditiva.

En lo que respecta a la comunicación, el ruido de fondo no permite escuchar al otro, altera la inteligibilidad de la palabra, afecta al rendimiento cognitivo y las actividades que requieren procesos mentales dejan de ser eficaces, por ejemplo, el aprendizaje escolar. Por ello es importante reconocer que el entorno es contaminante y controlarlo, pues su efecto llega a interferir en los contextos en que las personas se desenvuelven, en el ámbito familiar, escolar, laboral, pudiendo incluso alterar sus relaciones vinculares.

Se define ruido ambiental "el sonido envolvente asociado con un ambiente acústico determinado, habitualmente compuesto por sonidos de muchas fuentes, próximas y lejanas, donde ningún sonido concreto es dominante" (Harris, Ciryl).

Así, la audición, a través del oído, es una vía de entrada de información general que conjuntamente con otros sentidos - el visual, el gusto, el olfato, y el sistema orgánico funcional - constituyen las bases del aprendizaje de una persona desde su nacimiento.

Muchos de ellos pueden impactar sobre la fisiología del ser humano, alterando el sueño, el ritmo de las corrientes bioeléctricas, las funciones gástricas, la secreción de hormonas, el aumento de presión de sangre y vasoconstricción, micro traumatismos del órgano de la audición, la comunicación, la coordinación de las funciones cognitivas y de aprendizaje; entre otros.

También activan los sistemas autónomos y hormonales, llevando a cambios temporales como el aumento de presión de sangre y vasoconstricción. Individuos susceptibles a la exposición de ruido pueden desarrollar efectos permanentes como hipertensión y enfermedad isquémica del corazón, asociadas a exposiciones con alto nivel sonoro.

Audición y sonidos del habla

La producción del habla está conformada por sonidos y silencios, éstos están conformados por fonemas de menor carga de energía acústica que en fonética se los denomina como fonemas sordos (no hay acción de las cuerdas vocales). Impacta en la resolución auditiva que debe hacer el proceso auditivo para detectar, discriminar y producirlos.

Los registros del laboratorio del habla nos ayudan a entender la relación de la audición con el lenguaje y el habla.

Los fonemas sonoros tienen una existencia dual la imagen acústica y la imagen fonoarticulatoria. Los movimientos del sistema articulatorio se sobreimponen para expresar la carga acústica de los sonidos de la lengua. Otro aspecto es la información visual que ofrecen los fonemas, son los llamados visemas. Una misma imagen visual puede corresponder a dos fonemas /m/ y /p/ ya que ocurre en la misma zona y corresponde a diferentes variedades acústicas. Hay muchos sonidos de la lengua que sus puntos articulatorios se esconden en la cavidad oral, para el sujeto que tiene dificultades auditivas no existen estos sonidos; ya que naturalmente tiene tendencia a hacer lectura labial.

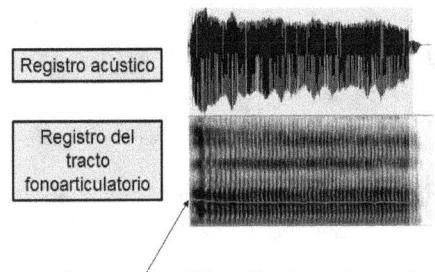

Figura 13: Sonidos del habla y audición. Extraída de pág. 205. Libro Fonoaudiología. Bases de la Comunicación Humana.

En la lengua cuando se conforman las palabras los sonidos individuales se modifican en virtud de las palabras. En la construcción de las palabras observan diferentes métricas y acentuación. Las palabras monosilábicas tienen la métrica corta con una única acentuación sol, tul, sal, etc. En el caso de las palabras bisilábicas la primera sílaba es la tónica o tonema y la segunda es la sílaba átona.

En relación a las palabras en complejidad y longitud creciente (bisilábicas, trisilábicas, cuatrisilábicas, etc.) que se clasifican en agudas, graves o esdrújulas aumentan la presencia de sílabas átonas y existe una sola sílaba tónica.

Las variaciones acústicas son denominadas contorno acústico. Estas variaciones se manifiestan en amplitud y duración que componen los sonidos de una palabra. El sujeto para discriminar debe reconocer las variaciones y cambios rápidos en la acústica de la palabra.

La variabilidad del flujo acústico de la palabra nos remite que hay sonidos vocálicos y sonoros con gran imagen acústica y los sonidos sordos degradan la posibilidad de la accesibilidad auditiva.

En el registro de la palabra pato se identifica que la posibilidad de percibir el fonema sordo en este caso que es oclusivo /p/ es por la acción acústica de la /a/. Las vocales tienen capacidad de expandir o contraer las sílabas. Cuando se detecta el inicio de voz (VOT: Voice Onset Time) es lo que permite reconocer que precedió a la vocal /a/ el fonema /p/. Para escuchar la palabra discriminamos los fonemas y las transiciones entre los fonemas que poseen variedad acústica.

La discriminación del habla es un proceso auditivo, luego fonético, fonológico y finalmente lexical, sintáctico y semántico. El sujeto en lo que se relaciona a la escucha fonética y fonológica al hacer consciente la escucha, busca la palabra dentro de los estereotipos auditivo-verbales de los que tiene en su lengua madre.

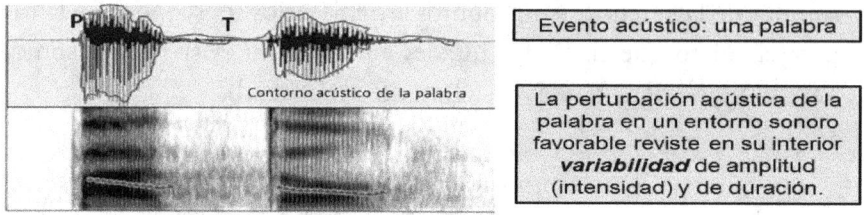

Figura 14: Extraída de la pág. 207.
Libro Fonoaudiología. Bases de la Comunicación Humana.

En la discriminación auditiva las palabras desde su conformación ofrecen adversidad acústica, las palabras monosilábicas poseen una métrica menor y una carga informativa (mucha carga acústica y poca carga lingüística) así también como las palabras compuestas por fonemas sordos y oclusivos.

En el siguiente esquema se representa la adversidad acústica. Por ejemplo: se aumenta la adversidad en el caso de la palabra "pato" en relación a la palabra "lana", ya que ésta posee presencia de sonidos sonoros y fricativos.

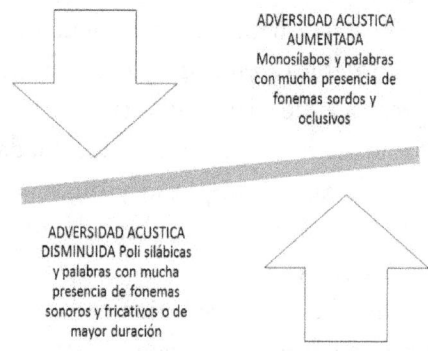

Figura 15: Adversidad acústica y sonidos de habla.

La persona que lee los labios y busca recuperar información, perdiendo la riqueza y variaciones auditivas propias del fonema. Reduce lo acústico a mínimas expresiones articulatorias que poseen en un mismo territorio varios sonidos de la lengua.

Los sujetos con dificultades de la audición utilizarán dos vías diferentes de información que estructuran la lengua. Por un lado deberá integrar el mensaje por medio de la lectura labial (visemas) de la lengua fónica y por otro lado utilizará recursos para expresar y estructurar mensajes que le posibiliten a él ser interlocutor.

Audición y la escucha comprensiva de la música y de otras lenguas

El entrenamiento musical produce cambios neuroplásticos por el desarrollo de la sensorialidad funcional. Se ha observado que las regiones del tronco encefálico son diferenciadas que en los sujetos que no han desarrollado esta habilidad. Los aspectos cognitivos-sensoriales promueven la plasticidad neuronal mejorando el procesamiento auditivo de la música, así como los otros sonidos como el caso del habla. Mejora la capacidad de detectar, secuenciar y codificar en forma rápida los patrones sonoros. Esta mejora en la detección se debe a la especialización a nivel del tronco encefálico.

Despins (2016) entiende la música como la actividad más acertada para consolidar el desarrollo de los hemisferios cerebrales, además de aumentar el equilibrio entre ellos. Todo ello concuerda con la postura de Lacárcel (2003), en relación a las conexiones neuronales que se establecen durante la escucha. Además, las conclusiones del reciente estudio de Nicolás y Peiró (2016), apuntan a la necesidad de la estimulación auditiva a través de la discriminación y la comprensión auditiva, con el fin de crear el máximo número de conexiones neurales entre los cero y seis años.

La escucha consciente, implica la discriminación e interiorización de elementos del discurso musical, como la melodía, el ritmo o la armonía, lo cual a su vez permite la comprensión de la música. Este proceso es gradual, permitiendo la adquisición de capacidades como la memoria, la comparación, el descubrimiento, la concentración y la creatividad. Investigaciones longitudinales indican que el entrenamiento musical en los niños mejora la memoria verbal en comparación a niños que no tiene formación musical.

La experiencia de escucha a los sonidos de otra lengua configura el procesamiento auditivo en general. Si bien no es una actitud innata el manejo de dos lenguas es una ventaja adquirida por esa condición.

La experiencia musical y lingüística afecta al procesamiento auditivo en general.

El input para la audición.

En la comunicación interpersonal la información que se trasmite es un 10 % referida a las palabras que se dicen, un 55% es de naturaleza no verbal (postura, gestos, etc.) y un 35 % dependen del tono de la voz. Por tanto, gran parte de la información que el cerebro procesa proviene del sentido de la vista y no propiamente de la audición. Por tanto el rol que juega la audición en la comunicación verbal es el otorgamiento de claves que contextualizan el entorno sonoro.

El sonido y el silencio será el insumo prioritario para evaluar o estimular la audición.

El sonido puede ser traducido como la vibración o movimiento oscilatorio de moléculas a partir de una posición de reposo. También se incluye a partículas y sistemas materiales que tiene masa y elasticidad en su composición. Existen vibraciones periódicas, donde la repetición de la vibración se mantiene en el tiempo y aperiódicas cuando la oscilación es errática y aleatoria. La representación gráfica de la vibración se puede observar en un oscilograma.

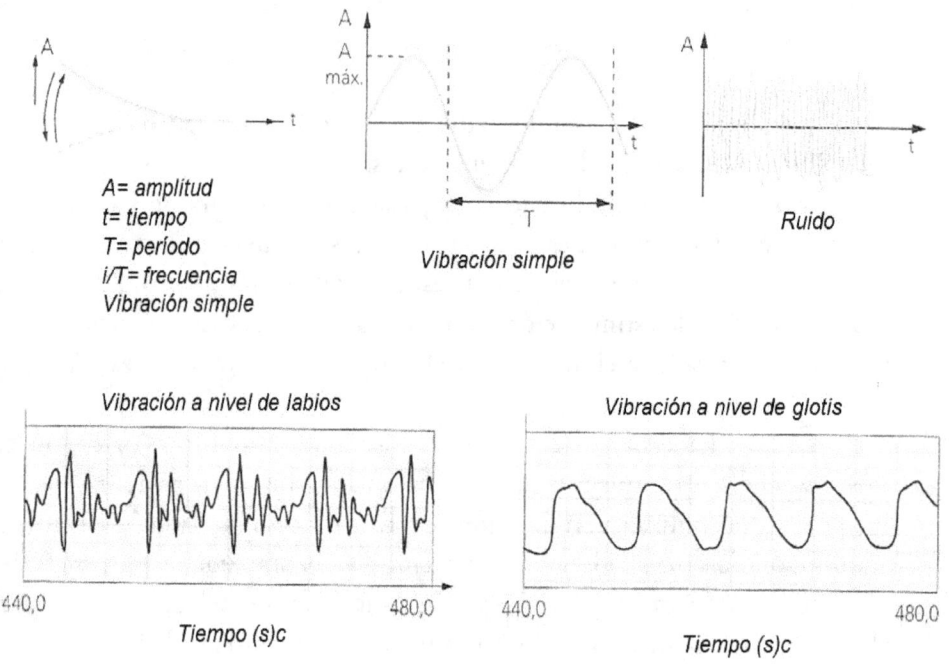

Figura 16: Tipos de vibraciones. Tratado de Audiología- Salesa E- Perello E, Bonavida A- Ed Masson- 2005-74.

Cuando una vibración es capaz de producir una sensación auditiva denominamos a esta vibración sonora. Las características de ellas son que se comprenden entre los 16 Hz. y los 20.000 Hz. Por debajo de los 16 Hz. son infrasonidos y por encima de los 20000 Hz. son ultrasonidos. Existe un rango de mayor sensibilidad entre los 500 y 8000Hz.

Cuando una vibración es capaz de producir una sensación auditiva y en un sujeto no logra hacerlo mencionamos que estamos en presencia de un sujeto hipoacúsico, siempre que la vibración sonora este comprendida en el rango de los 16 Hz. y los 20.000 Hz. más aún si la ausencia de sensación ocurre en el rango de mayor sensibilidad entre los 500 y 8000Hz.

Pero esto reduciría a la audición a una respuesta únicamente sensorial y es mucho más que eso. Es una conducta que estructura funciones como el lenguaje y comportamiento como lo comunicativos. Por tanto requiere un análisis más pormenorizado y asertivo de cuando un sujeto padece una hipoacusia o sordera.

Disparadores de respuestas auditivas

Antes de definir la hipoacusia se debe considerar que la misma será referida desde el parámetro desde el cual se la analice. La audición como proceso complejo involucra los eventos que ocurren en la periferia con el órgano sensorial (oído) y su trasmisión nerviosa hacia centro nerviosos donde la misma cobrara sentido cognitivo.

Nota musical	Correspondencia en Hz
Si	493.88 Hz
La#	466.16 Hz
La	440 Hz
Sol #	415.30 Hz
Sol	392 Hz
Fa#	369.23 Hz
Fa	349.23 Hz
Mi	329.63 Hz
Re#	311.13 Hz
Do#	277.18 Hz
Do	261.63 Hz

El sonido que se utiliza para medir la audición se propone en cada estudio audiológico controlado por aspectos que los constituyen. Por ello puede describirse en distintos parámetros con interés audiológico.

Uno de los sonidos que se utilizan para medir la audición son los tonos puros. Los mismos pueden ser descriptos en todas las frecuencias por su amplitud, su fase o duración.

Tono puro. Características

La frecuencia o el número de oscilaciones completas expresados en Hz. Por segundo, es decir 1000 Hz. son 1000 oscilaciones por segundo. Este parámetro definirá la identidad de los tonos puros que se usan en estudios audiológicos. Existe una correspondencia entre las características del sonido frecuencialmente y la posición en la escala musical.

La amplitud de la vibración o la desviación del elemento en vibración caracterizan otro parámetro, la intensidad. Este será un parámetro de uso fundamental en las pruebas audiológicas. Hay diferentes tipos de medidas según la modalidad de uso a saber:

Tipos de amplitud	Significación y uso
Nivel de presión sonora dB SPL	Se toma como intensidad de referencia a la mínima intensidad que el oído humano puede captar. La presión mínima que puede captar un oído sano en promedio, es en valor de referencia 20 m Pa, para frecuencias entre 1000 y 4000 Hz. El sonido de enmascaramiento se expresa en dB SPL, como así también en sonómetros o decibelímetros y otoamplífonos o audífonos
Nivel de audición dB HTL	Son los dB relativos a los umbrales audibles de cada frecuencia. Esto resulta de curvas promedio de audibilidad mínima y de umbrales de dolor de sujetos con oído normal (Rango dinámico de audición) Allí la Presión sonora no es uniforme para cada frecuencia. Se toma el valor cero en cada frecuencia igual al umbral de audibilidad normal. propio de los tonos audiométricos
Nivel de sensación dB SL	Se refiere a la intensidad mínima que es capaz de percibir un sujeto en una situación experimental determinada. Se utiliza en pruebas comportamentales en las cuales expresar 50 dB. SL implica que se está presentando la prueba a 50 dB por encima del umbral liminar del sujeto. Es muy utilizada en pruebas verbales.

Otra caracterización del sonido será el periodo o duración, donde se aprecia la separación temporal de dos máximos de amplitud consecutivos del mismo elemento vibrante.

En la audiometría, los parámetros que se miden son la frecuencia y la intensidad del sonido y la meta es su detección liminar permitiendo trazar un umbral.

Sonidos de la lengua. Características

Los sonidos de la lengua son de gran utilidad en la valoración de sensaciones auditivas y su procesamiento. Se usan muchos disparadores para ello. La accesibilidad auditiva a que se procese en forma idéntica a la constitución del disparador hace que las respuestas del paciente sean la repetición de las mismas.

La variabilidad de la constitución del flujo acústico de la imagen de cada palabra remite a aspectos de fonética acústica, donde habrá sonidos con gran imagen acústica como lo son los sonidos vocálicos y sonoros mientras que los sonidos sordos de la lengua degradan en si mismo, por sus características y duración la posibilidad de detección precisas y accesibles auditivamente.

Algunas tienen mucha carga acústica y poca carga lingüística como en el caso de los monosílabos, que son palabras con sentido de métrica corta.

Ejemplo:

> Sol- San- Fal-
> Sin- Tul- Cal-
> Con- Fin- Tos-

También están los logatomos o logotomas que son palabras sin sentido de métrica variable donde su repetición o detección se hace solo desde la imagen acústica. Ejemplo:

> Lafu- Socupi-
> Basimeda-
> Sinafo-

En el caso de uso de palabras con sentido la métrica y la acentuación hacen de las mismas disparadores útiles para la accesibilidad auditiva. Por ejemplo las palabras bisilábicas con acentuación grave colaboraran en la detección de ambos tramos silábicos. En caso de palabras bisilábicas con acentuación aguda, la detección del primer tramo puede desdibujar la imagen acústica y decaer la accesibilidad auditiva de ella, más aun en pacientes con dificultad auditiva.

También se usan oraciones donde existe una sintaxis correcta y un sentido gramatical y sintáctico. El uso de las oraciones pone en juego los aspectos suprasegmentales que degradan el flujo acústico por la entonación de la frase o prosodia.

Existen también lista de palabras de gran adversidad para la discriminación o como se clasifica las propuestas por De Cárdenas MR, Marrero V. en Cuadernos de logoaudiometría, por ejemplo:

> Guías- Anchos- Chisme- Gaita- Cuales- Lapa- Once

Capítulo 2

Audición e hipoacusias

Silvana Serra, Mónica L. Brizuela,
Lorena Baydas, Agustín R. Miranda

La audición es una función sensorial y cognitiva pues involucra dos dimensiones de complejidad diferenciada por su nivel de procesamiento. Una es la detección de sonidos y referencia a una función de tipo sensorial que requiere la integridad de la vía auditiva y la indemnidad de la cóclea la denominamos oír, tiene un gran predeterminismo genético y permite el desarrollo de la escucha. Escuchar es una función más compleja requiere de la posibilidad de oír y es una función de tipo perceptual que requiere la integridad de la vía auditiva y del sistema nervioso central. Se integra ontogénicamente al procesamiento perceptual cognitivo y es vital su participación en el desarrollo de las habilidades de la audición como las habilidades de la lengua fónica u oral. Por tanto es predominante en el desarrollo del lenguaje.

A menudo se la circunscribe a los resultados del estudio audiométrico que arroja el umbral desde donde un sujeto detecta sonidos o desde la intensidad necesaria para que un sonido genere una sensación auditiva.

Esta mirada condiciona limitantemente la magnitud que es la audición. Es como si metafóricamente se quisiera definir un cubo desde la medición de una regla.

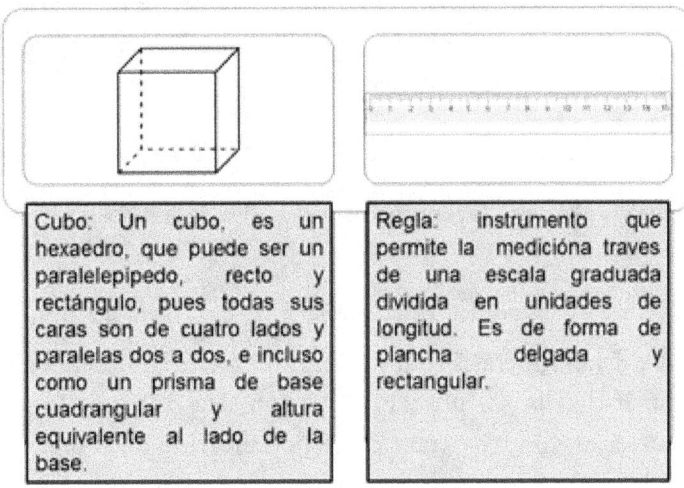

Por tanto, si miramos dos aspectos de las respuestas a dos características de los sonidos como pueden ser la frecuencia o altura de los mismos y la intensidad, no veremos cómo es la audición. Esta parcialización afecta la óptica de lo que padece un paciente con problemas en la audición. Más aún, si se la vincula a lo que ocurre en el oído es decir, se atomiza la mirada y por tanto se desconoce el resto de magnitudes de este fenómeno. De ser así no sería posible reemplazar con un implante coclear o de tronco encefálico la función del receptor periférico de la audición, que es lo que es el oído finalmente. Muchos menos habilitar auditivamente a sujetos que nunca escucharon antes. Estas miradas solo son factibles si se da magnitud certera a la audición

Lo interesante es entender que en la génesis de la audición siempre estuvo el sonido, comprendiendo que un feto en el seno materno está expuesto a los sonidos intra-corporales de la madre, y que nunca está en silencio. Ese aspecto tan necesario para detectar sonidos llegara en su vida extrauterina. Por tanto la audición será una función que se va a desarrollar en contacto con el entorno sonoro y se va a complejizar en la interacción con el mismo.

La audición se va a poner en evidencia en conductas que reflejan habilidades de complejidad creciente y vinculada con la contribución e enriquecimiento del medio. Ellas son en complejidad creciente: detección, discriminación, identificación y reconocimiento y comprensión.

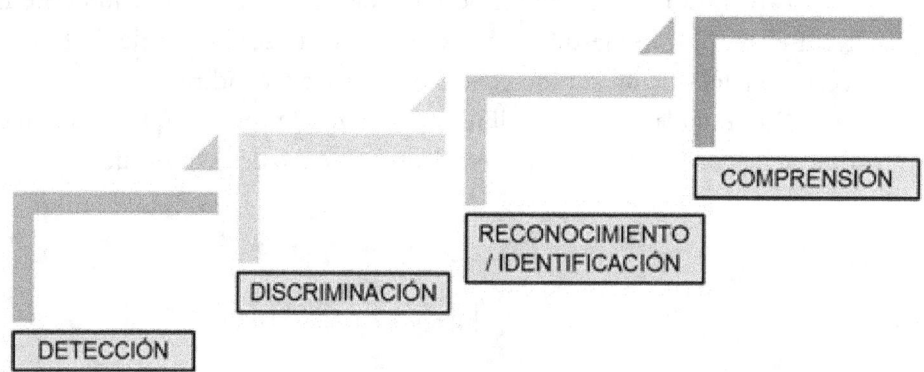

Figura 17: Proceso de construcción progresiva de las habilidades auditivas, en complejidad creciente.

La detección es la captación de la presencia de flujo acústico en un entorno dado. Esta primera es vital y permeable a que las demás habilidades se desarrollen a partir de ella. La primera detección será sin duda la presencia y ausencia de silencio, luego involucrará una especialización en si misma de creciente complejidad. Tiene alta vinculación con la aferencia sensorial que estimula y a la que se remite, pero también está vinculada a la atención como proceso cognitivo.

La discriminación es la posibilidad de comparar dos sonidos y determinar similitud o diferencia entre ambos. La noción de igual y distinto es un concepto cognitivo. La comparación involucra procesos cognitivos ligados a los procesos sensoriales.

La identificación y el reconocimiento son posibles a partir de rasgos o aspectos acústicos que pueden ser parte de un estímulo o el estímulo completo. Se pueden dar en señales degradadas o filtradas y algunos autores remiten que la primera (la identificación) se manifiesta cuando hay un contexto de predictibilidad asegurada es decir un formato cerrado de posibilidades. El reconocimiento, a su vez, puede darse en un contexto adverso de escucha. La memoria auditiva como función cognitiva es fundamental.

La comprensión es la habilidad que se vincula intrínsecamente con el lenguaje. Permite decodificar un mensaje y requiere un nivel de desarrollo del lenguaje y dominio del código que se está procesando. Se encuentra estrechamente ligada al aspecto semántico como construcción de significado a partir de un flujo acústico verbal.

Por tanto el input locutivo será vital en el desarrollo del lenguaje y estas habilidades auditivas serán las que permitirán el desarrollo de las cuatro habilidades lingüísticas que manifiestan en una lengua fónica y que son el sustento de las situaciones coloquiales orales u escritas. Estas habilidades en las lenguas fónicas que se representa en el escuchar-hablar, leer y escribir.

La vinculación de la audición y la producción es innegable a tal punto que se establece que si en los dos primeros años hay deprivación sensorial de esta aferencia se puede dificultar mucho la adquisición y desarrollo del lenguaje oral.

Algunos eventos pre lingüísticos con los que relacionan desde el nacimiento son:

Etapa	Producción
A los 2 meses	Emisión de sonidos
De 2 a 4 meses	Vocaliza
Desde los 5 meses	Esbozo de la presencia de la consonante y vocal (CV)
Hacia los 6 meses	Surge el laleo
Hacia los 9 meses	Aparecen sonidos alveolares y reconoce rasgos suprasegmentales como la entonación
Hacia los 10 meses	Producción ajustada por el *cribado* de sonidos ajenos a la lengua que se habla en el entorno sonoro del mismo

En niños con sordera existe un idéntico perfil elocutivo al de un niño oyente hasta los 6 meses. Luego se inhibe y cesa la producción de sonidos locutivos tienen riqueza propioceptiva para el niño pero no auditiva y por tanto se alejan de los sonidos del habla del entorno. Los sonidos que produce pierden eficacia en la estimulación sensorial en el desarrollo del lenguaje.

Serra SV, Serra MA y Brizuela ML (2014) mencionan que la producción del habla está conformada por sonidos y silencios, entendiendo a éstos últimos como fonemas con menor carga de energía acústica o lo que en fonética se clasifican fonemas sordos. Esto no solo impacta en la conformación espectral de estos fonemas sinos en la duración y resolución auditiva que debe hacer el proceso auditivo para detectar, discriminarlos y producirlos.

Faletty y Geuze (2007) mencionan a Carle- Binnie en su clasificación de la audición, donde un primer nivel de audición es subconsciente y permite el contacto con el entorno sonoro con información espacial y localización. La inactividad de este nivel da lugar a que el sujeto se aísle socialmente. El segundo nivel es el de la señal auditiva. Es el contacto consciente con el mundo sonoro y sostiene la autodefensa, la preservación el alerta por tanto su déficit implica ansiedad e inseguridad. El tercer nivel se vincula con la audición simbólica y por estar emparentada con la lengua y le lenguaje incluye un gran impacto en la integración social del mundo sonoro y coloquial.

Es interesante contemplar que un déficit auditivo periférico, surgido en plena adquisición de procesos gnósicos y del lenguaje, llevará a una organización funcional de funciones superiores diferente a un individuo con permeabilidad estructurante de la audición. Mientras que un déficit auditivo periférico, surgido cuando las funciones se han estructurado o en la madurez de las mismas, por ejemplo en un adulto, no desintegrará las funciones de las que se sirvió en su desarrollo (gnosias y lenguaje) por la jerarquización creciente y por la alta dinámica procesal.

Tallal P. menciona que existen niños con audición normal y con dificultades del lenguaje que tienen fallas en el procesamiento temporal de los sonidos del lenguaje. Es decir la resolución temporal auditiva como base de la discriminación del habla y el lenguaje. Con esto se deja claro, que los umbrales tonales de la audiometría pueden estar manifestando una normoacusia o curva audiométrico dentro de límites normales (entre 0 y 20 DB.) y padecer procesos con fallas en el procesamiento auditivo de la información verbal.

Ahora bien, existe una graduación en severidad de la pérdida de audición que a pesar de diversidad de opiniones se puede ejemplificar en el trazado de los umbrales tonales de la audiometría interpretando que cuando el umbral entra en el rango indicado abajo se puede clasificar de la siguiente manera:

Tabla: Graduación de las pérdidas de audición según respuestas audiométricas.

dB	Graduación
0 dB	Sin significación o umbral tonal liminar dentro de límites normales
10 dB	
20 dB	
30 dB	Descenso del umbral tonal liminar : hipoacusia leve o ligera
40 dB	
50 dB	Hipoacusia moderada
60 dB	
70 dB	Hipoacusia severa
80 dB	
90 dB	Hipoacusia profunda
100 dB	
110 dB	
120 dB	
	125 Hz 250 Hz 500 Hz 1000 Hz 2000 Hz 4000 Hz 8000 Hz

Esta graduación es una escala desde donde la medición de una habilidad auditiva como la detección de sonidos. Mediante la manipulación de la intensidad y la frecuencia se obtienen un umbral tonal. Ese límite grafica desde donde el sujeto empieza a percibir los sonidos propios de la prueba. Por tanto los resultados de los umbrales liminares son cotejables con las franjas definidas anteriormente posibilitando una primera aproximación diagnostica sobre una parcialización de la audición del paciente. Como se observa el audiograma pre-senta en las columnas las frecuencias tonales que se evalúan que se corresponden con la tonotopía de la cóclea y la graduación desde el extremo superior al inferior en gravedad de perdida, expresada en decibeles. Por tanto mide la frecuencia y la intensidad en la que un sujeto comienza a percibir una sensación sonora.

¿Qué pasa si un niño en período de adquisición del lenguaje padece una hipoacusia?

Eso variara según el grado de perdida (ubicación del umbral tonal graficado en el audiograma) que refleje la audiometría. Pero como generalidad se puede decir que:

Si el paciente padece una hipoacusia leve, observaremos algunas deficiencias en la integración semántica y sintáctica del lenguaje pero mayor impacto en las fonológicas. Compromiso a nivel atencional. Esto sin lugar a dudas se vincula con la fonética articulatoria y acústica, pues existen fonemas áfonos que contienen en la secuencialidad de la integración en una palabra una degradación en la energía acústica de la misma y logran contornos a partir de sus acompañantes por ejemplo las vocales.

Si el paciente padece una hipoacusia moderada, observaremos limitaciones en el dominio lexical y apoyo en la labiolectura (lectura de los visemas del interlocutor). Presenta deficiencias en la integración de información auditiva al escuchar palabras cortas pues la métrica de las mismas impide que el flujo acústico sea procesado con éxito en sujetos con deficiencias

Si el paciente padece una hipoacusia severa dependencia para comprender lo audio verbal con apoyo de labio lectura. Limitaciones en lo lexical, impacto en la compresión de rasgos suprasegmentales y segmentales del discurso escuchado.

Si el paciente padece una hipoacusia profunda, *escucha con los ojos*, retraso en todos los aspectos del lenguaje.

En el caso de hipoacusia congénita Furmanski (1998) propone el siguiente cuadro:

Grado de hipoacusia	Audibilidad del habla	Respuesta auditiva	Lenguaje
Leve	Casi total	Consistente	Retardo leve
Moderada	Parcial	Inconsistente	Retardo considerable
Severa	Mínima	Mínima sin soporte	Retardo importante
Profunda	Nula	No presenta	Ausencia de desarrollo elocutivo

¿Qué causas o situaciones pueden perjudicar la audición?

En oportunidad de estudio de la audición, es factible localizar el sitio del oído afectado y que muestra una hipoacusia. Según el Programa Nacional de Detección Temprana y Atención de la Hipoacusia de Argentina, publicado en el año 2011, se puede reconocer los siguientes aspectos:

Cuando la Hipoacusia muestra compromiso conductivo o de trasmisión, es susceptible a ubicar la problemática causante en alteraciones del oído medio o externo. Pueden ser susceptibles a tratamientos médicos o quirúrgicos y por tanto pueden ser reversibles o transitorias. Algunas de las nomenclaturas etiológicas que pueden citarse son: obstructivas como el tapón de cerumen en el conducto auditivo externo hasta malformaciones del conducto auditivo externo que se manifiesta atrésico o colapsado. También la agenesia auricular y de conducto. Los procesos inflamatorios o infecciones tales como la otitis externa aguda o crónica; otitis media: infección en el oído medio. Otitis media crónica simple o exudativa: con perforación timpánica. Otitis media crónica colesteatomatosa con supuración crónica. Perforación timpánica de causa traumática. También procesos de rigidización de la cadena osicular como la otoesclerosis que evidencia la fijación estapedial en la ventana oval por depósitos cálcicos sobre la platina del estribo, y/o sobre la cóclea.

Otros resultados audiométricos pueden mostrar compromisos en el funcionamiento del oído interno a nivel coclear o incluso a nivel retrococlear o trastornos de la corteza auditiva. Todas estas dan lugar a las hipoacusias perceptivas o neurosensoriales. Las Hipoacusias perceptivas son las que se beneficiarán según el caso, con audífonos o implantes cocleares. Las etiologías posibles son: enfermedades hereditarias que afectan el desarrollo normal de la cóclea o el nervio auditivo y las que se pueden signar como hipoacusias genéticas clasificables como *monogénicas y* m*ultifactoriales.* Las primeras son las autosómicas recesivas citadas como el 75% de los casos, las autosómicas dominantes, con el 20% y las ligadas al cromosoma X que representan el 5%. Las segundas son más comunes. Están otras hipoacusias denominadas como no genéticas.

Existen otras hipoacusias neurosensoriales adquiridas donde las causas denominadas congénitas prenatales. Aquí se mencionan las infecciones maternas como la toxoplasmosis, Rubeola, Citomegalovirus, Herpes simple, Sífilis congénita, Síndrome de inmunodeficiencia adquirida. Las drogas que afectan el oído denominadas ototóxicas: usadas en el embarazo, aminoglucósidos, quinina. También entre las etiologías se encuentra la prematurez.

Dentro de las causas perinatales se citan el bajo peso al nacer, hipoxia o anoxia, traumatismos en el parto, hiperbilirrubinemia, meningitis neonatal, enfermedad hemolítica del recién nacido.

Existen a lo largo de la vida de un individuo otras etiologías clasificables como traumáticas tal como la fracturas de peñasco, cirugías de cráneo. También las exposición a ruido o solventes pueden afectar la salud de la audición.

¿Cómo se denominan los trastornos de la audición?

Como se mencionara para todas estas problemáticas existen nomenclaturas que permiten denominarlas. La audición como toda función corporal, puede sufrir un déficit que llegue a perjudicarla, limitarla o anularla, incluso. En esos casos, es bueno reconocer cuáles son las diferentes implicancias en el fenómeno de oír.

Se denomina normoacusia a la modalidad de oír sin deficiencias sobreagregadas y sin dificultades en el procesamiento e integración de la información sonora recibida.

Hiperacusia es cuando hay una sensación de volumen intenso ante sonidos de volumen normal. Se produce por una hipersensibilidad a la intensidad del sonido y, en general, puede incluso presentarse en personas de audición normal o con parámetros audiométricos normales. Describe un nivel elevado de sensibilidad a los sonidos.

Cuando la audición es medida y analizada puede arrojar resultados deficitarios que se traducen en la denominada hipoacusia. La hipoacusia es una disminución de la audición.

Han existido controversias cuando se usa la denominación de sordera o hipoacusia como sinónimos de una patología auditiva.

Al respecto Furmanski (1998) con un criterio funcionalista de la audición, y no sujeta solo a resultados audiométrico o audiológicos menciona que:

- Hipoacusia será aplicada al caso donde un sujeto usa el canal auditivo para adquirir o decodificar el lenguaje.
- Se denomina sordera cuando el canal auditivo no es la vía primaria de recepción, construcción y decodificación del lenguaje.

Asimismo, se puede clasificar la hipoacusia según los resultados audiométricos u otros estudios audiológicos, a saber:

Clasificación de hipoacusias	Descripción
En relación a la intensidad	Será el dato extraído de estudios audiológicos acerca de la magnitud, medida en decibeles de la severidad de la hipoacusia. Aquí se hará mención a si es leve, moderada, severa o profunda.
Según la localización de la lesión	La topografía será extraída de las distintas curvas, resultados de las valoraciones subjetivas, objetivas de la audición y otros estudios complementarios. De manera simple, podemos ubicarla preliminarmente en el oído o en la vía auditiva.
Según las frecuencias afectadas	Será el dato extraído de los estudios audiológicos en cuanto si compromete a un grupo de frecuencias o a todas las medidas en el estudio audiométrico.

Pero en la estudio de la audición se debe considerar el estudio separado de cada sistema auditivo, inicialmente de cada oído. Por tanto la hipoacusia es uni o bilateral, entendiéndose si afecta a uno o a ambos oídos. Otro parámetro surgirá si el cuadro afecta a los dos oídos, es decir es bilateral, donde la apreciación será comparar ambas curvas audiométricas y clasificarla en perfiles simétricos o asimétricos.

Según el momento de aparición: este parámetro será la relación al momento de instalación de la hipoacusia vinculado con la adquisición del lenguaje, interpretando de la siguiente manera:

- Pre-linguales: cuando la hipoacusia se estableció antes de los 2 años de vida y las habilidades que están siendo adquiridas se pierden o no se desarrollan por la afección.
- Peri-linguales: cuando la hipoacusia se estableció entre los 2 y 5 años de vida puede afectar el desarrollo de las habilidades lingüísticas pero como ya muchas se han adquirido o consolidado se dan conservaciones que ante la intervención inmediata permiten el desarrollo del lenguaje casi normalmente.
- Post-linguales cuando la hipoacusia se estableció después de los 5 años de vida. Aquí el niño ha logrado adquirir el lenguaje y es posible que por eso no pierda las habilidades ya adquiridas y consolidadas. (Brizuela et al 2009)

También las perdidas auditivas pueden ser clasificadas como estables, progresivas o fluctuantes. Las primeras serán cuando los umbrales auditivos se mantienen constantes en los niveles de perdidas expresados a los largo del tiempo. Las segundas serán cuando los umbrales se deterioran repentina o gradualmente. Las fluctuantes cuando varían recuperándose o perjudicándose los umbrales en el tiempo.

Otro aspecto a considerar es el perfil de la curva liminar lograda en el estudio audiométrico. Aquí se menciona el *corner* o curva en esquina que padecen algunos pacientes con sólo conservación de las frecuencias graves en altas intensidades y deterioro en el resto.

Otro parámetro a considerar especialmente en relación a la medición de la audición de los niños, es el momento de detección y equipamiento auditivo, como así también si el paciente recibió estimulación y sobre qué tipo de abordaje.

También es importante en el análisis considerar la etiología a la que se le adjudica el déficit. Si bien el fonoaudiólogo no define la misma, es necesario conocerla para valorar el impacto en la patología otológica ocasionante. Esto implicará, si es una etiología, que se puede resolver con procedimientos médicos, o que requerirá equipamiento o implante coclear si es una patología que no evolucionará o hará que la hipoacusia progrese.

El Protocolo de Evaluación para América Latina (2000) consta de los criterios de selección y exclusión en los diferentes grupos de pacientes según las siete categorías de percepción auditiva descrita y utilizada internacionalmente por Geers, A, (Moog y Geers1995) en cuyo caso será clasificado como:

Categorías	Déficit y compensaciones
0	**No detecta el habla** El paciente no es capaz de demostrar que detecta el habla a niveles de conversación normal (>65 dB).
1	**Detección del habla** El paciente es capaz de detectar la presencia de la señal del habla.
2	**Percepción de patrones** Se es capaz de diferenciar palabras con diferentes patrones temporales o de entonación. Por ejemplo, identificar adecuadamente entre palabras como pan vs. payaso.
3	**Comienzo de la identificación de palabras (distintos espectros)** Es capaz de identificar palabras en contexto cerrado, a través de la información fonética de los estímulos, y no sólo a través de los patrones como en la categoría anterior. Esta habilidad deberá quedar demostrada con palabras que tengan la misma duración y acentuación, pero que contengan múltiples diferencias espectrales, por ejemplo: payaso vs. ruleta.
4	**Identifica palabras desde el reconocimiento de vocales** Se pueden identificar palabras con diferencias básicamente en el contenido de sus vocales en un contexto cerrado, por ejemplo: pela vs. pila.
5	**Identifica palabras desde el reconocimiento de consonantes** El paciente identifica palabras dentro de un contexto cerrado que tienen las mismas vocales pero diferentes consonantes, por ejemplo: gordo vs. loro vs. moño.
6	**Reconocimiento de palabras en formato abierto** Es capaz de escuchar palabras u oraciones sin ninguna pista visual y fuera de contexto, y extraer suficiente información fonética y reconocer la palabra exclusivamente por medio de la audición.
7	**Percepción del habla en ambientes naturales** (Garrido y Flores, 2010). El sujeto accede a situaciones cotidianas de diversidad acústica variable, como por ejemplo: conversación con personas conocidas y extraños; ambientes desfavorables (ruido y distancia); uso de tecnología (teléfono, TV). Valoración: en función de la frecuencia de aparición de la conducta explorada Nunca = 0% = 0; Algunas veces = 25% = 1; Con frecuencia = 50% =2; Casi siempre = 75% = 3; Siempre = 100% = 4. Para pertenecer a esta categoría se debe obtener un puntaje mínimo de 70% en las conductas exploradas.

La audición puede comprometer también la función vestibular, pues el oído participa en la misma con una actividad solidaria con el sistema nervioso y la vista. Cuando un individuo ve entorpecida la función del equilibrio con vértigo o mareo, recibe información a sus centros cerebrales de que se encuentra en movimiento cuando está quieto o viceversa. Esta función es de soporte y sustentación de otras más complejas. Llega a ser inhabilitante para un paciente que sufre una patología que afecta su función vestibular. Requiere de intervenciones fonoaudiológicas, tanto para llegar a un diagnóstico certero de las estructuras implicadas en la disfunción, como así también en la rehabilitación de la misma.

El estudio de la audición permite conformar un campo auditivo que se describe desde las mínimas intensidades que un sujeto pueda oír y detectar creando un umbral o zona liminar (información que provee el estudio audiométrico) hasta la localizar zonas de confort auditivo e incluso zonas de molestia (información que entrega la prueba Watson y Tolan) o dolor (denominado algiacusia). La sensación de sonoridad o percepción subjetiva de la intensidad de la molestia a los sonidos es de gran valor en la selección de audífonos donde la revelación del campo auditivo remanente a una hipoacusia es de gran importancia.

Este campo se define por un límite inicial o curva tonal audiométrica, que cuando presenta pérdida auditiva provoca en el campo auditivo una disminución o achicamiento, pues el universo de sonidos que ingresen y despierten sensaciones auditivas será menor que cuando no exista perdida sensorial.

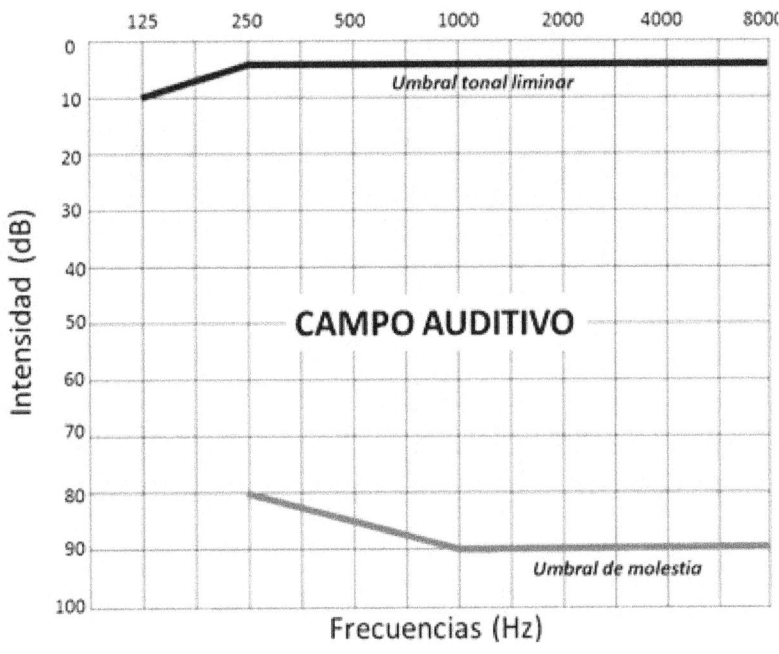

Figura 18: Definición del campo auditivo delimitado a nivel superior por el umbral tonal.

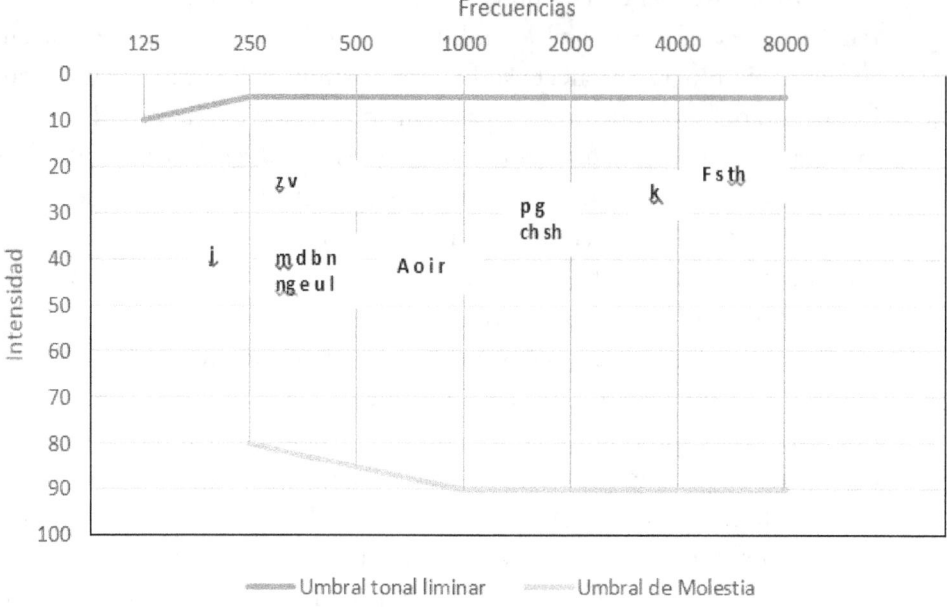

Figura 19: Representación de los sonidos de la lengua dentro del campo auditivo.

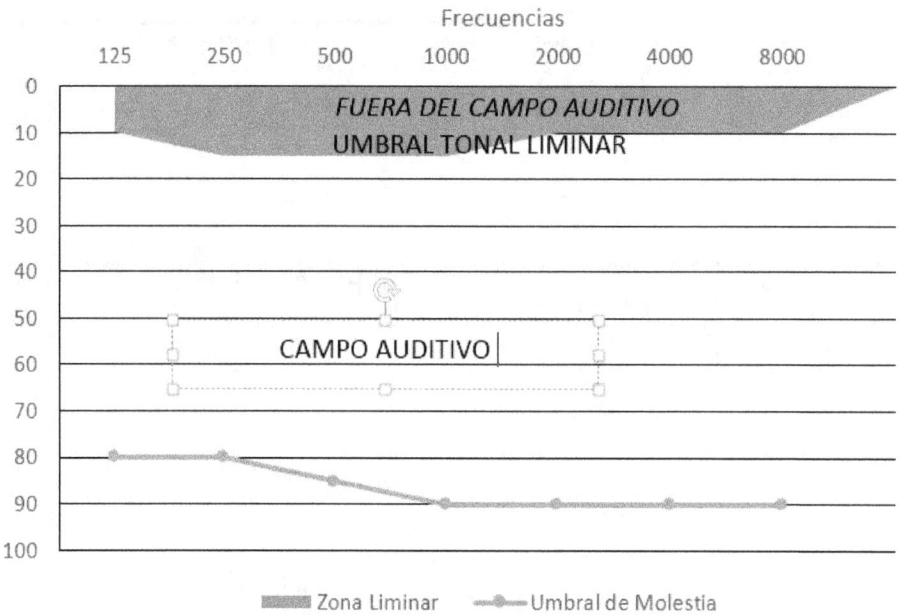

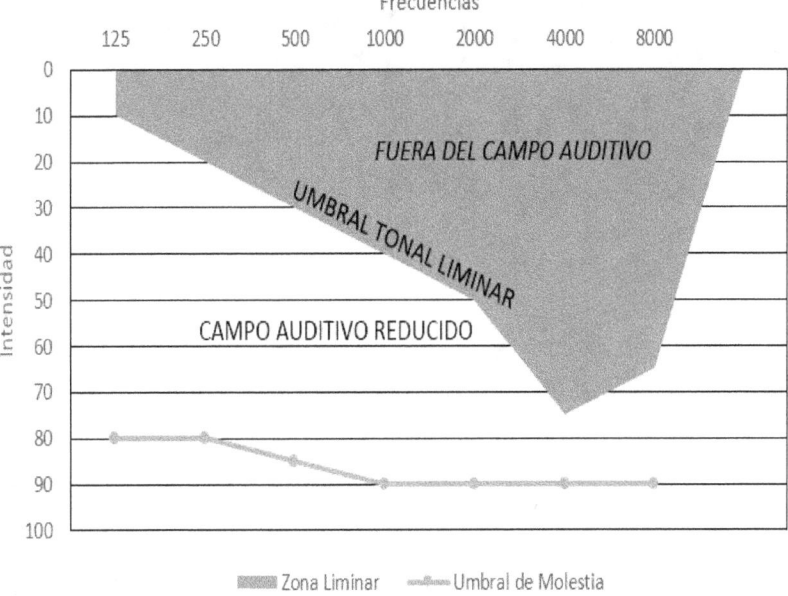

Figura 20: Gráficas del campo auditivo delimitado por arriba por el umbral liminar mínimo de audición y por debajo graficado con triángulos, el umbral de molestia. En el gráfico de la derecha se observa un estrechamiento del campo auditivo.

Hipoacusias funcionales

Son un tipo de hipoacusia con causa no orgánica denominadas también pseudo-hipoacusias.

Las hipoacusias funcionales pueden alterar de forma voluntaria o involuntaria los resultados de los estudios audiológicos simulando una problemática de salud auditiva que no se condice con los aspectos clínicos. La meta de esa simulación es obtener ganancias económicas por indemnización o pago de seguro por ella. Es decir lograr un resarcimiento por la fingida pérdida auditiva. También puede ocurrir que el sujeto al ser evaluado pretenda mostrar que no padece un problema auditivo, es el caso de disimulación desde donde pretende obtener algún reconocimiento o trabajo.

Existen otros casos de problemas psicológicos reales que se traducen en una hipoacusia sin causas orgánicas.

Capítulo 3

Fonoaudiología y audiología

Silvana Serra, Mónica L. Brizuela,
Lorena Baydas, Agustín R. Miranda

El estudio de la audición y la rehabilitación de la misma es una práctica tangible que manifiesta vinculaciones fuertes en el ámbito de la salud entre profesionales con la fonoaudiología.

Analizar las prácticas de la audiología y circunscribirlas a la ejecución, registro e interpretación de pruebas, es hacer un análisis sólo a nivel técnico. También es omitir todas las estrategias de habilitación y rehabilitación auditiva.

Se puede tener la tecnología más avanzada, los equipos más sofisticados, pero los estudios y la valoración de la conducta auditiva la realiza el profesional fonoaudiólogo en una construcción gestáltica, más compleja y acabada que la realización de los estudios audiológicos. Requiere de conocimientos clínicos otológicos, es decir, de fisiología y fisiopatología del oído. Demanda conocimientos en procedimientos y técnicas audiológicos, y finalmente, conocimientos clínicos propios de la audición y sus conductas, pero sin lugar a dudas, necesita de la *clínica fonoaudiológica*.

En audiología hay estudios clasificados como objetivos y otros como subjetivos, ambos tienen variables intervinientes que pueden determinar resultados erróneos. Ambos con buena idoneidad en su ejecución son confiables y complementarios. Las variables que intervienen, son tres: el paciente, la aparatología, y el audiólogo.

El paciente, está condicionado por su niveles atencionales, motivacionales como asi también por su base emocional y cognición. Disposición para realizarse el estudio, la manera de responder, de padecer su patología, de asumir el estudio de su función auditiva.

La aparatología y los recursos necesarios para administrar y regular cada procedimiento aportan la disponibilidad y fiabilidad de cada prueba. Un equipo de trabajo, dispositivos, ámbito sonoamortiguado o silente, calibración, niveles de ruido operante, distorsión, etc. Esto quiere decir, que a pesar de las sofisticaciones tecnológicas, y las grandes estructuras previstas para la realización del estudio, existen particularidades que requieren familiaridad con la aparatología y un grado de desconfianza siempre hacia las mismas. Los dispositivos y recursos son medio para la finalidad de evaluar la audición.

El fonoaudiólogo, que se dispone a realizar sus procedimientos en pleno conocimiento de los mismos, con su experiencia clínica, con una hipótesis de trabajo, determinada luego de la entrevista, con su sapiencia general, del área en la que está y de toda su formación fonoaudiológica. Técnicas y procedimientos que se indican en la realización de los estudios. Implica cómo hacer cada estudio, qué secuencia es la más aconsejable, a cuántos decibeles y en qué frecuencias estimular, etc. Conocimientos clínicos son la única garantía de que un estudio audiológico tendrá valor en la realidad de la salud de un paciente.

Por tanto la situación diagnóstica implica el control del paciente, el monitoreo de los instrumentos y recursos que posibilitan los procedimientos.

Si se reduce a la ejecución de procedimientos el que realiza los estudio es un técnico, sólo podrá manejar aparatos, secuenciar pruebas, etc. Y eso no es un saber clínico. El clínico busca resultados que respeten coherencia clínica con los procedimientos realizados, con las distintas respuestas de un estudio y con las otras respuestas a los estudios audiológicos. Pero también, debe existir coherencia con la clínica otológica y con los demás estudios realizados por el equipo interdisciplinario.

Los equipos pueden fallar, el paciente colaborar voluntaria o involuntariamente de manera deficiente, las técnicas pueden modificarse. Pero lo que no debe fallar son los conocimientos clínicos fonoaudiológicos y audiológicos, que son los elementos compensadores o verificadores de las posibles fallas que haya (Brizuela et al., 2009).

Existe una tendencia, más o menos clara, en el avance tecnológico que consiste en automatizar las pruebas o que al profesional le cueste sólo apretar un botón para realizarlas. Esto ha llevado a reducir la clínica a las técnicas y a los procedimientos de recolección de datos. La excesiva automatización impide que los estudios los realice el fonoaudiólogo y que los hagan los dispositivos o la aparatología.

Tiempos audiológicos

Audiología preventiva

Implica la difusión promoción y prevención de dificultades auditivas en la población en general (muestras universales) o en pacientes en riesgo (muestras intencionales).

El estudio de la audición es parte de programas de screening previstos para las distintas poblaciones. Se realizan tareas de despistaje o screening a pacientes individuales o de manera grupal, para prevenir o para detectar precozmente -según las respuestas- la vulnerabilidad o aparición de patologías que afecten la audición. Epidemiológicamente pueden ser parte de políticas de salud pública o a grupos poblacionales definidos y circunscriptos como parte de prestaciones de salud privada o de aseguradora de riesgo laboral, por ejemplo. Los beneficiarios son individuos de determinado perfil etario o de indiscriminado perfil, masivo que involucren a la salud en general se pueden citar a todos los neonatos que bajo la rutina de screening auditivo prevista en la Ley nacional Argentina Nº 25.415 son evaluados para detectar problemas auditivos. Niños en edad pre- escolar o escolar. Aspirantes a las fuerzas de seguridad. Ingresantes a medios laborales de tipo industrial, transporte, telefonía, u otros.

Cuando las acciones se centran en beneficiario con perfil etario y perfil de salud específico o poblaciones vulnerables encontramos dentro de las políticas vigentes a: neonatos de alto riesgo, con menos de 35 semanas de gestación, con bajo peso al nacer, entre otros. Personas que se están por someter o reciben tratamientos con drogas ototóxicas.

Todas las acciones e intervenciones tienen por finalidad prevenir la aparición de patologías auditivas o la detección precoz de las mismas. Pueden estar apoyadas con campañas de información o charlas de concientización que tiendan a proteger y cuidar la salud auditiva.

Audiología asistencial

Instancia diagnostica

Estas acciones se dan en pacientes en quienes se presume el padecimiento de una disminución auditiva con etiología de cualquier índole y etiologías que son de naturaleza clínica por excelencia, y aquí el complemento, además del estudio en sí, involucra un ensamble adecuado del equipo interdisciplinario, una devolución y un asesoramiento post estudio auditivo por parte del fonoaudiólogo.

Ningún estudio audiológico impera y define el diagnóstico de manera hegemónica acerca de la audición de un paciente.

Prevalecen en la consideración de los médicos y fonoaudiólogos, algunas certezas de algunos estudios por encima de otros, como el despistaje en bebés y en el estudio audiométrico, por encima de procesos como los potenciales evocados, a pesar de que los primeros sean subjetivos y los segundos objetivos.

Todo lleva a conformar un mapa audiológico del paciente que es como una fragmentación y una esquematización de su audición. Como es un mapa sólo representar el territorio por lo que debe imponerse una visión superadora de los resultados de cada uno de los estudios e integrada al sujeto que padece una dificultad auditiva. Se reconoce que existe información que aporta el paciente y que no está contemplada en las gráficas de los estudios como ademanes, comodidad y colaboración del paciente con el testeo, tipos de respuestas, comprensión de consigna, etc. Esto es citado en las observaciones de los estudios.

Es una de las prácticas fonoaudiológicas en las que se aborda el déficit con el déficit y no con conducta compensatorias. Esto revela que estudios similares de pacientes diferentes evidencias realidades auditivas distantes entre sí.

Esto será parte de cómo vive su problema de audición el paciente y es posible reconocerlo en sus dichos. Por ejemplo, si el paciente desconoce o niega su problema auditivo, a pesar de padecerlo, usará expresiones que responsabilicen de sus dificultades al entorno o a los demás, pero nunca serán por cuestiones propias. Usará expresiones como:

"…mi hijo me habla entre dientes y él dice después que no escucho…"

"…. Yo no escucho cuando hay mucho bullicio en mi casa, porque gritan mis nietos…"

En el caso de los niños, a menudo se argumenta al déficit desde la atención sobre las situaciones cotidianas o a través de justificaciones, por ejemplo:

"…él escucha lo que quiere y cuando quiere…", sino "es como distraído."

"…el pediatra dice que no escucha pero yo no lo creo…"

"….es tranquilo, habla poco porque es varón y como no va al jardín maternal, es así,… no porque no escuche."

Estos indicadores son útiles para poder accionar con el grado de aceptación del problema auditivo del paciente y de su familia, y debe ser tenido en cuenta a la hora de devolver los hallazgos de los estudios.

La permeabilidad del paciente influye directamente en la aceptación de su patología y en la posibilidad de resistir sugerencias que lo superen.

Otro aspecto importante en el análisis de los estudios es reconocer en cada estudio algunos elementos de correlación y conclusión de los mismos, a saber: el tipo de hipoacusia que muestran los estudios. El grado de afección (leve, moderada, severa o profunda). La topografía de la lesión que provoca el problema auditivo en relación a la interrupción en el procesamiento de la información de esta aferencia sensorial y su impacto en las zonas subsiguientes del procesamiento. También el momento en el que aparece la hipoacusia, si se da en un niño que ya adquirió el lenguaje o si se da antes que lo haya logrado.

Esta modalidad de audiología acciona con controles y seguimiento de la audición, tanto con estudios subjetivos como objetivos.

Audiología rehabilitadora

Instancia terapéutica

Es la prestación post- asistencial que se da al paciente que tiene un déficit de audición (hipoacusia) y que aun con tratamiento médico el déficit invalida o limita su participación social. Es por ello que la meta en esta instancia es acortar o incluso anular el tiempo de exposición a la privación sensorial luego de detectada la hipoacusia. Esto es vital en el caso de los niños, pues acciones precoces pueden solventar los desfasajes que provoca la afección sobre las adquisiciones evolutivas que debe operar en su vida. Se reconoce como período crítico a los dos primeros años de vida.

En pacientes adultos que presentan hipoacusias perceptivas, mixtas o conductivas como las causadas por otoesclerosis, las acciones terapéuticas incluyen la selección de audífonos.

También es el caso de hipoacusias sensoperceptivas o mixtas que ocurren en cualquier momento de la vida del individuo. Aquí la prestación más común es la selección de audioprótesis o audífonos. También se incluye el proceso de adaptación de audífono como la progresiva habituación a la nueva realidad auditiva y sus rutinas de adaptación para ver televisión, contemplar aparatos de televisión, con efecto envolventes.

Otras acciones propias de audiología en rehabilitación se da en pacientes candidatos a implante coclear, que luego del mismo requieren calibración, habilitación o rehabilitación auditiva como por ejemplo con terapia audioverbal.

Seccion 2: Audiodiagnóstico

Capítulo 4

Instancia diagnóstica

Silvana Serra, Mónica L. Brizuela,
Lorena Baydas, Agustín R. Miranda

Al asistir a los pacientes se descubre un abanico de problemáticas tales como:
- El sujeto que oye bien y escucha bien
- El sujeto que oye bien y escucha mal
- El sujeto que oye mal y escucha mal
- El sujeto que oye mal y escucha mal y está equipado o implantado y se adapta a la nueva realidad auditiva
- El sujeto que oye mal y escucha mal y está equipado o implantado y no se adapta a la nueva realidad auditiva
- El sujeto que no oye y no quiere oír
- El sujeto que no oye y no quiere oír pero su entorno si quiere.
- El sujeto que no oye y está equipado o implantado.

Inicio de la Historia clínica con la entrevista

Desde siempre el primer modo de obtener información en la atención de un paciente fue la situación de entrevista. La misma estuvo enfocada en las pesquisas de la audición primariamente a lo otológico, es entonces común observar en sus manuales de instrucción interrogatorios que relacionaban el padecimiento de una deficiencia auditiva con la búsqueda de la causa que la podía originar. Pero eso es sólo una manera de asumir el interrogatorio.

La entrevista no sólo sirve para escuchar las respuestas o los relatos del paciente sino también para observar aspectos que son vinculantes con la audición como lo son los aspectos de la voz, del lenguaje como también los aspectos fonoestomatológicos.

Ahora bien, ¿qué información preguntar para revelar la *audición,* según la edad del paciente?

Al respecto y como parte de los avances en salud existen cuestionarios auto-reporte que son útiles para mirar la audición más allá de lo otológico y sitúan al paciente como intérprete de su audición y su déficit. Tanto la AAA como la

ASHA recomiendan la valoración y seguimiento a través de, por ejemplo el Hearing Hándicap Inventory for the Elderly-Screening Version. Como aporte el Dr. Fuentes Contreras A et al. (2012), realizan una adaptación del The Amsterdam Inventory for Auditory Disability and Handicap- Spanish version (S-AIADH) que ofrece mucho al respecto, a saber:

	Casi siempre	Frecuentemente	Ocasionalmente	Casi nunca
¿Puede usted entender lo que le dice el vendedor en una tienda llena de gente?	4	3	2	1
Puede usted tener una conversación con alguien en una habitación tranquila?	4	3	2	1
¿Cuándo usted se encuentra en la calle, escucha inmediatamente en qué dirección viene un vehículo?	4	3	2	1
¿Puede usted escuchar los autos cuando pasan?	4	3	2	1
¿Reconoce usted a los miembros de su familia por sus voces?	4	3	2	1
¿Puede usted reconocer las melodías en la música o canciones?	4	3	2	1
¿Puede usted llevar una conversación con otra persona durante un encuentro lleno de gente?	4	3	2	1
¿Puede usted tener una conversación telefónica en una habitación tranquila?	4	3	2	1
¿Puede usted identificar desde qué lugar de una sala de conferencia alguien está haciendo una pregunta durante una reunión?	4	3	2	1
¿Puede usted escuchar cuando alguien se le acerca por detrás?	4	3	2	1
¿Reconoce usted a un animador de televisión por su voz?	4	3	2	1
Puede usted entender el texto de una canción que está siendo tocada?	4	3	2	1
¿Puede usted fácilmente llevar una conversación con alguien en un autobús o en un auto?	4	3	2	1
¿Puede usted entender al presentador de noticias en la televisión?	4	3	2	1
Usted, ¿mira inmediatamente en la dirección correcta cuando alguien lo llama en la calle?	4	3	2	1
¿Puede usted escuchar los ruidos de su casa como el agua corriendo, la aspiradora o la lavadora?	4	3	2	1
¿Puede usted diferenciar el sonido de un auto al de un autobús?	4	3	2	1
¿Experimenta sentir que la música está muy fuerte para usted, mientras que las personas a su alrededor no se quejan por el volumen de la música?	1	2	3	4

¿Puede usted seguir una conversación entre poca gente durante una cena?	4	3	2	1
¿Puede usted entender al presentador de noticias en la radio?	4	3	2	1
¿Puede usted escuchar de qué esquina de la habitación alguien le está hablando en una casa tranquila?	4	3	2	1
¿Puede usted escuchar el timbre de su casa?	4	3	2	1
¿Puede usted distinguir entre voces femeninas y masculinas?	4	3	2	1
¿Puede usted escuchar el ritmo de la música o canciones?	4	3	2	1
¿Puede usted llevar una conversación con otra persona en una calle bulliciosa?	4	3	2	1
¿Puede usted en la voz de las personas distinguir entonaciones e inflexiones?	4	3	2	1
¿Escucha usted desde qué dirección viene la bocina de un auto?	4	3	2	1
¿Escucha usted a los pájaros cantar afuera?	4	3	2	1
¿Puede usted reconocer y distinguir diferentes instrumentos musicales?	4	3	2	1
¿Pierde usted parte de la música o melodía mientras escucha música o canciones?	1	2	3	4

El cuestionario autoreporte usado es S-AIADH, que es una adaptación al español de la versión original holandesa. En el original y la versión adaptada al español cada pregunta está acompañado de la una imagen que representa la situación cotidiana abordada. En esta investigación se prescindió de las imágenes y sólo se usaron las preguntas y las respuestas preestablecidas. Cada pregunta y cuatro alternativas de respuesta: casi nunca (tiene un valor de 1), ocasionalmente (tiene un valor de 2), frecuentemente (su valor es 3), y casi siempre (su valor en la escala es de 4). Esta escala de respuesta es a la inversa de la AIADH original. Sin embargo los artículos 18 y 30 del S-AIADH se clasifican del 1 (casi siempre) al 4 (casi nunca), pues examinan cómo la persona experimenta la música como demasiado ruidosa (ítems 18) y cuán a menudo sienten que están perdiendo partes de una melodía (ítems 30); por lo que preguntan directamente sobre dificultades de la audición. La escala para estos artículos también se invirtió en el AIADH original holandés. La agrupación de las preguntas del S-AIADH están de la misma manera que la versión holandesa original del cuestionario ya que arrojaron valores alfa de Cronbach alta (por encima de 0,80) para cada factor.

¿Cómo se calcula el puntaje del cuestionario?

Para acceder al valor total, puntaje o score total del S-AIADH: se calcula en el resultado final sumando los resultados parciales intra-cuestionario. La gama de posibles puntuaciones generales es de 30 a 120, las puntuaciones más altas indican una mejor capacidad auditiva.

La valoración global está supeditada a los valores totales intra-cuestionario. Los mismos son los resultados parciales de cada proceso auditivo que integra el Inventario donde los valores máximos de cada módulo refieren ausencia de dificultad auditiva en ese proceso. Está integrado por:

Inteligibilidad del habla en ruido: resulta de la valoración de las preguntas nº 1, 7, 13, 19, 25, siendo el subtotal máximo de 20 puntos.

Inteligibilidad del habla: en silencio surge de las preguntas nº 8, 11, 12,14, 20 siendo el subtotal máximo de 20 puntos.

Localización auditiva: se reconoce desde las preguntas nº 3, 9, 15, 21, 27 siendo el subtotal máximo de 20 puntos.

Distinción de sonidos: refiere al reconocimiento e identificación de sonidos y surge de las preguntas nº 4, 5, 6, 17, 23, 24, 26, 29 siendo el subtotal máximo de 32 puntos.

Detección de sonidos: se calcula por las pregunta nº 2, 10, 16, 22, 28 con un valor final máximo de 20 puntos.

Sin habilidad auditiva pero con dificultad auditiva: que corresponden a los resultados obtenidos de las preguntas nº18 y 30 siendo el subtotal máximo de 8 puntos.

Lo interesante del cuestionario que precede, es que sitúa al sujeto con dificultades auditivas como protagonista de escenarios acústicos variados y donde sus habilidades auditivas se ponen en juego. Es decir, transita la problemática real del sujeto con problemas auditivos, las barreras o los límites socio-auditivos que padece.

El cuestionario ofrece información que no orienta hacia la causa de la problemática de la audición del paciente es por ello que debe complementarse con información clínica.

Por ejemplo en el paciente adulto que asiste a realizarse controles de audición y que refiere una disminución auditiva es pertinente interrogar acerca de:

- Datos filiatorios y registro del motivo de consulta, forma de manifestación de la disminución de la audición, inicio y antigüedad de la problemática.
- Si está acompañada por otros síntomas como acúfenos (zumbidos) mareos o vértigo.
- Si oye y no entiende lo que se le dice
- Si tiene molestias ante la presencia de ruido.
- Si presenta dificultad para oír el timbre o el teléfono.

Si dentro de sus antecedentes recientes o remotos presenta faringitis, adenoiditis parotiditis, sarampión, gripe, otitis, sinusitis, rinitis, traumatismo de cráneo, etc...

Si ha sido medicado con: estreptomicina, gentamicina, quinina etc.

Dentro de los signos que presenta al enfrentar a la entrevista una voz más fuerte que lo necesario o por el contrario la transita con voz muy suave, mira la boca del interlocutor etc.

En cuanto a los niños es preciso realizar un abordaje multidimensional en el momento de la consulta como durante el seguimiento y referirse a cada etapa de la vida del niño y su desarrollo del lenguaje y los demás aspectos.

Los cuestionarios dirigidos a los cuidadores y los informes de los profesores son importantes debido a que investigan el comportamiento en la vida diaria de un niño.

Que hacen referencia a cómo funciona las capacidades auditivas:
- Localización y lateralización del sonido
- Discriminación auditiva
- Reconocimiento de patrones auditivos
- Procesamiento temporal

Uno de los cuestionarios más utilizados, es la Escala de Comportamiento Auditivo (SAB) la cual es una evaluación subjetiva del procesamiento central que permite acceder en forma fácil a la información acerca de la realidad del niño.

Teniendo en cuenta la importancia cuando se utiliza estos cuestionarios para el uso y la interpretación de los mismos, se hace referencia a la Versión española de la Escala de comportamientos auditivos: Valores Normativos de referencia para niños Argentinos Saludables (Miranda AR, Bruera J, Serra SV, 2017).

La escala SAB está formada por 12 ítems que preguntan sobre los comportamientos cotidianos asociados con audición, escucha y habilidades académicas, atención, memoria y organización.

Versión española de la Escala de Comportamientos auditivos

	Frecuentemente	A menudo	Algunas Veces	Rara vez	Nunca
Tiene dificultad para escuchar o entender cuando está en un ambiente ruidoso.	1	2	3	4	5
No entiende bien cuando se le habla manera rápida o en voz baja.	1	2	3	4	5
Tiene dificultad para seguir órdenes o instrucciones orales.	1	2	3	4	5
Tiene dificultad para discriminar e identificar los sonidos del habla.	1	2	3	4	5

Da respuestas incoherentes o sin sentido a la información auditiva.	1	2	3	4	5
Tiene habilidades pobres de escucha.	1	2	3	4	5
Pide que se le repitan las cosas.	1	2	3	4	5
Se distrae con facilidad.	1	2	3	4	5
Presenta problemas de aprendizaje o académicos.	1	2	3	4	5
Mantiene su atención por períodos cortos.	1	2	3	4	5
Parece desatento o ensueños.	1	2	3	4	5
Es desorganizado.	1	2	3	4	5

La escala SAB consiste en un cuestionario Likert de 5 puntos donde el padre o cuidador debe responder con qué frecuencia ocurre el comportamiento mencionado (1, "frecuente";2, "a menudo"; 3, "a veces"; 4, "raramente"; 5, "nunca"), permitiendo una puntuación total que puede varían entre 12 y 60, con niveles de puntuación más altos que demuestran una mejor escucha.

Las normas para los niños argentinos son: 48.60 Valores<37 puntos indican la necesidad de una evaluación Enrutamiento del procesamiento auditivo, y valores <33 puntos: son indicativos de trastorno. Durante la fase clínica pediátrica pueden ser evaluados en niños argentinos con las normas actuales disponibles.

A continuación se comparte un relato de anamnesis lograda con un paciente de 4 años.

Caso A:
Epicrisis:
Paciente de 5 años, oriunda de Villa María de Río Seco que asiste a la ciudad de Córdoba acompañada con su madre. El motivo de la consulta es sobre dificultades en el lenguaje, la madre lo describe como pobre. Refiere que la niña es tímida y caprichosa. La madre manifiesta que a la edad de los tres años consultó con la pediatra y el mismo restó importancia de las manifestaciones de la niña, argumentando que era tímida. En el 2003 se realiza un potencial evocado en Santiago del Estero y de allí es derivada a Córdoba.

Se realizan estudios auditivos subjetivos que arrojan hipoacusia bilateral moderada neurosensorial. En el estudio la niña colabora poco, es por eso que se indican nuevos exámenes que confirmen los diagnósticos y completen el mapa audiológico y fonoaudiológico. En la entrevista, la mamá no refiere ningún indicio en la instancia pre, peri o postnatal de la niña. El otorrinolaringólogo interviniente no adjudica etiología alguna a la hipoacusia. Se resuelve equipar ambos oídos con audífonos. Sin embargo, la obra social autoriza el equipamiento en oído izquierdo. Luego de dos años de equipamiento se logra equipar ambos oídos. Se observa en toda la historia registrada fallas de discriminación en oído derecho, incluso en la actualidad, en la que está equipada en ambos oídos. Esto es más notable en ambientes donde la señal se mezcla con importante ruido de fondo. No ha recibido en forma sostenida y constante rehabilitación auditiva ni apoyo a la integración escolar. Cursa escolaridad común desde siempre.

Datos de la entrevista:
Paciente: A.-Fecha de nacimiento: 23-5-98- Derivación: una fonoaudióloga de la ciudad de la niña
Edad de la primera consulta: 5 años -Motivo de consulta: la necesidad de realizar exámenes fonoaudiológicos que complementen los resultados auditivos de PEA que indican Hipoacusia.
Antecedentes hereditarios: no refiere en cuanto a la hipoacusia. S/p
Antecedentes pre-peri-postnatales: s/p
Convulsiones por presencia de fiebre hasta los tres años de edad.
Desarrollo del lenguaje: la madre refiere que la paciente no hablaba igual que los niños de su edad. El pediatra argumentó que eso se daba por cuestiones de timidez.
Desarrollo motriz: Sin particularidades
Conducta: La niña dormía con la madre o la abuela, no tenía amigos y era muy caprichosa. Juega sola.
Conducta auditiva: la madre refería que a veces escuchaba y a veces no. Bruxa en la noche. Parece indiferente cuando le hablan pues tiende a mirar para abajo siempre.
Antecedente de patologías áreas superiores: s/p
Análisis de la entrevista:
Datos personales: la niña vive con su madre y su abuela. Padres separados oriundos de Villa María de Río Seco. Hija natural.
Motivo de consulta posterior: controles de audición de equipamiento audioprotésico y de integración escolar. Detectaron dificultades en el desarrollo del lenguaje y ante los resultados de PEA perciben los problemas auditivos. Le gusta escuchar música y bailar la música de Patito Feo.
Edad diagnóstico: 4 años. Edad de equipamiento unilateral: 6 años Edad de equipamiento bilateral: 8 años
Utiliza las prótesis diariamente sin dificultad. Las pide. No realiza trata de rehabilitación auditiva por no contar con profesionales en la zona. Va a escuela común.
Aspecto psicológico: le cuesta relacionarse con otras personas. Ha mejorado su vínculo con otros niños. Duerme actualmente en otra habitación. Ha mejorado su juego con otros niños.

Antecedentes otológicos: a veces otitis de más pequeña. Ha estado medicada con antibióticos, descongestivos. No es alérgica. Por lo general, su voz es baja ante los desconocidos y se desdibuja su articulación con una rinofonía semiabierta.

Antecedentes Pre-peri-postnatales: No se registran datos.

Desarrollo motriz: No se registran datos particulares

Desarrollo del lenguaje: Sin particularidades

Antecedentes de obstrucción de la vía aérea superior: respiración mixta.

Antecedentes familiares de problemas de salud en general y de problemas auditivos en particular: Sin particularidades

Antecedentes neurológicos: convulsiones por fiebre hasta los tres años. No fue medicada.

Antecedentes de Rx de senos paranasales con velamiento parcial de ambos senos maxilares.

Estudios Realizados: BERA

Los datos relevantes son las respuestas o aclaraciones a las preguntas o re-preguntas pero también el comportamiento del paciente en la entrevista.

Cada uno de los aspectos clínicos de la salud en general y fonoaudiológicos en particular de cada dimensión de la comunicación. Aquí es fundamental observar si el derivador es un otorrinolaringólogo, y también la información que éste entregue acerca de los hallazgos en su examen otoscópico (estado membrana timpánica, coloración, opacidad o brillantez, translucidez, estado presumido de oído medio y externo, aspectos de la rinoscopia anterior, examen de boca y laringoscopia, entre otros).

Como se expuso anteriormente, la historia clínica representa un registro de las acciones profesionales que se llevaron a cabo, y forma parte de los derechos y obligaciones del fonoaudiólogo. La implementación del mismo tiene implicancias tanto administrativas como legales. Se reconoce como un instrumento que pone a salvo la responsabilidad del profesional actuante.

Capítulo 5

Procedimientos preliminares

Silvana Serra, Mónica L. Brizuela,
Lorena Baydas, Agustín R. Miranda

La instrumentación de procedimientos sencillos de baja tecnología que revelen aspectos de la audición es un complemento de la asistencia fonoaudiológica, existen muchas pruebas que pueden ser instrumentadas apenas culminada la entrevista al paciente. He aquí algún de ellas.

Test de Weber

Es una prueba de estimulación ósea biaural simultánea. Se puede realizar con un diapasón (en la altura línea media del cráneo, huesos propios nasales o incisivos superiores) o pastilla ósea en la frente, a la altura de la línea media del cráneo. Se puede usar varios diapasones siendo el más usado el de 250 Hz.

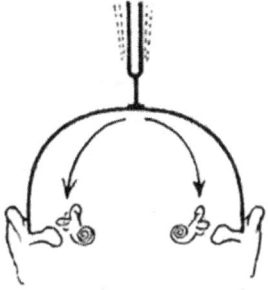

Figura 21: Esquema de Test Weber usando diapasón y la evidencia de estimulación bilateral a ambas cócleas, con idéntico perfil auditivo, por ejemplo normoacusia. Tratado de Audiología- Salesa E- Perelló E, Bonavida A- Ed Masson- 2005-97-

También se puede ubicar la pastilla ósea del audiómetro en la vértex y realizar la prueba. Las frecuencias que se estimulan son: 250 Hz., 500 Hz., 1000 Hz., 2000 Hz., 4000 Hz. La intensidad de promoción del estímulo puede empezar a 20 dB sobre el umbral liminar de las vías óseas que se presume que tiene el paciente. Si el sujeto no escucha la estimulación se deberá subir la intensidad hasta llegar a los topes audiométricos máximos permitidos en cada frecuencia según el audiómetro que se esté utilizando. Si llegando a estimular hasta los topes máximos el sujeto no escucha la prueba en esa frecuencia es inviable.

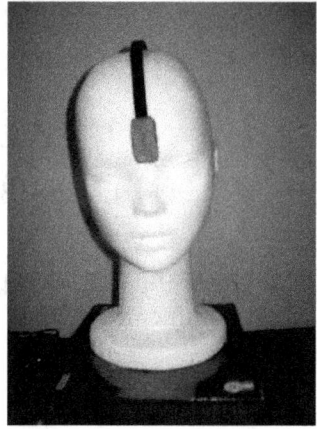

Figura 22: Modelo de colocación de la vincha ósea en la frente del individuo donde en simultáneo se estimula ambas cócleas.

¿Qué informa el estudio?

Dara información si a una misma estimulación bilateral y simultánea ambas cócleas reciben el sonido en forma equilibrada o simétrica. Es decir no hay diferencia entre un oído y otro.

Si el paciente identifica que el sonido es más fuerte o más notable en un lado u oído que el otro se menciona que la prueba refleja una lateralización.

Por tanto los resultados pueden ser:

Indiferente	Lateralizado	Sin respuesta

Figura 23: Posibilidad de resultados en el Test de Weber.

Los resultados indican:

Indiferente es cuando la audición coclear en ambos oídos es similar el sujeto va a referir que escucha en toda la cabeza el sonido o incluso en ambos oídos igualmente. Esto puede ocurrir con los dos oídos con audición normal o con la misma pérdida auditiva.

Lateralización el sujeto indica que ante el sonido del Test lo escucha o lo ubica hacia un lado de su cabeza o en uno de los oídos.

En el caso de existir una hipoacusia de conducción, es decir una afección que compromete funcionalmente la trasmisión del sonido a nivel de oído externo y oído medio en uno de los oídos los resultados de la prueba indican una clara lateralización al lado donde está el problema. Esto es posible si el cuadro es unilateral o es bilateral más notablemente comprometido un oído que el otro.

Esta manifestación se suele mencionar como que lateraliza al lado enfermo.

Otra lateralización será producto de la asimetría de audición desde donde una cóclea está enferma y la otra no entonces el sujeto referirá que el oído sin afección es el que recibe el sonido. Aquí mencionamos que es parte de la indicación de una hipoacusia neurosensorial unilateral y se indica como lateraliza al lado sano, es decir, al de la mejor conducción coclear.

A continuación dos esquemas de lateralizaciones hacia el oído izquierdo pero por distintas afecciones topográficas. En el primer caso se corresponde a respuestas compatibles con una hipoacusia neurosensorial y en el segundo una hipoacusia conductiva

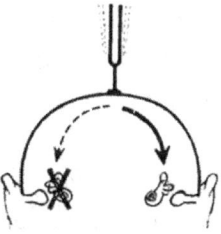

Figura 24: Esquema de Test Weber usando diapasón y la evidencia de estimulación bilateral a ambas cócleas, con una lateralización a oído Izquierdo por afección coclear del oído derecho. Tratado de Audiología- Salesa E- Perelló E, Bonavida A- Ed Masson- 2005-97-

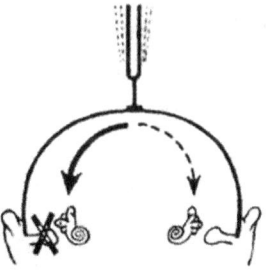

Figura 25: Esquema de Test Weber usando diapasón y la evidencia de estimulación bilateral a ambas cócleas, con una lateralización a oído derecho por afección en oído medio homolateral. Tratado de Audiología- Salesa E- Perelló E, Bonavida A- Ed Masson- 2005-97-

Test de Ling

Es una prueba muy conocida, de uso tanto a nivel diagnóstico y como de seguimiento en la rehabilitación auditiva de pacientes con este déficit sensorial. Permite evaluar la percepción del habla a través de 6 sonidos que abarcan tanto las frecuencias agudas como las graves, estos son: /m/, /a/, /i/, /u/, /sh/, /s/.

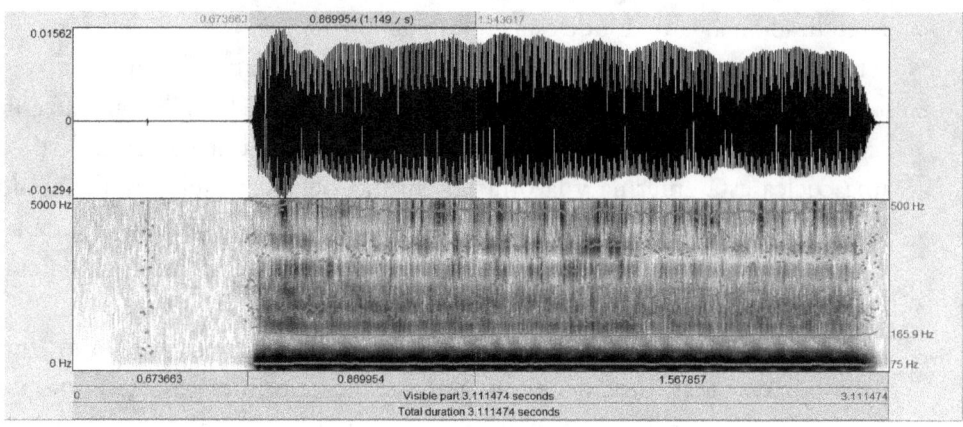

Figura 26: Registro acústico de la emisión del fonema /m/.

Como se mencionó, se aplica en individuos para descartar o comprobar una sospecha de hipoacusia (en conjunto a otras pruebas) y también se utiliza en el seguimiento de niños que han sido equipados con audífonos o con implante coclear.

Cada uno de estos seis sonidos del habla, representa una información en un rango acústico frecuencial que se corresponde con las zonas conversacionales propias de la elocución verbal.

La propuesta será adaptada a cada sujeto en evaluación.

La propuesta estándar es:

Consigna: Repita después de mí.						
Frecuencias	**Sonidos**	**Respuestas según la presentación**				
		Sin lectura labial. Frente al sujeto a 30 cm.	Con lectura labial. Frente al sujeto a 30 cm.	Sin lectura labial. Frente al sujeto a 1 metro.	Con lectura labial. Frente al sujeto a 1 metro.	Sin lectura labial. Frente al sujeto a 2 metros
graves	/m/					
	/a/					
	/i/					
	/u/					
	/sh/					
agudas	/s/					

Se puede anotar con signos (+) cuando lo logra, con signos (-) cuando no lo logra.

Hay profesionales que usan la lectura labial como apoyo y contraste de lo que el sujeto es capaz de lograr con esa clave de ayuda y sin ella. No obstante la prueba requiere verificar cual es el rendimiento del sujeto sin lectura labial en la identificación de los sonidos que escucha. También variar la propuesta frente al niño y luego ofrecer al estimulación por cada oído por separado, reconociendo que el oído opuesto puede participar en la escucha del sonido que se presente contralateral luego de superar la sombra acústica que la cabeza representa como obstáculo, por tanto se debe reconocer la estimulación directamente al oído (según los grados azimut)

Los grados azimut hacen referencia a la consideración realizada por Firestone (1930) acerca de que la cabeza puede ser considerada como una esfera rígida donde existe una separación entre ambos oídos de 180 grados. Esto implica una diferencia Interaural entre los dos oídos en función a la frecuencia y dirección de la onda sonora incidente según la difracción de la cabeza del individuo. Esta consideración es pertinente pues existen diferencias de tiempo de arribo de la onda sonora. Estas diferencias colaboran con la localización de la fuente.

Es importante considerar el plano acimutal o tener en cuenta los grados azimut reconociendo el cráneo del ser humano representa 360 grados.

Los 0 grados azimut representan una fuente sonora o parlante ubicado equidistante de los oídos de frente al individuo.

Al estimular los oídos se ubicará a 180 grados cada parlante (por ejemplo a 90 grados para oído derecho y 270 para estudiar oído izquierdo) a fin de lograr contemplar la relación del cráneo con el sonido o la fuente sonora para las funciones de localización o lateralización del sonido.

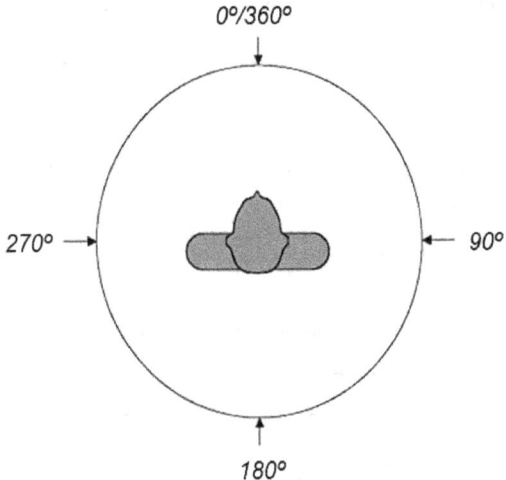

Figura 27: Esquema de ubicación de la cabeza e interpretación de los grados azimut en un espacio dado.

Esta propuesta varía si el sujeto realiza la prueba por primera vez y no puede producir los sonidos por falta de percepción de los mismo o falta de desarrollo de su lenguaje. En estos casos se usa el apareamiento o señalamiento de figuras que se vinculan con los sonidos de la prueba. Las imágenes habituales usadas se describen a continuación, requiriendo ser adaptadas según el nivel social del sujeto a evaluar y sus posibilidades intelectuales.

/m/	Imagen de unas galletas o helados simulando la onomatopeya de mmmmm
/a/	Imagen de un avión simulando la onomatopeya de aaaaaaaaaaaa
/i/	Imagen de un ratón o el relincho de un caballo simulando la onomatopeya de iiiiii
/u/	Imagen de un búho una vaca o un fantasma simulando la onomatopeya de uuuuuu
/sh/	Imagen de sujeto pidiendo silencio con el dedo índice en su boca simulando la onomatopeya de shhhhhh
/s/	Imagen de una víbora simulando la onomatopeya de sssssssssssssss

En este caso se realiza un acompañamiento primero con lectura labial de cada sonido con cada tarjeta para que el sujeto comprenda cuál es la tarea que debe llevar a cabo.

El profesional se colocará la tarjeta al lado de su cara y hará el sonido que le corresponda posibilitando la lectura labial.

También modifica la distancia si solo registra con lectura labial y en cercanía de fuente sonora.

En la etapa diagnóstica se puede inferir:

Si existe reconocimiento de los sonidos propuestos en el test	El sujeto en estudio los identifica claramente
Si existe reconocimiento de algunos de los sonidos propuestos en el test	Verificar a qué frecuencia corresponden
Si existe reconocimiento de los sonidos propuestos en el test al abreviar la distancia de los sonidos y la posición del sujeto en la prueba	Puede existir problemas en la transmisión auditiva debido a patologías de oído medio
Si no existe reconocimiento de los sonidos propuestos en el test a pesar de variar la distancia y la señal acercarla al sujeto	Puede indicar pérdida auditiva

En la etapa donde el diagnóstico está definido y el sujeto está en rehabilitación o habilitación auditiva con un auxiliar (audífono o implante coclear) de ayuda para tareas de presentación únicamente acústico este test se aplica previo a cada sesión y permite conocer los siguientes aspectos: variaciones en el funcionamiento de amplificación o calibración, cambios en los niveles de audición entre audífonos o implante cuando están combinados con sistemas de FM. Esta opción incluso alerta en cuanto a las variaciones de rendimiento auditivo con diferentes micrófonos de FM.

Lo fundamental que la prueba otorga es la garantía que si el sujeto en la prueba logra detectar todos los sonidos, es potencialmente candidato a procesarlos dentro del rango espectral del habla. La secuencia de presentación de cada sonido varía y se toman en más de una vez cada sonido.

Este test es parte de cada sesión de habilitación o rehabilitación auditiva por la fácil implementación y gran información que provee. También en la etapa de selección de audífonos es muy útil.

Test logométrico

La propuesta es la repetición de palabras o frases de una lista balanceada. En casos que el sujeto en estudio no pueda repetir pero sí señalar o aparear se puede ofrecer ayudas visuales de las palabras que debe identificar.

Esta técnica se utiliza teniendo en cuenta que no está mediada por aparatología entre la voz del profesional y el oído del sujeto. Se puede ofrecer dificultad no permitiendo la lectura labial, aumentado la distancia desde donde se habla etc. Esta opción de evaluación propone distintos escenarios acústicos tales como:

- entrega de las palabras sin ruido a 50 cm del paciente,
- entrega de las palabras sin ruido a 100 cm del paciente,
- entrega de las palabras sin ruido a 150 cm del paciente,
- entrega de las palabras sin ruido a 200 cm del paciente,
- las mismas distancias ofrecidas con ruido de fondo
- la modificación de las palabras por frases balanceadas o monosílabas. (ver logoaudiometría)

Lista de oraciones de 5 palabras de vocabulario corriente

A
Juan tiene un saco azul
La casa tiene muchas flores
El zapatero arreglo los tacos
Ese chico es muy educado
El Papa está en Roma
El café es una bebida
Rosa me dio ocho pesos
Hoy es un día muy lindo
La gallina puso un huevo
Mi papá mató un puma

B
María tiene una polera verde
El chico tiene juguetes nuevos
Esta noche hay luna llena
El plomero arregla las canillas
María come un bife sabroso
Carlos chocó con su auto
Mi hermano es muy estudioso
El director viaja a Europa
El muchacho anda a caballo
El señor llegó de Venezuela

C
Marcela tiene un sombrero nuevo
Esos niños no son mellizos
Que rico está el chocolate
Manolo trabaja en el campo
No me gustan los anillos
La secretaria trajo libros
El sábado fuimos al cine
El pastor cuida las ovejas
El año próximo iré a Japón
En primavera hay muchas flores

G
El vestido es de lana
Los pescadores salen con barcas
El señor posee varios cuadros
Todo ciudadano tiene que votar
El chico faltó a clase
Estoy cansada de ver televisión
El cohete está por salir
La niña perdió la radio
Mi padre escucha la música
Mi primo Andrés está resfriado

H
Compre cinco litros de vino
En el dormitorio hay televisor
El perro es muy manso
Raquel tiene una pollera amarilla
En la panadería hay clientes
Papa fuma y toma café
Enrique toma agua muy fresca
Carlos canto todo el día
El cartero reparte las cartas
La ciudad está iluminada

I
Mamá toma caldo de verdura
No me gusta el chocolate
Adela trabaja en el teatro
Teresa toma té con masas
El fuego es muy peligroso
Las zapatillas viejas están rotas
La fábrica paga cada quincena
El médico no fuma cigarros
El mono come muchas bananas
Aquel niño anda en bicicleta

D
Hace mucho que no llueve
La casa está bien limpia
Ella tiene el cabello suelto
Mi amigo es muy tranquilo
La mano tiene cinco dedos
A Manuel le gusta pescar
Mi tapado tiene forro negro
El niño juega al ajedrez
Mamá tejió dos sacos blancos
Mi tío juega al fútbol

E
La abuela compró ocho calas
Chela pasea por el lago
En el baúl hay alhajas
El salmón abunda en Bariloche
María tiene un sombrero azul
Susana toma té de tilo
A pablo le gusta nadar
Estoy cansada de tanto trabajar
En la plaza hay flores
El cielo está muy estrellado

F
Cora tiene dos hermanos médicos
Yo me visto muy rápido
Ella tiene una pollera plisada
El afilador afila el cuchillos
Dora es profesora de inglés
El abuelo toma mucho caldo
Lucy fue a buscar hielo
Juana limpia un pullover azul
Las aves tienen dos alas
El atleta ganó la carrera

J
El médico atiende el lunes
En el invierno hace frío
El campeón recibe su premio
El taller mecánico estaba cerrado
Las vacaciones terminan en marzo
El perro ahuyento al ladrón
El estudiante aprobó las materias
El policía arrestó a un sospechoso
El corredor ganó la competencia
Martin volvió temprano a casa

K
El tren llegó tarde ayer
La camisa blanca está sucia
El abuelo salió a pasear
La niña come la carne
No me gustan las mentiras
El domingo fuimos al cine
La heladera vieja no funciona
Mi hermana toma el colectivo
Papa y mama tomaron café
El domingo iremos al parque

L
Mi padre juega siempre conmigo
Marta trabaja todos los días
En la escuela aprendo mucho
El ómnibus llega a horario
Pablo es el mejor alumno
La sopa está muy caliente
Aquel avión vuela muy alto
Ayer fuimos a una carrera
María se arregla para salir
Mariano corre cinco cuadras diarias

Este procedimiento es muy útil en el proceso de selección de audífonos por la información que provee del rendimiento del paciente hipoacúsico sin audífono y luego con su ayuda, integrando a diferentes entornos sonoros y variando la distancia.

Otra modificación de esta prueba la da la construcción de formatos de la comunicación. Utilizando tanto en el contenido y en el entorno acústico redundancia en la presentación de la información cuando se pretenda evaluar el rendimiento del sujeto en un formato cerrado o integrando imprevisibilidad y bajando la redundancia en un formato abierto. Esto otorga variaciones en la dependencia lingüística y acústica de la información exponiendo la capacidad de discriminar en ambientes cotidianos.

Capítulo 6

Análisis de la audición en relación a su estudio

Silvana Serra, Mónica L. Brizuela,
Lorena Baydas, Agustín R. Miranda

Es fundamental reconocer que el oído es el órgano sensorial preparado para procesar las frecuencias que involucran el sonido y el silencio. En ese marco es preciso comprender qué funciones cumple las distintas partes del sistema auditivo para comprender la modalidad de estudio y sus alcances.

Para ello es preciso recuperar las estaciones o partes que podemos distinguir, a continuación el siguiente esquema ayudará a interpretarlo.

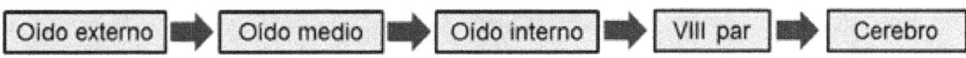

Figura 28: esquema del sistema auditivo.

Cuando se propone una estimulación acústica mediante auriculares supraurales o parlantes a intensidad liminar, es decir, a la menor intensidad que un sujeto puede detectar un sonido, se activan todas las estructuras del sistema auditivo. Es decir el input acústico ingresa directamente por el conducto auditivo externo, se dirige hacia el oído medio, luego el oído interno para la recepción. Por último, es permeable a ser procesado a nivel central.

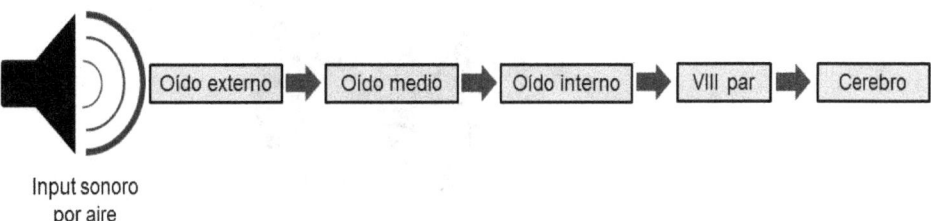

Input sonoro
por aire

Figura 29: Esquema del sistema auditivo y de las estructuras involucradas en la trasmisión del sonido (oído externo y medio) y en la recepción (oído interno).

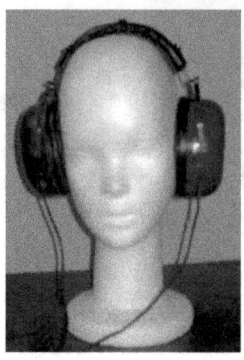

Figura 30: Modelo de colocación de la vincha con auriculares supraurales en coincidencia con el canal auditivo externo. La conducción del input por el aire involucra fisiológicamente la participación de oído externo y medio hasta llegar a la cóclea.

Ahora bien se coloca en la mastoides, detrás del pabellón auricular, de un sujeto una cinta con un vibrador que transmite por los huesos los sonidos de la estimulación que irá directamente a la zona del oído interno o zona coclear donde se hará la recepción del sonido.

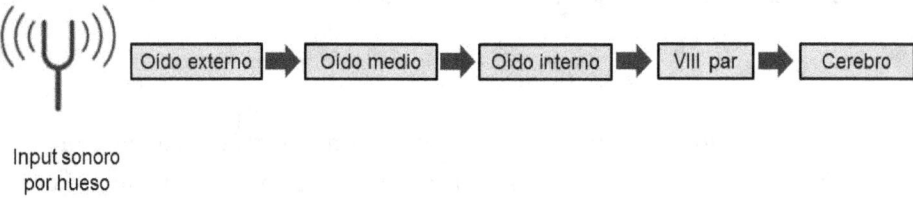

Figura 31: Esquema del sistema auditivo y la activación de la estimulación directa de la zona del oído interno al establecer el input por vía ósea.

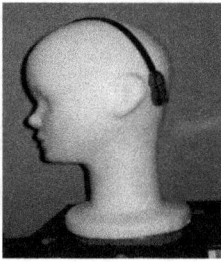

Figura 32: Modelo de colocación de la vincha con vibrador óseo en zona mastoidea para que mediante la conducción del input por los huesos se estimula directamente la cóclea, omitiendo la participación de oído externo y medio.

Es preciso, pues, comparar los datos de ambos modos de proponer el input acústico para realizar una interpretación fisiológica.

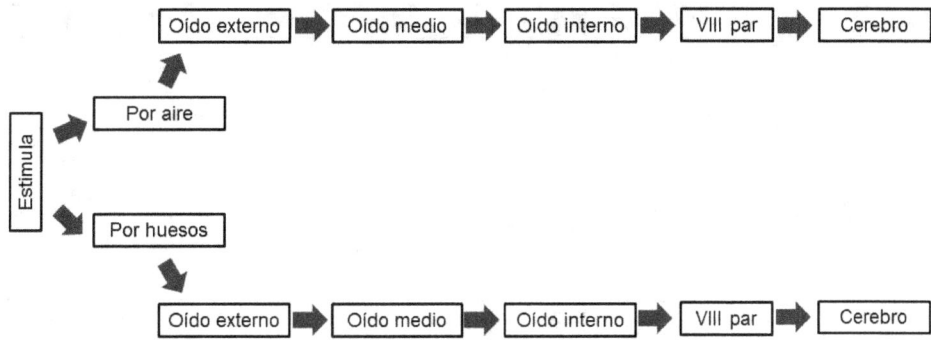

Figura 33: Esquema de estimulación donde ambas conducciones de los sonidos son procesadas por las mismas estructuras y con idéntica propuesta en intensidad y respuesta en frecuencia. Por tanto los resultados de ambas vías de conducción son similares.

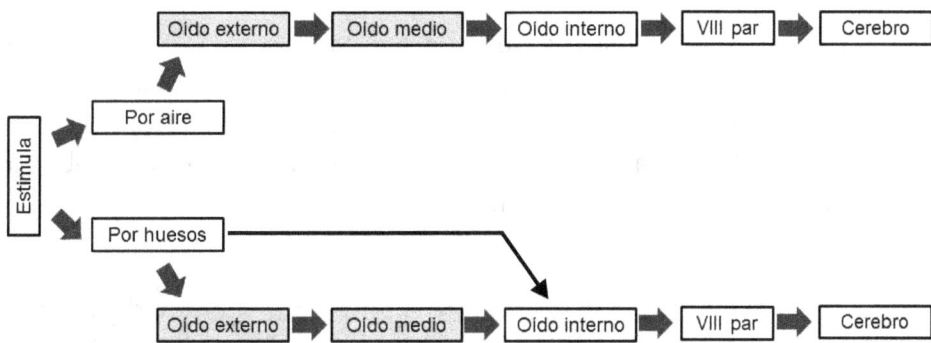

Figura 34: Ante un problema en la zona de transmisión o conducción del sonido (oído externo u oído medio) ofrecerá una modificación en la respuesta de ambas vías de estimulación. Habrá mayor energía sonora (más intensidad) para despertar la sensación sonora por la vía aérea que por vía ósea pues la última estimula directamente la zona del oído interno.

La energía sonora necesaria para despertar la sensación deberá superar el obstáculo que ofrece el trastorno en la conducción o transmisión del sonido provocando una hipoacusia de transmisión donde las respuestas de la vía ósea están conservadas a nivel liminar, o sea que con intensidad baja se despertará la sensación sonora en la cóclea, pero en la vía aérea requerirá más intensidad para que la cóclea reciba el input ofrecido por lo que habrá diferencias entre ambas vías. Sólo es posible una separación máxima de 60 dB HL en casos de atresia, agenesia o estenosis de conducto auditivo externo, el estribo fijo completamente en la ventana oval o cadena de huesecillos discontinuada. El resto de patologías otológicas como procesos inflamatorios o infecciosos como las otitis o la otoesclerosis en estadio inicial dan una diferencia entre los resultados por vía aérea y por vía ósea menor a 45 dB. Esa diferencia se denomina gap.

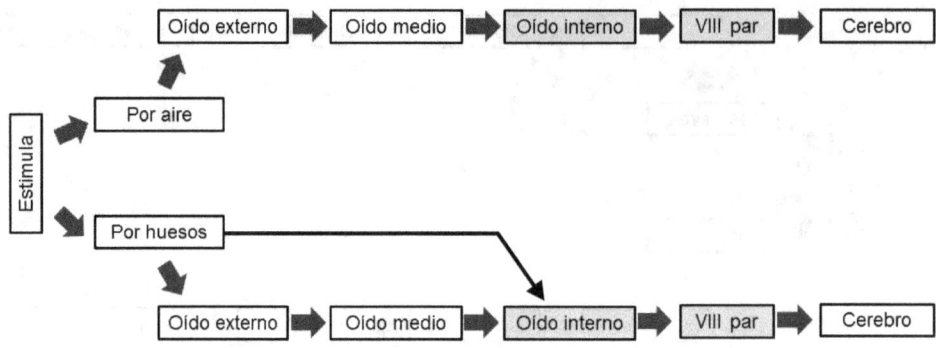

Figura 35: Ante un problema en la zona de recepción del sonido (oído interno o el VIII par) ofrecerá una modificación en la respuesta de ambas vías de estimulación. Habrá necesidad de mayor energía sonora (más intensidad) para despertar la sensación auditiva, pero de ambas vías.

La energía sonora necesaria para despertar la sensación auditiva evidenciará las mismas o similares intensidades para ambas vías. Esto resultará en casos de hipoacusia sensorioneural donde las respuestas de la vía ósea están cercanas o idénticas a las obtenidas en la vía aérea dando un descenso del umbral auditivo en la detección de sonidos liminares.

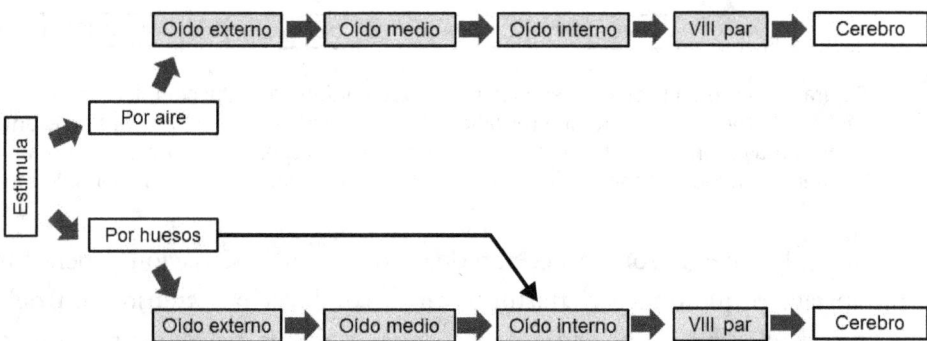

Figura 36: Ante un problema en la zona de trasmisión y de recepción del sonido (oído externo-medio y oído interno-VIII par) ofrecerá una modificación en la respuesta de ambas vías de estimulación. Habrá necesidad de mayor energía sonora (más intensidad) para despertar la sensación auditiva pero habrá por el componente de conducción una diferencia o distancia entre las intensidades que se obtengan como respuesta a la sensación auditiva liminar.

Al ser una combinación de las anteriores propuestas al combinar un problema de trasmisión y una de recepción del sonido obtendremos una hipoacusia mixta, donde la energía sonora para despertar la sensación auditiva requerida tendrá que ser de mayor intensidad en ambos casos pero habrá una diferencia en la respuesta entre las obtenidas por vía aérea y por vía ósea.

A manera de conclusión se establece la siguiente tabla:

Tipo de vía de oferta del input acústico	Mecanismo fisiológico de conducción o transmisión del sonido	Mecanismo fisiológico sensorio-neural de recepción sonido	Tipo de respuesta comparada	Resultado
Vía aérea y vía ósea	Sin afección en o. externo y/o medio	Sin afección en o. Interno y/o VIII par	VA = VO	Normoacusia
Vía aérea y vía ósea	Afección en o. externo y/o medio	Sin afección en o. Interno y/o VIII par	VA peor que VO. Diferencia entre ambas de <10 DB.HL.	Hipoacusia conductiva
Vía aérea y vía ósea	Sin afección en o. externo y/o medio	Afección en o. interno y/o VIII par	VA descendida y VO acompaña	Hipoacusia neurosensorial
Vía aérea y vía ósea	Afección en o. externo y/o medio	Afección en o. interno y/o VIII par	VA descendida y VO acompaña aunque con diferencia de <10 dB HL	Hipoacusia Mixta

Capítulo 7

La audiometría

Silvana Serra, Mónica L. Brizuela,
Lorena Baydas, Agustín R. Miranda

Los procedimientos que ayudan a medir la sensorialidad auditiva requieren de la tutela y vigilancia del profesional con pericia, es decir, no pueden realizar en forma dogmática sin la observación de la aparatología del paciente y del profesional incluso. Así se garantiza resultados confiables y veraces.

La finalidad del estudio audiométrico es conocer la detección de los disparadores propuestos en las distintas frecuencias a las mínimas intensidades audibles para el sujetos que se evalúa.

Goméz Gomez O., (2006) define el estudio audiométrico como el nivel de presión sonora mínima de una señal capaz de evocar una sensación auditiva.

Esta detección se realiza presentando los disparadores por vía área y por vía ósea. La detección de cada disparador por parte del sujeto conforma un umbral liminar o curva constituida por el trazado de ambas vías para cada oído evaluado. Lo importante de destacar es que los parámetros del sonido como disparador que se ofrecen se manipulan por parte del fonoaudiólogo en cuanto a las frecuencias y las intensidades. La duración es en segundos.

Existen algunas variaciones del estudio según su finalidad y recursos disponibles.

Audiometría convencional: se evalúa cada oído por separado, y en cada uno de ellos la vía aérea y ósea. Se puede intervenir con ensordecimiento (ver más adelante) es de gran valor clínico. Se realiza en cabina sonoamortiguada y se proponen los disparadores a través de auriculares supraurales o de inserción.

Los colores son ilustrativos y a manera esquemática, siempre recordando que para el trazado la ASHA aprueba que los registros de oído derecho se realicen con color rojo y los de oído izquierdo con azul. Pero también sugiere el trazado con negro en forma indistinta pues los símbolos son los que indican a que oído pertenece cada respuesta.

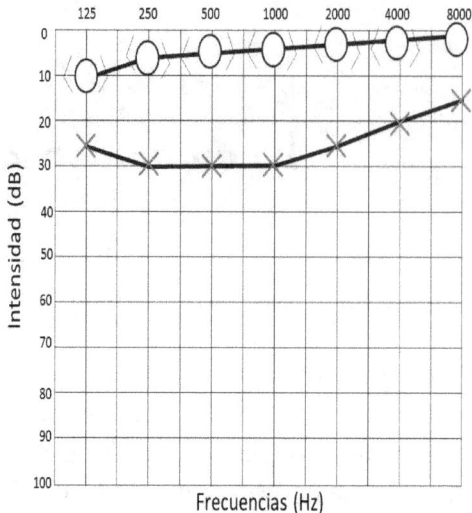

Figura 37: Estudio auditivo de un paciente que presenta en oído derecho respuestas audiométricas con umbrales dentro de límites normales. En oído izquierdo se observa un gap (diferencia entre la vía ósea y aérea) compatible con un proceso conductivo.

Audiometría a campo libre: se evalúan ambos oídos en una cabina sonoamortiguada y se proponen a través de parlantes ubicados a equidistancia de cada oído. Para la ubicación se requiere las normativas de los grados azimut. Es de gran valor clínico pues se puede evaluar al paciente con audífonos, con implante coclear e incluso a niños de difícil testeo.

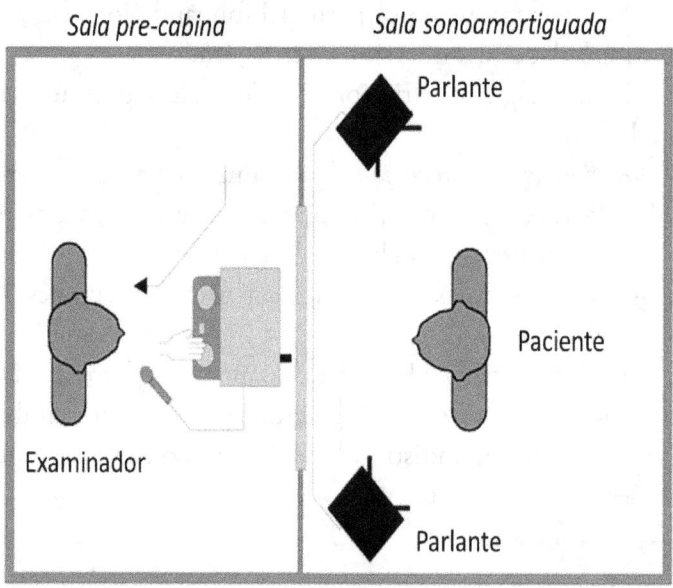

Figura 38: Elementos de una cabina de audiometría a campo libre.

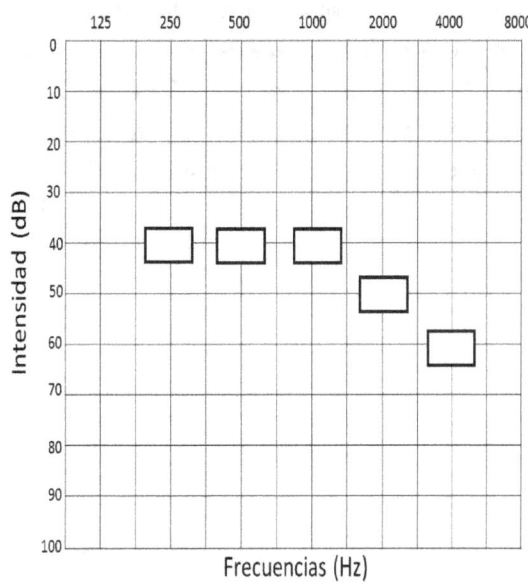

Figura 39: Estudio realizado en campo libre. Ejemplo de registro de un testeo a campo libre y las respuestas registradas. Compendio de otolaringología. Diamante. 1 Ed. 2010. 24.

Barrido tonal: se evalúa cada oído por separado pero solo las vías aéreas. No se buscan umbrales sino se fija una intensidad de cribado por ejemplo 15 dB y se testea la detección en todas las frecuencias. Sirve como tamizaje. Es útil en proceso de muestreo general pero no aporta información de la fisiología de la audición. Se realiza con auriculares supraurales o de inserción y en cabina sonoamortiguada.

El estudio debe realizarse en un recinto o cabina que en su interior posibilite insonoridad para garantizar el realce y la jerarquía de los disparadores que se usan en la audiometría. Existe acreditación y/o certificación de las normativas nacionales o internacionales que lo garantizan. También debe contar con ventilación o renovación del aire cuando el sujeto está dentro durante el testeo.

Dentro de los recursos necesarios se encuentra el audiómetro que es un aparato provisto de un oscilador de frecuencias que emite tonos puros que pueden seleccionar por un mecanismo de selección programado. También consta de un atenuador de las intensidades calibrados en decibel Hearing Level (dB HL). Lo ideal es que posea dos canales o un canal y medio, para aplicarse según disponga de ruidos enmascarantes en el oído a anular en el testeo de la audiometría y de la logoaudiometría. Se debe tener la posibilidad de estimular con material verbal que será útil para la logoaudiometría y mecanismos para la realización de pruebas supraliminares y complementarias.

Debe contar con auriculares y pastilla ósea o vibrador para estimular los oídos se pueden usar auriculares supraurales o cascos provistos de gomas que recubren el contorno y garantizan un sellado, adaptación y amortiguación eficiente a la cabeza del paciente. También existen auriculares de inserción que son los más modernos para la vía aérea y para la vía ósea se utiliza un vibrador que se coloca con una vincha aplicada encima del hueso mastoides situado detrás del oído. Los audiómetros suelen traer auriculares testigos o de control para el fonoaudiólogo, a fin de seguir los estímulos propuestos al paciente. Estos dispositivos entregan al profesional el tipo de estímulo que se le aplica al testeado con niveles de intensidad media y constante en todo el testeo.

Recursos necesarios:
Audiómetro
Vibrador óseo
Transductores: auriculares supraaurales (vincha) o de inserción
Micrófono de contacto para el sujeto en estudio o paciente
Micrófono de orden para el profesional
Cabina o ambiente silente
Plantilla de registro manual o digital de respuestas
Recursos especiales para testeo de niños o pacientes que lo requieran (ver procedimiento en niños)

Dentro de los disparadores cuentan con tonos puros propuestos en diferentes frecuencias e intensidades. Las frecuencias que se exploran son las siguientes: 125, 250, 500, 1.000, 2.000, 4.000 y 8.000 Hz., y a menudo también algunas de intermedias tales como las de 750, 1.500, 3.000 y 6.000 Hz. El otro parámetro que se manipula en el estudio es la regulación de las intensidades. Se da en saltos de 5 en 5 dB. Un aspecto fundamental es que el cero decibel no implica ausencia de sonido, el mismo es parte de una convención internacional. Los niveles límites de estimulación en cuanto a las intensidades los llamamos topes audiométricos y se ubican según la tecnología de equipo aproximadamente a los 75 dB para el 125 Hz., 80 u 85 dB para 250 y 500 Hz, 115 o 120 dB en las frecuencias 1000, 2000 y 4000 Hz., y 95 o 100 dB, para los 8000 Hz. Es importante reconocer los topes del audiómetro que usa el fonoaudiólogo pues los mismos pondrán los límites del testeo y no indicarán más que la ausencia de respuesta hasta esas intensidades límites. La presentación del estímulo puede ser continua, pulsada o modulada (tono warble). Esta última es útil en testeo de pacientes con dificultades intelectuales o que presentan acúfenos en el momento del procedimiento. (Serra SV et al 2013)

El procedimiento clásico de la audiología consiste en proponer tonos puros a distintas intensidades logrando que el paciente referencie o evidencie cuál es la intensidad mínima que le reporta una sensación sonora. Es decir estudia la detección de sonidos liminares por lo que genera una curva o umbral en cada tono estudiado.

Las condiciones de colaboración del sujeto al que se estudia son indispensable por eso en muchos casos se plantea que se debe tener en cuenta la edad, la capacidad intelectual y de concentración para colaborar en el examen. Estas condiciones que describimos en el paciente son para presentar el espíritu del procedimiento pero, es preciso observar cómo se lleva a cabo la audiometría o el estudio de la audición en el caso de niños menores o ante dificultades cognitivas y atencionales obteniendo obviamente resultados igualmente confiables (ver más adelante).

Es importante considerar que en este estudio se proponen disparadores para obtener respuestas de cada oído. Pero las respuestas de los sujetos en estudio no son auditivas sino son movimientos corporales o respuestas motoras (cuando el paciente escucha, levanta la mano) o respuestas verbales (dice que está escuchando). Estas últimas no son pertinentes y es preciso que el fonoaudiólogo intervenga estratégicamente para lograr sólo respuestas motoras, inhibiendo las verbales.

Para la audiometría, como estudio de valoración es pertinente ya contar con información de la entrevista o la anamnesis, datos de la otoscopía, de la acumetría y otros exámenes complementarios. De esta manera la búsqueda será relacionada a los antecedentes clínicos.

La duración del testeo varía en cada paciente, no debe exceder los 30 minutos pues decrece el tiempo de atención necesaria, en cuyo caso es mejor citar nuevamente al paciente para continuar el estudio si el tiempo no alcanzó a completar el procedimiento y los resultados esperados.

El fonoaudiólogo debe lograr autonomía y certeza en las respuestas del paciente con la menor cantidad de intervenciones, para ello es vital el tiempo de condicionamiento como anticipador de las modalidades de respuesta del mismo.

La meta será obtener respuestas del paciente sistemáticas, regulares y constantes ante la más mínima intensidad propuesta para cada frecuencia evaluada en cada oído. También en ambas vías aérea y ósea. Se debe considerar que el sujeto en evaluación no llegue a predecir la presentación de los tonos, por lo que la estrategia del profesional es volver aleatoria e imprevisible la presentación de los disparadores.

Debe haber certezas que las respuestas son auténticamente del oído evaluado, sino se debe intervenir el procedimiento con técnicas de ensordecimiento para descalificar el oído que escucha mejor en el testeo del oído peor.

Procedimiento:

El Algoritmo de la Audiometría (sucesión de pasos que permiten arribar a un resultado) es el siguiente:

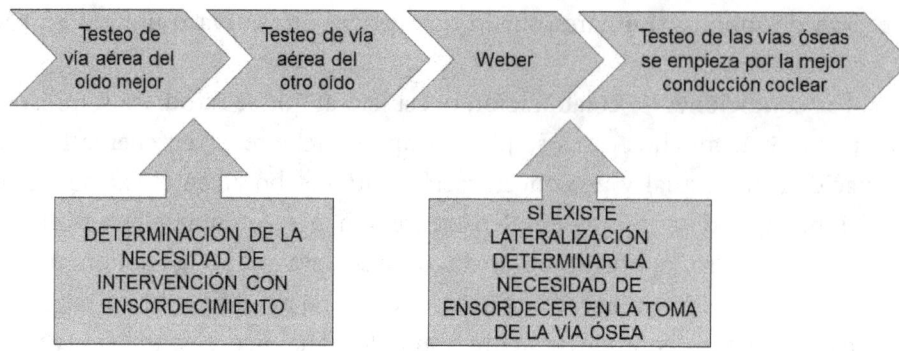

Figura 40: Algoritmo audiométrico.

A continuación describimos en forma detallada el procedimiento de la audiometría.

1. El estudio se inicia al ubicar al paciente tiene dentro de la cabina sonoamortiguada. Explicarle la prueba y cuál es la participación que se espera de él. El paciente puede requerir que se le especifique que el procedimiento no contiene riesgos. Se le dará la consigna verbal explícita y se le colocan los auriculares o cascos por donde se comenzará el testeo de la vía aérea. El auricular rojo en oído derecho y el auricular azul en el oído izquierdo. La colocación del auricular es importante debe coincidir su centro interior con el orificio del conducto auditivo externo.
En caso de enviar disparadores con parlantes los mismos deberán estar equidistantes a cada lado de la cabeza del paciente según los grados azimut correspondientes.

2. Se iniciará la propuesta de estimulación con el oído que mejor audición refiere, este dato es extraído de la anamnesis. En caso de ser indiferente por lo general se inicia con oído derecho. Existe un tiempo de reconocimiento de los sonidos del estudio que se proponen al paciente y de las respuestas que se refuerzan como aceptables e inhibiendo las desestimadas. Este tiempo se denomina condicionamiento o adiestramiento y es la naturalización del paciente con el estudio. Sirve para involucrar y comprometer al paciente en la provisión de sus respuestas para la realización exitosa del estudio.

3. Inicio: el fonoaudiólogo le presentará los sonidos del test. Por lo general, y ante un paciente con presunción de normoacusia (audición normal) se proponen a 40 dB en cada frecuencia a testear. Se inicia en la frecuencia 1000 Hz y luego se pasan a las frecuencias 2000, 4000 y 8000 Hz. Posteriormente a las frecuencias graves 500, 250 y 125 Hz.

También se pautará y aprobará la modalidad de respuesta del paciente durante el testeo. Puede ser si levantará la mano al escuchar o presiona un pulsador, según el caso. Se culmina la etapa de condicionamiento cuando el profesional tiene certezas de que el paciente comprendió el procedimiento y da crédito a las respuestas que obtiene.

4. Ya en el estudio en sí, comenzando con el testeo y el registro de las respuestas del paciente en el oído mejor, se empezará con disparadores por la vía área de cada frecuencia, que luego de haber sido reconocida una primera vez a 40 dB, se puede empezar a disminuir la intensidad para lograr reconocer cuál es la intensidad en la que el paciente comienza a oír el sonido que se le propone.

Existen dos técnicas para llevar a cabo el testeo, a saber:

Técnica del umbral ascendente del silencio al sonido: se propone ofrecer al paciente cada frecuencia a examinar desde la mínima intensidad posible en general parte del cero decibel, y va subiendo de 5 en 5 dB hasta que el paciente responde afirmativamente que lo escucha. De allí se desciende 10 o 15 dB y se vuelva a ascender para confirmar que la respuesta se mantiene a una intensidad, esta modalidad se la denomina técnica de umbral ascendente o de silencio a sonido.

Técnica de umbral descendente o de sonido a silencio: es decir, en vez de partir del cero decibel, el fonoaudiólogo propone una intensidad media, que está de acuerdo con lo actuado por el paciente en el tiempo del condicionamiento y de las conductas en la anamnesis. En general en un paciente que se presume una audición normal o hipoacusia leve se puede ofrecer las frecuencias a evaluar a 40 dB y se espera que el paciente responda afirmativamente que escucha. Luego ir descendiendo hasta que el paciente deja de responder, para luego volver a testear hasta que se puede estabilizar la respuesta y registrarla.

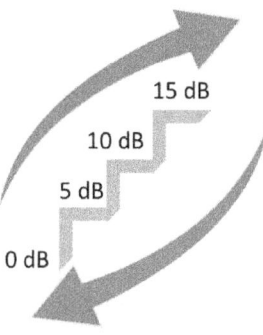

Figura 41: Técnicas de umbral ascendente y descendente.

Aquí se ejemplifica en bajas intensidades pero puede proponerse a pacientes que requieran mayores intensidades por la pérdida auditiva que presenten.

Se sugiere completar la gráfica de toda la vía aérea del primer oído para luego pasar al segundo.

Importante considerar en el uso de ambas técnicas que puede existir una diferencia de 5 dB la una de la otra en el que logró del umbral liminar. Pues al estimular con umbral descendente arrastrar el umbral tonal del paciente por efecto de una inercia en la percepción que se mantiene al estimularlo con esta técnica. Es por ello que la combinación de las técnicas favorece en el re- testeo la obtención de la respuesta hecho-dato-resultado.

1. Luego de haber testeado y registrado respuestas en ambas vías aéreas, clínicamente, el profesional debe analizar la simetría o asimetría en el trazado de ambos oídos. Si se obtiene dos vías aéreas simétricas no sólo en la morfología sino también en la ubicación en el audiograma, en cuanto a las intensidades logradas en cada frecuencia de cada vía.

Los colores son ilustrativos y a manera esquemática, siempre recordando que para el trazado la ASHA aprueba que los registros de oído derecho se realicen con color rojo y los de oído izquierdo con azul. Pero también sugiere el trazado con negro en forma indistinta pues los símbolos son los que indican a que oído pertenece cada respuesta.

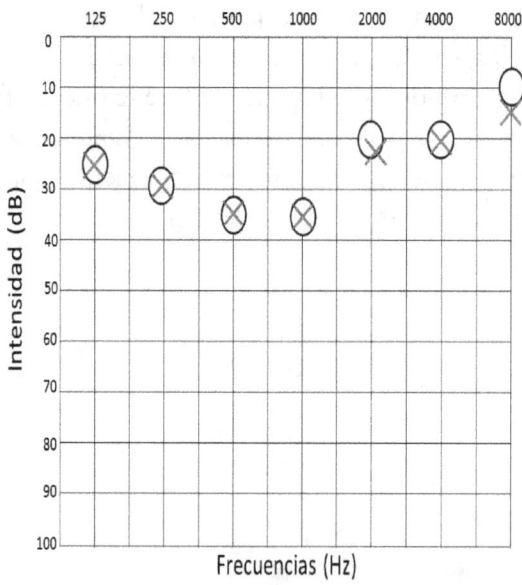

Figura 42: Resultados parciales de las respuestas audiométricas de las vías aéreas de ambos oídos de características simétricas.

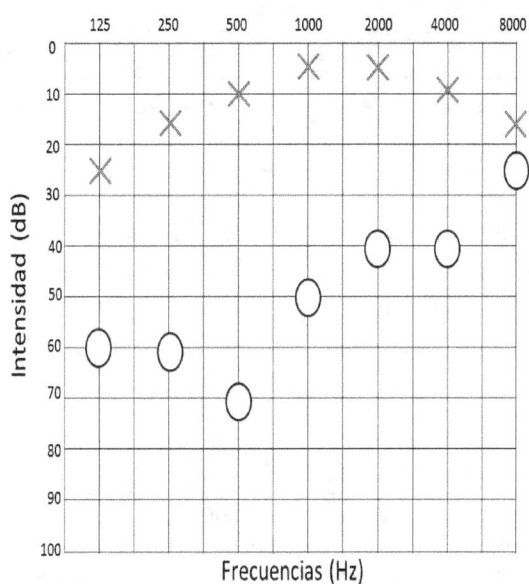

Figura 43: Resultados parciales de las respuestas audiométricas de ambas vías aéreas de un sujeto/paciente de características asimétricas.

Importante: Si en una o más frecuencias de cada vía aérea existe una diferencia que supera los 40 dB se debe intervenir con maniobras de ensordecimiento, pues el oído mejor es decir el que obtuvo las intensidades mínimas a una distancia de 40 dB o más para una frecuencia dada en relación al otro oído para la misma frecuencia. Es preciso entonces descalificar del testeo al oído que puede estar colaborando al investigar el oído contralateral. (Ver ensordecimiento)

1. Luego de tener la certeza de que las respuestas no son trazos fantasmas o curvas sombras, y que pertenecen a cada oído en particular, se prosigue con el testeo de las vías óseas.
2. Para ello se comienza con la vía de mejor conducción ósea eso se logra interviniendo con un test de Weber audiométrico. (Ver Weber audio métrico)

El registro del Weber permite orientar el testeo en los siguientes pasos de la audiometría, se registra con la simbología de flechas bajo cada frecuencia evaluada bajo uno de los audiograma o con al siguiente parrilla.

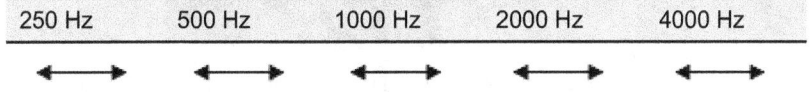

El ejemplo corresponde a un Weber indiferente es decir ambas cócleas cuentan con similar recepción. Por tanto se puede empezar con cualquiera de las dos las vías óseas.

Otra caso sería el siguiente:

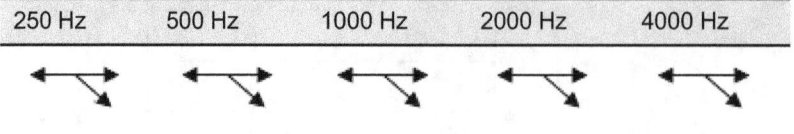

Sería el caso de que las primeras frecuencias si bien son indiferentes el paciente refiere que las escucha más fuerte en oído izquierdo lo que determina que se inicie el testeo de las vías óseas por ese oído.

Ahora bien, el siguiente caso representa que sólo una cóclea está recibiendo la estimulación ofrecida con el vibrador óseo y ésta mejor conducción indica que se debe empezar por ese oído el testeo de las vías óseas.

Es un weber lateralizado al oído izquierdo.

250 Hz	500 Hz	1000 Hz	2000 Hz	4000 Hz
→	→	→	→	→

La lateralización o la mejor conducción coclear en oído izquierdo puede deberse por ejemplo a
- Un proceso conductivo en ese oído
- Un proceso neurosensorial del oído derecho

Cualquier argumento que sustente esa lateralización evidencia que hay asimetrías en la conducción ósea por lo que debe estudiarse entendiéndose.

1. En el testeo de las vías óseas se debe colocar el vibrador en la apófisis mastoides cuidando que no tome contacto con el pabellón auricular.

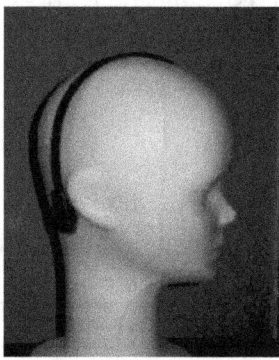

Figura 44: Colocación del vibrador o pastilla ósea detrás del pabellón auricular, sobre la mastoides.

Fisiológicamente hay que considerar algunos aspectos importantes por la modalidad de propuesta de los disparadores en el caso de las vías óseas. Si el audiómetro se encuentra bien calibrado no existe explicación ni fundamento para que la vía ósea sea registrada por debajo de la vía aérea en un oído.

En la prueba tonal por vía aérea el sonido sale por el auricular y atraviesa primero el oído externo, medio y después el interno. Cuando el testeo se realiza por la vía ósea, el vibrador colocado encima del hueso mastoides (detrás del pabellón auricular) transmite el sonido por vibración de este hueso estimulando directamente la cóclea. Es decir el vibrador omite el componente de transmisión del oído medio y sólo explora el interno. Las respuestas de estas dos modalidades aportarán el comportamiento de cada porción del oído en el proceso de transmitir y percibir el sonido estímulo. También aportará la posibilidad de comparar ambos resultados.

1. El estudio finaliza cuando el profesional tiene la certeza de que logró obtener el registro de las respuestas para cada oído y cada vía del paciente. El profesional analiza si el estudio guarda coherencia clínica interna, de no ser así debe repetir el procedimiento.

Registros audiométricos

La American Speech-Language-Hearing Association, ASHA en 1990 publica *Guidelines for audiometric symbols*, desde donde promueve simbología y gráfica como así también consideraciones sobre especialmente uno de los procedimientos más clásicos de la audiología como lo es la audiometría.

El audiograma es una gráfica que se expresa en una cuadrícula constituida por un eje que se aplica a las frecuencias utilizadas en el estudio, y expresadas en Hertz (Hz.), representados en las abscisas y en decibelios (dB.HL), representado en el eje de la ordenada. El eje de la abscisa representa las frecuencias de 125 Hz. a 8000 Hz. y en el eje de la ordenada se gradúa los niveles de -10 dB a 120 dB HL.

Se grafican las vías de estimulación aunque es pertinente mencionar que hoy se cuentan con diferentes modalidades de propuesta de los disparadores especialmente cuando se estudia las respuestas y se propone el sonido por vía aérea, a saber se puede enviar tonos puros (disparadores de la audiometría clásica) usando auriculares supra aurales es decir, que cubran el pabellón auricular y centrados en coincidencia con el conducto auditivo externo, también está la posibilidad de usar auriculares de inserción, otra modalidad para obtener los umbrales en la audiometría es la mencionada como *campo libre o abierto* donde se hace uso de parlantes específicamente ubicados dentro de la cabina o ambiente sonoamortiguado o silente.

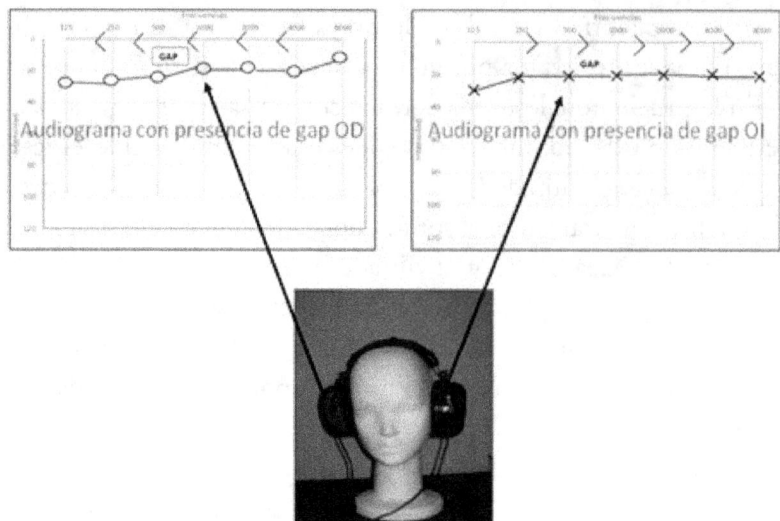

Figura 45: Esquema de la interpretación de los registros y el uso de auriculares supraurales para el testeo de la vía aérea.

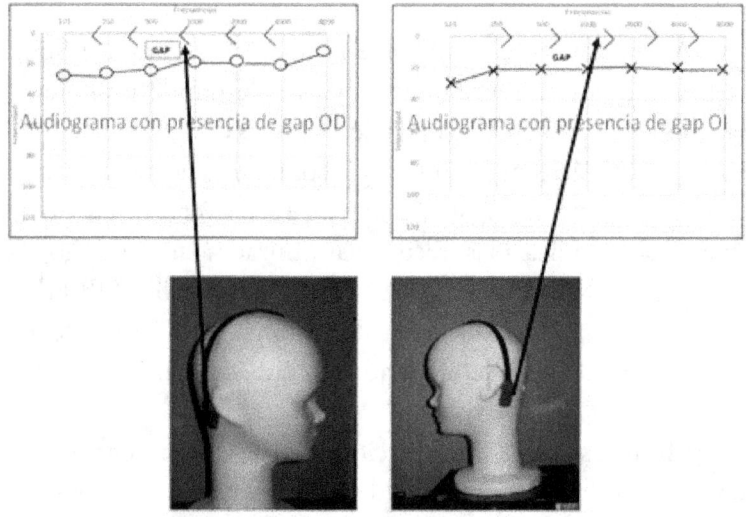

Figura 46: Esquema de la interpretación de los registros y el uso de vibrador o pastilla ósea para el testeo de la vía ósea.

Algunos profesionales usan dos audiogramas para registrar las respuestas de cada oído por separado, mientras que otros reportan en el mismo gráfico o audiograma ambos oídos.

A continuación se propone el audiograma que la ASHA en su publicación recomienda. Rediseñar la plantilla que continua

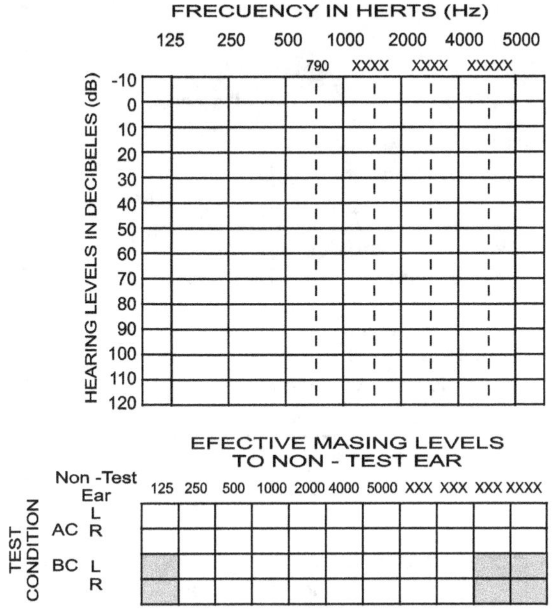

Figura 47: Audiograma propuesto por la La American Speech-Language-Hearing Association, ASHA en 1990 a través de la publicación Guidelines for audiometric.

El gráfico permite el registro de los resultados finales del estudio audiométrico, si ha sido intervenido con estrategias de ensordecimiento y también puede incluir el registro de otras pruebas como los son el test de Watson y Tolan, la acufenometría, entre otras. El audiograma es una gráfica que registra la pérdida auditiva a mayor descenso de la curva obtenida mayor pérdida auditiva presenta el paciente o sujeto de estudio.

Para las distintas propuestas que son partes del procedimiento convencional de estudio audiométrico como de sus variaciones ya sea en el equipamiento utilizado como en las intervenciones propias del procedimiento se hace necesario entonces además de contar con la gráfica universal, el uso de simbología que sea parte de un código común de comunicación de la comunidad científica y clínica.

Pero existen más símbolos estipulados para otros procedimientos, por ejemplo cuando se registran respuestas de ambos oídos tanto por estimulación aérea y ósea. La propuesta completa se muestra a continuación:

	OÍDO		
MODALIDAD	Izquierdo	No específica	Derecho
Conducción aérea-Auriculares No enmascarada Enmascarada	X □		O △
Conducción ósea-Mastoides No enmascarada Enmascarada	>]	⊓	< [
Conducción ósea-Frente No enmascarada Enmascarada	Γ	V	⌐
Conducción aérea-Campo sonoro		S	

Figura 48: Símbolos de uso para Audiología propuesto por la American Speech-Language-Hearing Association, ASHA en 1990.

Las especificaciones propuestas por la comunidad audiológica contemplan también la posibilidad que un sujeto en un estudio no reaccione o no de respuesta a ningún disparador o estimulación sonora, a pesar de que en el procedimiento se usan los topes audiométricos o las máximas intensidades permitidas desde el aparato o audiómetro, para ello, es preciso completar el estudio consignando la obtención por parte del profesional de ninguna respuesta. En este caso, la simbología se acompaña con una flecha unida a cada símbolo correspondiente hacia abajo en el límite de estimulación determinado por la aparatología usada en estudio.

Pero como en caso anterior los existen más símbolos y aquí la publicación original de ellos.

MODALIDAD	SIN RESPUESTA OÍDO		
	Izquierdo	No específica	Derecho
Conducción aérea-Auriculares No enmascarada Enmascarada	X □		O △
Conducción ósea-Mastoides No enmascarada Enmascarada	≥ ⌐	⊤	⪦ ⌐
Conducción ósea-Frente No enmascarada Enmascarada	[	V	]
Conducción aérea-Campo sonoro	⚡	S	∅
Umbral del reflejo acústico Contralateral Ipsilateral	⌐ h		⌐ ⌐

Figura 49: Símbolos de uso para Audiología propuesto para cuando el sujeto a pesar de llegar a usar los límites de la aparatología no da respuesta de recepción de los disparadores propuestos- Datos extraídos de la publicación Guidelines for audiometric de la ASHA.

Los resultados posibles son:

Los colores son ilustrativos y a manera esquemática, siempre recordando que para el trazado la ASHA aprueba que los registros de oído derecho se realicen con color rojo y los de oído izquierdo con azul. Pero también sugiere el trazado con negro en forma indistinta pues los símbolos son los que indican a que oído pertenece cada respuesta.

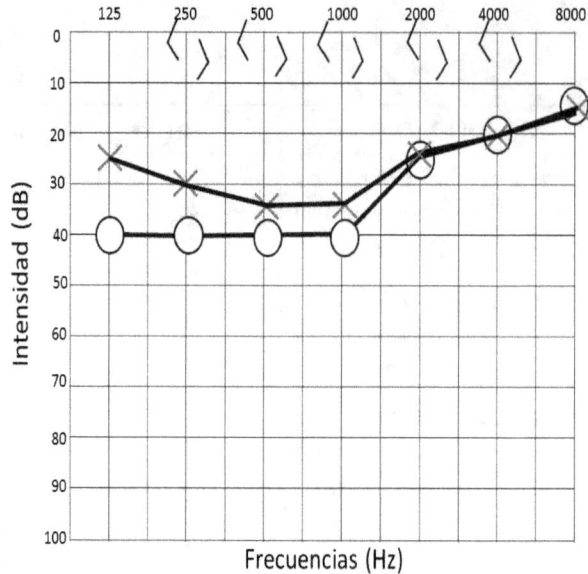

Figura 50: Resultados audiométricos compatibles con hipoacusia conductiva bilateral.

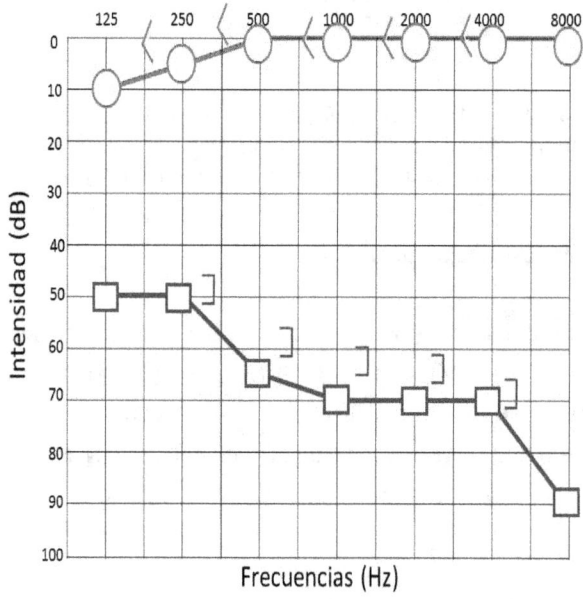

Figura 51: Hipoacusia Neurosensorial en oído izquierdo indicando que los resultados se obtuvieron con ensordecimiento. Respuestas compatibles con normoacusia en oído derecho.

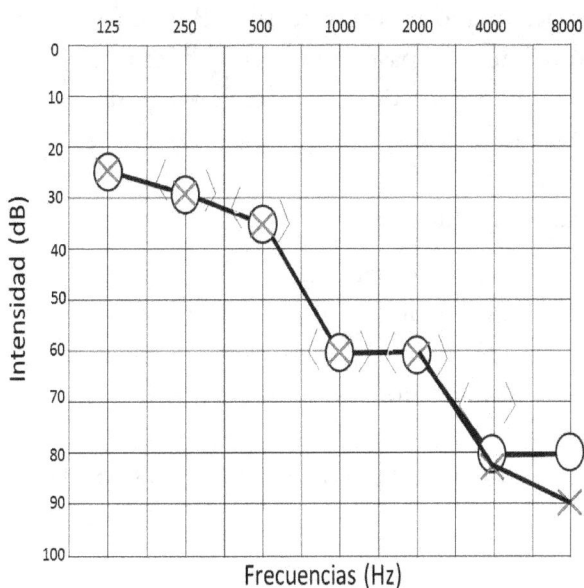

Figura 52: Resultados audiométricos compatibles con hipoacusia neurosensorial bilateral.

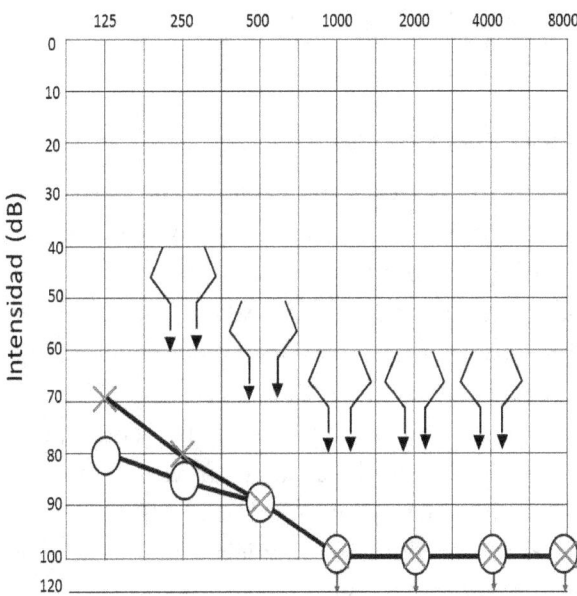

Figura 53: Audiograma corner, llamado así por la conservación de las frecuencias graves y la extinción de las respuestas incluso en la máximas intensidades o topes audiométricos.

Este tipo de trazado donde se llega a los topes audiométricos sin obtener respuesta reviste una situación particular. Las vías óseas de la frecuencia 250 Hz suelen ser confundidas por el paciente como sensación auditiva y solo son sensaciones propioceptivas o táctiles. Por tanto se debe confirmar su registro con la colocación de la pastilla ósea en el hueso del radio para confirmar si son sensaciones auditivas o de otra índole en caso de encontrar sólo esta respuesta en los topes audiométricos.

Ensordecimiento

Es una maniobra útil para el estudio de cada oído en la audiometría. Requiere pericia e idoneidad. Determina la confiabilidad y veracidad del resultado. Requiere que se modifiquen las simbologías de las respuestas del paciente luego de haberse aplicado.

Procedimiento al que referencia	Simbología oído derecho	Simbología oído izquierdo
Vía aérea con enmascaramiento	△	□
Vía ósea con enmascaramiento	[	]

Atenuación interaural

Ante la asimetría de la detección de sonidos es decir, cuando un oído mantiene mucha más audición que el otro, y se está testeando el de peor recepción, el mejor oído puede intervenir en el testeo. Esto puede llevar a atribuir al oído peor sensaciones auditivas que en realidad han sido captadas por el mejor, a causa de haberse transmitido el sonido a través de los huesos del cráneo. Como el estudio se realiza y se desconoce el umbral de detección, la asimetría es interpretada por el profesional evaluador, teniendo en cuenta que:
- Se le consulta al sujeto antes de empezar el estudio si hay un oído que escuche mejor que el otro.
- La audiometría se inicia proponiendo los disparadores por vía aérea en el oído mejor.
- Al empezar el oído peor y encontrar una diferencia entre las respuestas por frecuencia de por lo menos 40 dB.HL, se puede anticipar que el oído no testeado este dando las respuestas por el oído que se está testeando. La curva resultante en las frecuencias donde esa diferencia se registró puede ser lo que se denomina curva sombra o fantasma, por ser la detección del oído no testeado por la amortiguación auditiva por trasmisión transcraneana del sonido.

- Esto determina la intervención de estrategias de ensordecimiento para descalificar el oído no testeado en ese momento y obtener el umbral real del oído que se está evaluando.
- En el caso de las vías óseas esta diferencia es mínima y puede traslocarse el sonido de un oído a otro sin dificultad.

Entonces, ante el objetivo de estudiar cada oído por separado puede existir que un umbral auditivo de un oído este mejor que el del otro. Por lo que hay que considerar ante el aumento de la intensidad de un sonido el mismo sea percibido por el oído contralateral.

Eventualmente esto ocurre al examinar el oído peor dando lugar a *respuestas fantasmas* o a una falsa sensación auditiva, este fenómeno se llama "sobreaudición o traslocación del sonido".

Un ejemplo claro y de fácil comprensión es cuando el paciente presenta una sordera unilateral, luego de testear el oído sano, al comenzar a estudiar el oído sordo el primero participará del testeo al aumentar la intensidad a través de la transmisión ósea del sonido estimulando la cóclea del oído sano. En todos los casos de translocación la vía que llega al oído contralateral lo hace a través de los huesos del cráneo. Para controlar este efecto de sobreaudición se debe intervenir la audiometría con estrategias de ensordecimiento.

Existen discrepancias acerca cuál es la energía necesaria, igual o mayor a la estimulación por vía aérea para que le lleva al oído contralateral responder por el oído testeado.

Lehnhardt (1992) menciona que son necesarios 50 dB o más para que haya translocación al oído opuesto. Bonavida Stupiña et al. (2005) ubica la atenuación interaural con auriculares supraurales a 40 dB. Por su parte, Faletti y Geuze (2007) proponen estudiar el oído peor sin la ayuda de la translocación del sonido a partir de 25 dB de diferencia igual o mayor entre las vías aéreas.

Estas respuestas inconsistentes e irreales en el testeo, provienen de la intervención del oído mejor pero ¿con qué se enmascara o ensordece?

Existen para tal fin, distintos ruidos que se encuentran en audiómetros actuales. Un ejemplo es el ruido blanco (White Noise -NW) que es un ruido con una constante densidad espectral, representa la misma energía por ciclo en todas las frecuencias del espectro. Otro ruido utilizado para enmascarar es el ruido blanco de banda estrecha (Narrow Band Noise -NBN), es una banda de ruido blanco que varía según la frecuencia que se pretende enmascarar. Al enmascarar un tono puro con una banda de ruido centrada en dicho tono se produce un efecto enmascarante dentro de la banda restringida.

Ahora bien, ¿se puede enmascarar solamente aplicando el ruido en el oído contralateral al que se está testeando? No, existen modalidades dinámicas de aplicación del ensordecimiento es decir que requieren variaciones de intensidad en el ensordecimiento juntamente con las que se producen con el sonido test. Por otra parte, cada frecuencia ensordecida debe cumplir dos criterios importantes: que las intensidades mínimas y máximas en el nivel de enmascaramiento sean pertinentes y eficaces.

El *criterio de eficacia,* es el nivel de enmascaramiento efectivo para que el ruido que se use para enmascarar cumpla su función y no dé lugar a la percepción contralateral al oído testeo.

La intensidad debe ser igual al nivel de audición del estímulo lateralizado más 10 dB de seguridad.

El otro criterio a tener en cuenta es el de *no repercusión,* implica que el ensordecimiento utilizado no debe impactar en el oído que se está testeando, por tanto no debe superar en su magnitud una atenuación interaural de 40 dB. Es decir, el nivel de ensordecimiento puede traslocarse también y comprometer el testeo de un oído. Al respecto en cada caso se debe tener en cuenta los límites mínimos y máximos en la administración del ensordecedor.

Procedimiento:

1. Colocar los auriculares para iniciar la audiometría. Dar la consigna e instrucciones al paciente.
2. Comenzar la audiometría tonal por vía aérea por el oído mejor. Realizar el registro.
3. Realizar el registro de la vía aérea del oído peor.
4. Realizar un test de Weber audiométrico, retirando los auriculares y colocado el vibrador óseo en el vertex de la cabeza del paciente a fin de verificar que ambas vías reciben en forma indiferente la estimulación auditiva en las frecuencias 250, 500, 1000, 2000, 4000 Hz.
5. Necesidad de intervenir con ensordecimiento: Si existe una lateralización hacia uno de los dos oídos en alguna de las frecuencias y si la diferencia entre la vía aérea de un oído y la vía ósea del opuesto se *presume o interpreta* que es igual o mayor a 40 dB (tomando la propuesta de Bonavida y Estupiña et al, 2005) se debe repetir la vía aérea del oído peor *enmascarando* la o las frecuencias del oído mejor. Se considera que las respuestas obtenidas en el oído peor constituyen una curva *sombra o fantasma.*
6. Tomar la vía aérea del oído peor colocando ensordecimiento en la vía aérea del oído mejor. El nivel adecuado de ensordecimiento será el umbral tonal sombra más 10 dB en forma continua y simultánea en el oído no evaluado.
7. Proceder al testeo hasta que el paciente refiera que oye el tono (se sugiere pulsado) a partir de ahí sumar 5 dB de ensordecimiento y verificar si

el umbral tonal se mantiene.
8. En caso que el tono test desaparezca ofrecer incrementos del mismo en paso de 5 dB. hasta que el paciente lo escuche.
9. Cuando el paciente refiere que lo escucha, aumentar 5 dB de ensordecimiento y verificar que siga escuchando el tono de no ser así, repetir el paso anterior.
10. El proceso continúa hasta que el paciente con 3 incrementos de enmascaramiento sigue escuchando el umbral del tono llegando al *plateau* o umbral real.

Cuando se evalúa la vía ósea se debe tener en cuenta que la translocación puede ocurrir sin darse prácticamente diferencia entre las mismas y el procedimiento es el siguiente.
1. Iniciar el testeo con el vibrador de la mastoides en el resultado del oído con mejor vía aérea o con lateralización en el test de Weber
2. Considerar que si la vía ósea coincide o se distancia no más de 10 dB. con una de la vía aérea del mismo oído los resultados son reales.
3. Necesidad de intervenir con ensordecimiento. Si existe una diferencia mayor a 10 dB. entre la vía aérea y la vía ósea se debe repetir el testeo de esta última aplicando *ensordecimiento contralateral*. Para ello se coloca el auricular en el oído a enmascarar en la frecuencia a testear.

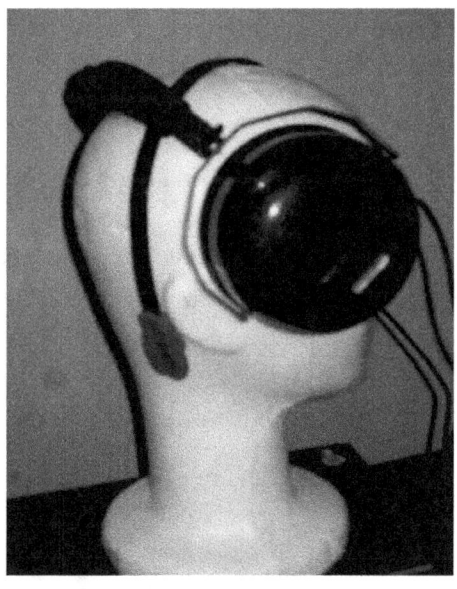

Figura 54: Modo de colocación de los auriculares para tomar la vía ósea del oído derecho con ensordecimiento contralateral en el izquierdo. Nótese que el auricular en el oído derecho no se encuentra ocluyendo el CAE.

Fenómeno de oclusión

Existe un incremento en la sensibilidad por vía ósea cuando se ocluye el conducto auditivo externo por ejemplo por auriculares, en el caso de la audición normal o neurosensorial. No significa que haya en realidad intrínsecamente un aumento de la sensibilidad. Pero al ocluir el conducto auditivo externo con un auricular, lleva a una reducción de la pérdida de propagación de la onda sonora a través del oído externo y medio. Esto aumenta la energía que incide en el oído interno. Es como crear una hipoacusia conductiva que mejora la recepción en el oído interno.

En las hipoacusias conductivas este fenómeno no se manifiesta por las características de la patología a pesar de ocluir el conducto auditivo externo con un auricular.

Cuando se interviene contralateralmente con ensordecimiento por vía aérea en un testeo por vía ósea del oído opuesto. Se debe tener en cuenta este fenómeno de aumento de la sensibilidad por vía ósea por lo cual se deberá sumar al ensordecimiento 15 dB para la 250 Hz., 15 dB para los 500 Hz. y 10 dB para los 1000 Hz.

Teniendo en cuenta lo antedicho se debe fijar la intensidad eficaz para el ruido enmascarante. Para ello se considerará que el mismo será la suma del umbral de la vía aérea para la frecuencia que se investiga del oído a ensordecer más 10 dB y se le incluirán los incrementos en decibeles propios del efecto de oclusión si fuera necesario. El efecto de oclusión se desestima en las hipoacusia de transmisión.

4. Proceder igual que en el caso de la vía aérea incrementando el nivel de ensordecimiento ante la aparición del umbral tonal en el oído investigado hasta el nivel de *plateau*.
5. Registrar en el audiograma con la simbología propia del testeo.

Los colores son ilustrativos y a manera esquemática, siempre recordando que para el trazado la ASHA aprueba que los registros de oído derecho se realicen con color rojo y los de oído izquierdo con azul. Pero también sugiere el trazado con negro en forma indistinta pues los símbolos son los que indican a que oído pertenece cada respuesta.

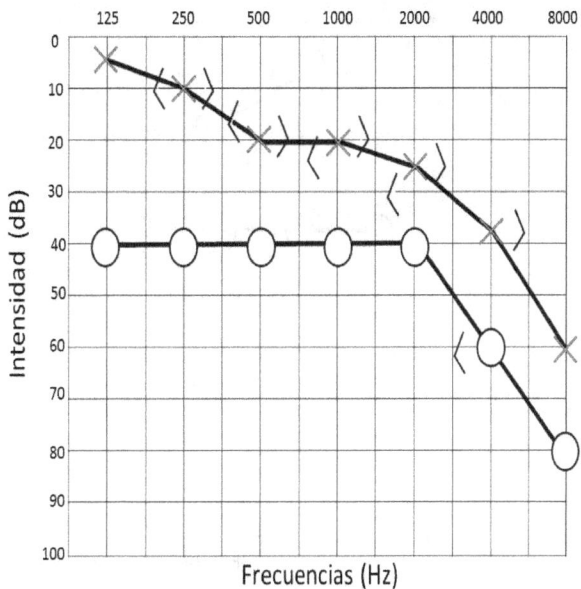

Figura 55: Resultados audiométricos compatibles con hipoacusia neurosensorial del oído izquierdo y mixta del oído derecho. En los símbolos usados se observa que el testeo no fue intervenido con ensordecimiento por lo que los resultados son poco confiables.

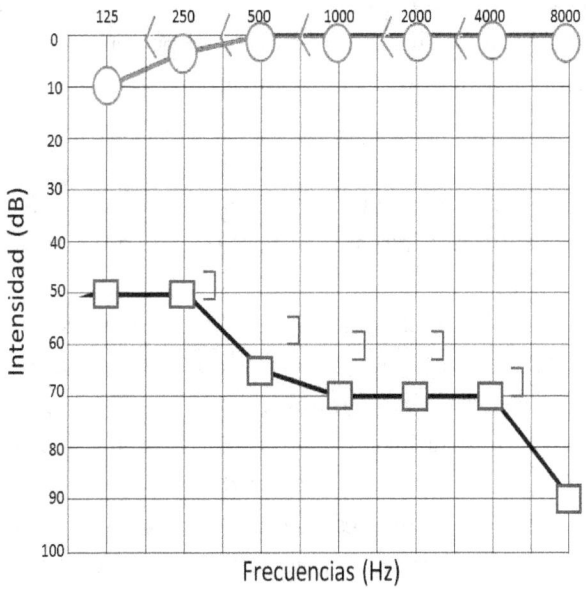

Figura 56: Estudio audiométrico intervenido y registrado con ensordecimiento en el testeo de oído izquierdo tanto en la vía aérea como en la vía ósea. El oído derecho por ser el oído mejor fue descalificado aplicando ruido enmascarante.

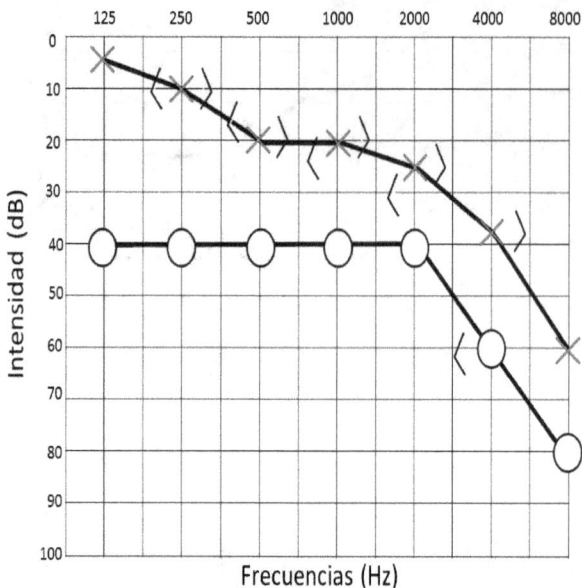

Figura 57: Audiograma con registro de umbral sin ensordecimiento y por tanto poco confiables

Consideraciones finales

La ASHA (2005) propone explicitar en la consigna de la audiometría la determinación de cómo debe responder el paciente según la situación. El mismo puede hacerlo levantado la mano, oprimiendo un pulsador, etc. También amerita determinar si el paciente responderá al iniciarse el tono test dejar de hacerlo al retirarse.

El estudio audiométrico puede arrojar resultados inconsistentes y poco confiables (respuestas falsos positivos) de no controlarse aspectos técnicos y clínicos.

Un eje sustancial para el logro de resultados confiables es la *pericia del profesional* fonoaudiólogo, con la regulación de consignas, la capacidad de uso de comunicación paraverbal durante el estudio, la complejidad de maniobras y la asertividad de sus acciones, son sin duda el eje más sensible de todos, pues el que opera como gran controlador y tutor de los demás.

Otro aspecto técnico es la colocación adecuada del auricular y del vibrador óseo. En cuanto al auricular respetar el color (rojo para oído derecho y azul para oído izquierdo) como así también los switches o interruptor de conexión en el dispositivo y el auricular. El testeo requiere que el sujeto a evaluar se retire los lentes o anteojos como así también los audífonos si los tuviera para recién colocarse el auricular. Se debe lograr la coincidencia del canal auditivo y el centro del auricular. Lo conveniente es la colocación y posterior sujeción de la vincha.

En cuanto al vibrador óseo es efectivo la colocación del mismo en la parte más prominente de la mastoides y sin hacer contacto con el pabellón auricular.

Otros factores a tener en cuenta son las condiciones ambientales, como temperatura, tiempo de testeo, horario y duración de la prueba , ventilación e iluminación del espacio de la cabina.

En el estudio en sí, la necesidad de detectar e implementar la intervención con ensordecimiento en el testeo y no realizarlo, mostrará respuestas de un oído participando en el testeo del otro.

Existen condiciones especiales en cuanto a la situación del paciente. Algunas hacen referencia a las aptitudes fisiológicas y cognitivas emocionales del sujeto evaluado, a procesos agudos y/o crónicos de salud previos o concomitantes al examen audiométrico.

También la edad, las experiencias previas y familiaridad con la audiometría. Otra, es la presencia de acúfenos, (sensación auditiva del paciente sin la presencia de sonido) que puede llevar a confusiones en la detección del tono test más aún a nivel liminar, donde el zumbido puede enmascararlo o solaparse, dando lugar a las denominadas *respuestas falsos positivos.*

También puede ocurrir en algunas personas con presión arterial alta que confundan la detectar el umbral en el tono que se está evaluando, esta situación requiere de una adaptación y habituación con la gama frecuencial que se evalúa. Para ello los disparadores pueden enviarse en forma pulsada, o variando el ritmo de presentación del tono de búsqueda.

Otras son las pseudo-hipoacusias, o hipoacusias funcionales, o pérdida auditiva no orgánica. Los pacientes presentan inconsistencias en el test y entre las pruebas auditivas por ejemplo entre la audiometría y logoaudiometría, algunas personas que muestran esta condición en los exámenes buscan a través de la simulación de la pérdida auditiva obtener ganancias económicas de ella o resarcimiento. Sólo un porcentaje muy pequeño presenta reales problemas psicológicos que se traducen en una hipoacusia sin causas orgánicas. La clave para detectarla son las inconsistencias en las respuestas en cuanto a la ubicación del umbral tonal que puede variar en testeos en días diferentes para una misma frecuencia. Para ello es pertinente comparar los umbrales ofrecidos en las distintas mediciones.

También en individuos con la clásica neuropatía auditiva pueden presentar también respuestas inconsistentes durante la audiometría y entre las pruebas audiológicas.

En el caso de sujetos con edad avanzada que presenten diferente compromiso en las pérdidas auditivas concomitante al propio envejecimiento pueden mostrar también respuestas inconsistentes, existiendo un predominio en hombres.

Existen algunas curvas audiométricas que tienen aspectos patognomónicos de las patologías que las causan.

Por ejemplo en la enfermedad de Meniere se obtienen curvas audiométricas compatibles con hipoacusia neurosensorial donde se encuentran más descendidos los graves que los agudos.

La hipoacusia inducida por ruido afecta principalmente a las frecuencias agudas generando un escotoma que puede involucrar a 3000, 4000 y 6000 Hz afectando en la progresión de la exposición del paciente al ruido a frecuencias colindantes a éstas.

La otoesclerosis ofrece distintas tipologías según el estadio de la enfermedad, cursando como hipoacusia conductiva, mixta y neurosensorial acompañada de sintomatología específica. En la gráfica del trazado audiométrico se observa un muesca que afecta la frecuencia 2000 Hz específicamente. Esta muesca se denomina muesca de Carhart. Por otra parte, desde el testeo la hipoacusia bilateral con gran gap dificulta las maniobras de ensordecimiento.

Las hipoacusias causadas por agenesia de conducto auditivo externo pueden producir el máximo gap registrable en un trazado audiométrico. El mismo llega a manifestar 60 dB.

Al obtener un resultado audiométrico de hipoacusia neurosensorial unilateral sin causa aparente es preciso completar los exámenes con estudios de adaptación y fatiga a fin de descartar etiologías retrococleares.

Los estudios audiológicos frente a la urgencia de un paciente con hipoacusia súbita requieren rapidez y prioridad para que el plantel médico pueda realizar procedimientos también en forma rápida a fin de salvaguardar la función auditiva. Éstos pacientes con hipoacusia súbita, acúfenos y síntomas otoneurológicos o crisis vertiginosas, son complejos de testear por el alerta modificado que padecen en el momento de la crisis.

Los resultados de los estudio auditivos subjetivos son resultados de respuestas dadas por el paciente, no de su audición. Es por ello que es posible encontrar inconsistencias que lleven a interpretaciones erróneas.

La audiometría se utiliza en el ámbito clínico en forma muy asertiva, pero también en el ámbito ocupacional a través de controles.

En el caso de la población infantil se puede realizar teniendo en cuenta las técnicas descritas en capítulo de procedimiento de niños como una forma de dar accesibilidad a los niños a la dinámica de la prueba. Es muy útil para la etapa escolar.

Índice de oclusión de Sullivan

Existen dos tipos de vías óseas: una que se considera absoluta, y es cuando la vía ósea tiene mejor umbral cuando se estimula a una cóclea que no recibe estímulos por vía aérea (ruido ambiente) es decir, que está ocluido en conducto auditivo externo y no existe fuga de la propagación del sonido. La vía ósea relativa es cuando el ruido ambiente ensordece a la cóclea por la vía aérea el umbral de la ósea desciende – Umbral vía ósea relativa. De esta consideración surge el espíritu de esta prueba.

Involucra a las frecuencias 250, 500 y 1000 Hz. Se toma el registro de los umbrales óseos liminares en forma típica en la audiometría. Estos entonces son la vía ósea relativa.

Luego se repite el testeo solicitando al paciente o sujeto en evaluación que se obstruya el trago con su dedo para obtener los umbrales óseos de la vía absoluta.

Surge de allí dos registros para cada frecuencia. Pueden estos umbrales coincidir o diferir. En caso de coincidir o diferir en no más de 15 dB se menciona que coteja el diagnóstico de hipoacusia de conducción.

Si los umbrales para cada frecuencia en el mismo oído muestran que difieren en 20 dB o más el diagnóstico es de audición normal o hipoacusia neurosensorial.

Capítulo 8

La logoaudiometría

Silvana Serra, Mónica L. Brizuela,
Lorena Baydas, Agustín R. Miranda

Como ya se mencionara las palabras son también un input de la audición. El estudio de la discriminación del habla arroja muchos indicios que aproximan a la problemática del paciente con problemas auditivos, pero también exige rigurosa coherencia con el estudio audiométrico desde el cual parte.

Las palabras muestran un flujo más o menos continuo de presión sonora que puede observar como variable a través de los registros de un espectograma. A continuación se muestran dos palabras de acentuación grave para observar las variaciones acústicas que se presentan.

La primera palabra es bisilábica, compuesta por fonemas sonoros. El tonema es en la primera sílaba, es decir la acentuación se puede observar en la primera vocal y por tanto la segunda será de menor tamaño. La palabra es LANA.

La segunda palabra es también bisilábica, compuesta por fonemas sordos y las vocales.

Igualmente ir la acentuación se puede ver en la primera vocal de mayor representación que la segunda. La palabra es CASA. Como se puede valorar, el flujo es muy diferente a la del primer registro. Existen islotes e interrupciones dadas las características de articulación de los fonemas. Por tanto exige otras habilidades auditivas para discriminarlas. Si bien ambas son palabras aisladas obtenidas en ambientes silenciosos, es pertinente reconocer las actividades complejas de los procesos auditivos en cada uno de los casos, por las variaciones del flujo verbal. Los fonemas sordos como la /p/, /t/, /s/, /k/, /th/, /f/, /sh/ presentan el flujo acústico una degradación de la señal y por tanto puede no ser percibidos. En personas con problemas de audición existen confusiones por ejemplo en palabras tales como tiza, misa, pizza; setenta o sesenta; viene o tiene entre otros. Esos fonemas logran impronta acústica por la presencia de las vocales que expanden o contraen la sílaba en la que se encuentran.

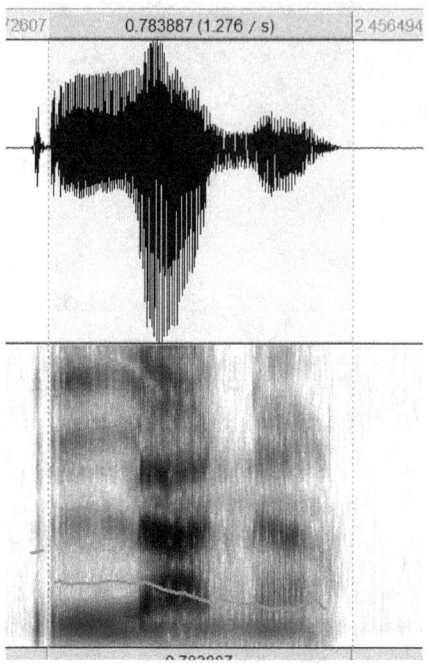

Figura 58: La palabra /lana/. Grave y bisilábica, compuesta por fonemas sonoros. Acústicamente (cuadrante superior) al ser el tonema (acentuación) en la primera sílaba la primera vocal es de mayor tamaño que la segunda. En el cuadrante inferior se observa la continua actividad de las cuerdas vocales.

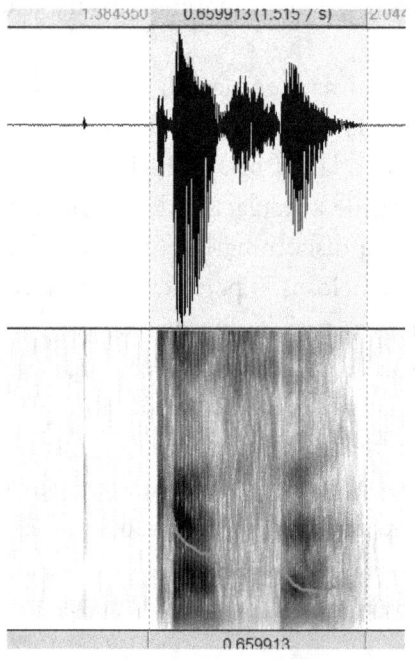

Figura 59: La palabra /casa/. Grave y bisilábica, compuesta por fonemas sordos y sonoros. Acústicamente (cuadrante superior) al ser tonema (acentuación) en la primera sílaba la primera vocal es de mayor tamaño que la segunda. En el cuadrante inferior se observa la intermitente actividad de las cuerdas vocales

Es el estudio de la discriminación del habla observado a través de las distintas intensidades audibles para el paciente. Existen varios tipos de logoaudiometría, a saber:

Logoaudiometría convencional: que es la que gradúa el porcentaje de respuestas positivas del paciente en intensidades crecientes.

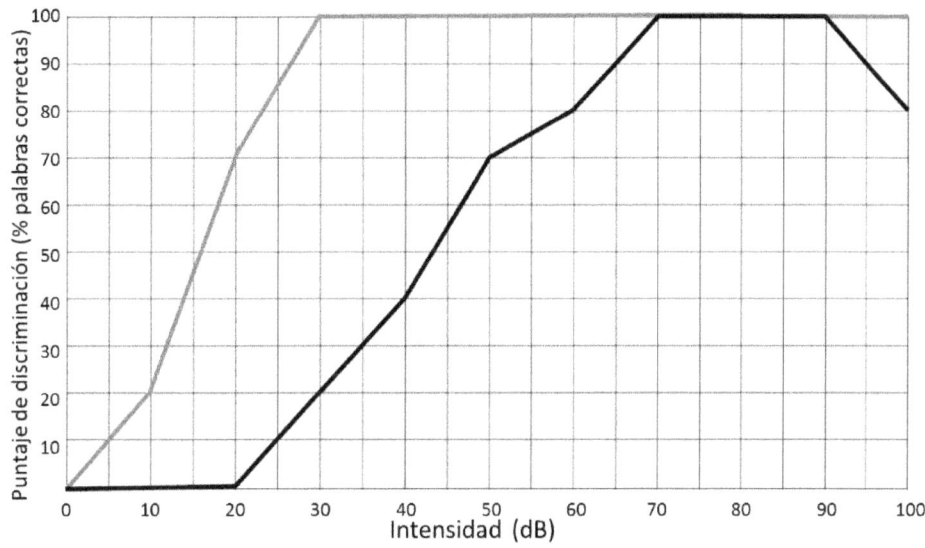

Figura 60: Logoaudiometría con trazado de ambos oídos por separado.

La logoaudiometría sensibilizada: es igual que la anterior pero utiliza modificaciones en los estímulos verbales poniendo a prueba aún más la discriminación. La percepción y discriminación requiere de otros procesos cognitivos como la memoria. También requiere de otros procesos auditivos como el ordenamiento temporal del estímulo que en el caso de la lengua, es fundamental, pues cada sonido fonético debe ocupar un lugar en el ingreso y en la actualización de la respuesta. Para ello se puede modificar el mensaje alterando con el uso de filtros, cambios en la acentuación de las palabras, alteración de la velocidad ya sea con aceleración o enlentecimiento de la trasmisión del mensaje, frases sin sentido, etc. Otra propiedad importante es el uso de las posibilidades de estimulación: una es cuando se registra un solo oído (monoaural). Otra el uso de ambos oídos en simultáneo (biaural). También es susceptible poner a prueba la discriminación usando un estímulo en un solo oído (monótico) o dos estímulos diferentes con simultánea presentación en cada oído (dicótico) o idéntico estímulo que se presenta en los oídos simultáneamente (diótico)

El Carhart logoaudiométrico: es una técnica utilizada en las llamada hipoacusias funcionales o la presencia de sujetos que al ser evaluados los registros se vuelven inconsistentes. Por tanto se realiza una logoaudiometría alterando el orden en las intensidades en el que se presenta las palabras. Es útil en sujetos como lo simuladores.

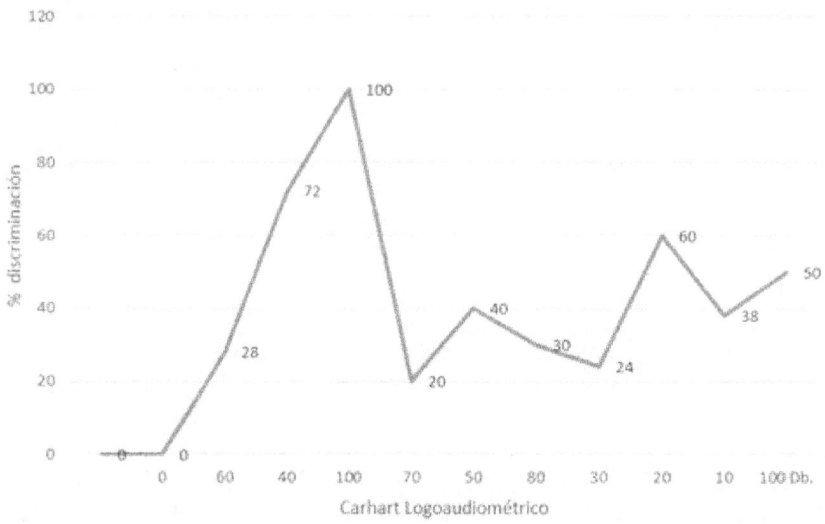

Figura 61: Registro de Carhart logoaudiométrico.

Permite el trazado de una curva para cada oído evaluado del paciente. La misma se logra partiendo de la curva audiométrica. La forma en la que la curva de comporta o morfología aporta información acerca de la ubicación topográfica del déficit auditivo.

Se puede realizar por tanto en la estimulación por vía aérea y por vía ósea. Esta última presenta límites de estimulación, dados por las normativas de la aparatología y es útil por ejemplo, en el pronóstico de la otosclerosis en instancia pre quirúrgica. Otorga información de cuál es el oído que posee mejor rendimiento neurosensorial. La diferencia radica en que el vibrador óseo será el responsable de conducir las palabras por tanto el audiómetro debe poseer esta posibilidad.

Se puede utilizar una cinta grabada de palabras balanceadas fonéticamente o presentar las listas a través de un micrófono el mismo fonoaudiólogo.

En el transcurso del estudio se entrega el input con variaciones de intensidad siendo las primeras las menos audibles para el paciente y de allí conformar el pie de la curva hasta las intensidades más elevadas y observar el comportamiento y el logro del 100%. Por tanto, cada palabra representa un 4 %. Se proponen entonces en cada intensidad del estudio, 25 palabras balanceadas fonéticamente (porque son bisilábicas y con acentuación grave). Debe garantizarse que cada palabra tendrá *igual audibilidad* en cada sílaba que la compone. Existen listas según el idioma con los requisitos pertinentes para este estudio.

El paciente debe repetir lo que escucha por los auriculares. Cada palabra que no logra repetir, que omite o emite erróneamente es considerada un error.

Dentro de las necesidades tecnológicas se debe contemplar que este estudio requiere una tríada indispensable.

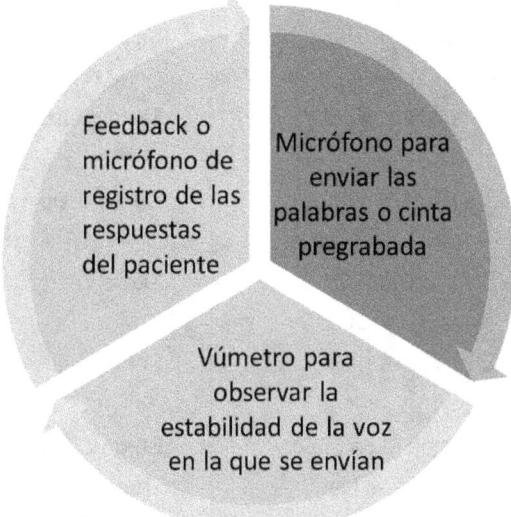

Figura 62: Triada tecnológica.

Se debe considerar en este estudio que el paciente puede variar su rendimiento si el profesional no tiene en cuenta el grado de conocimiento de la lengua de la lista de palabras que se utiliza. Para niños o personas con problemas cognitivos es preciso usar las listas diseñadas para ellos. En los sujetos con antecedentes de este estudio pueden aprender las palabras que se utilizan, es por ello que el profesional debe ser estratégico con las palabras que elija. También como su colaboración es necesaria, conocer los problemas de habla si los tuviere y la atención, estado emocional y la presencia en el estudio de fatiga o cansancio puede modificar el logro de resultados confiables.

Listas de palabras

Algunas de las listas de palabras fonéticamente balanceadas del Profesor Juan. M. Tato son:

A1
Lastre Sexto Suela Cine Pera
Molde Letra Diosa Vega Fina
Menta Surco Piano Dina Tero
Cinco Selva Duque Kilo Beca
Persa Cieno Milla Duna Reno

A2
Néstor Cebra Peine Duro Timo
Simple Cesta Rioja Lira   Celo
Cifra   Negro Diana Seco Niña
Banco Delta Queso Mesa Pena
Celda   Laudo Cena Nube Tino

A3
Templo Cedro Suiza Dije Laca
Sastre Lince Barrio Vena Nido
Cisne Fardo Suave Polo Nena
Nardo Conde Roque Cura Cero
Pluma Ciega Meta Neto Tira

A4
Timbre Sonda Duela Jade Pesca
Martes Disco Miope Seda Nuca
Siglo Lunes Riacho Lina Seña
Norte Parto dique Seno Luna
Talco Viena Sello Nora Cera

B1
Sangre Félix Nueva Dote Rito
Perlas Quince Barrio Peva Moda
Lista Cerco Delia Turno Eco
Panes Mima Nula Veda Queda
Tersa Cielo Lleno Musa Sino

B2
Carlos Ganso Genio Vale Rusa
Centro Berna Cauto Peña Inca
Padre Lente Celia Fase Luso
Quinta Denso Mira Cemo Tiza
Sobre   Miedo Dedo Pelo Neri

B3
Marcos Orden Naipe Mula Lugo
Trenza Parte Serio Cepa Nely
Dardo Fresa Cuajo Divo Seto
Venus Cinta Lema Vela Queda
Censo Nieto Quinta Ledo Sino

B4
Burgos Crema Muela Pura Nilo
Trance Jaspe Necio Lona Onda
Quiste Dulce Denla Daño Lado

Barco Lance Chino Yeso Eses
Tarde Siete Roma Pica Pina

C1
Planes Libre Zueco Perra Nexo
Celtas Dante Tieso Cano Guía
Níquel Sidra Mario Cita Mina
Pardo Cardo Llave Nudo Enes
Monte Feria Buque Lisa Seso

C2
Carmen Tigre Meca Reto Doce
Sendos Senda Biela Nave Pino
Verde Niños Lacio Nulo Lote
Presa Curas Jaque Asno Filo

Cerdo Tapia Neta Misa Pira

C3
Prensa Freno Diego Vino Lino
Blonda Lacre Rueda Tela Zeta
Terna   Mundo Media Sebo Tino
Astro Canes Peso Pila Urna
Cerca   Luisa Queja Esos Mide

C4
Grande Sable Radio Nicho Zona
Postre Cejas Dueña Útil Llano
Cerda Madre Sepia Beso Lima
Carne Males Cuna Cola Unto
Perno Dieta Quite Lino Hoces

También están disponibles las palabras fonéticamente balanceadas del Dr. B. Quiroz y algunas de ellas son:

A1	A2
Plano Pera Queso Rueda Disco	Peine Vino Lápiz Verde Lana
Silla Banco Barco Nene Dedo	Cinta Radio Luna Pelo Media
Vela Negro Niña Timbre Perla	Pato Casa Agua Tiza Nube
Cama Lata Tigre Ojo Ciclo	Plato Boca Rojo Mesa Ojo
Fuego Sapo Pluma Brazo Cubo	Vaso Puerta Calle Diente Taza
A3	B1
Saco Sopa Nido Rosa Carta	Leche Panes Risa Balde Trenza
Nudo Perro Caja Mano Hombre	Letra Gorro Regla Crema Hoja
Bota Gato Moño Mono Cuadro	Flaco Arco Bote Fruta Cara
Auto Gota Árbol Clavo Burro	Gordo Goma Cuna Verde Ala
Vaca Lentes Llave Uña Túnel	Torta Libro Pala Rata Fleco

Si se evalúa a niños o sujetos con limitaciones en el lenguaje es conveniente usar otras palabras, también fonéticamente balanceadas, por ejemplo:

Lista de palabras balanceadas para niños

A1	A2
Piano Pera Queso Rueda Disco	Peine Vino Lápiz Verde Lana
Silla Banco Barco Nene Dedo	Cinta Radio Lina Pelo Media
Vela Negro Niña Timbre perla	Pato Casa Agua Tiza Nube
Cama Lata Tigre Ojo Cielo	Plato Boca Rojo Mesa Ojo
Fuego Sapo Pluma Brazo Cubo	Vaso Puerta Calle Diente Taza
A3	B1
Saco Sopa Nido Rosa Carta	Leche Panes Risa Balde Trenza
Nudo Perro Caja Mano Hombre	Letra Gorro Regla Crema Hoja
Bota Gato Moño Mono cuadro	Flaco Arco Bote Fruta Cara
Auto Gota Árbol Clavo Burro	Gordo Goma Cuna Verde Ala
Vaca Lentes Llave Uña Túnel	Torta Libro Pala Rata Fleco
B2	
Ola Rulo Uva Indio Zorro	
Rama Lengua Palo Pulpo Huevo	
Pico Labio Cuello Pozo Tapa	
Pata Roto Techo Pollo Hacha	
Pila Jarra Humo Carne Pecas	

En el caso de querer aumentar la sensibilidad es útil el listado de monosílabos pues se mantienen la energía acústica pero se disminuye la información lingüística que la palabra provee, por lo que se pone a prueba aún más la discriminación del habla.

Lista de palabras monosilábicas difíciles de comprender

Bol Cal Par Quien Bis	Dual Fe Zinc Guau Mar
Sor Luis Dios Rey Seis	Fin Ring Pies Faz Del
Bar Club Riel flan Frack	Fluir Vil Dar Brin Cien
Buey Tul Sal Dux Piel	Mi Ser Con Boj Miel
Vial Por Pez Voy Cid	Gris Muy Tren Guay Pues
Dos Pan Col Diez Luz	Paz No Cruz Rol Pum
Juez Vid Tres Mal Ruis	Lord Tan El Fiord Chal
Fa Vals Plan Sed Dial	Lis Flor Se Fiel Son
Mil Ron Don Mus Lery	Sol Red Crin Guion Den
Juan Gas Zar Hez Lid	Pie Ver Pre Hiel Can
As Be Block Ruiz Clown	Grey Dril Re Hoy Hoz
Nuez Cruel Ion Tu Ros	Liar Ruan Do Gil Reis
Sur Gong Te Si La San	Pe Miau Ras Dock
Yo Mes Fiar Laud Sen	Res Sil Haz Sud Set
Pus huir Ir coz tos	Freir Fez Crup De Tic

Registro

El estudio cuenta con una gráfica que se conforma con un eje de coordenadas donde las abscisas se gradúan las intensidades y las ordenadas los porcentajes de discriminación logrados en cada intensidad investigada. El mismo se denomina logoaudiograma:

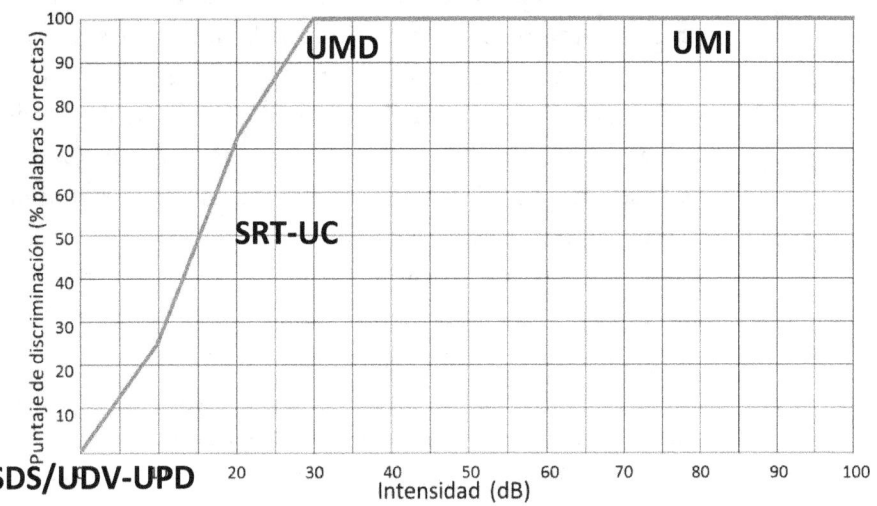

Figura 63: Logoaudiograma.

Procedimiento

Como se mencionara se parte de la curva audiométrica, esto da un indicio de la dependencia clínica y procedimental de estos estudios. Se busca el promedio de los umbrales audiométricos de las frecuencias 500, 1000 y 2000 Hz. para el oído que se va evaluar.

Por ejemplo si los resultados de la audiometría en la curva de la vía aérea del oído derecho son los siguientes:

500 Hz	1000 Hz	2000 Hz
50 dB	60 dB	70 dB

La intensidad para iniciar la logoaudiometría de ese oído para ese paciente será de 60 dB por ser el promedio de esos umbrales tonales.

El algoritmo de la logoaudiometría es:

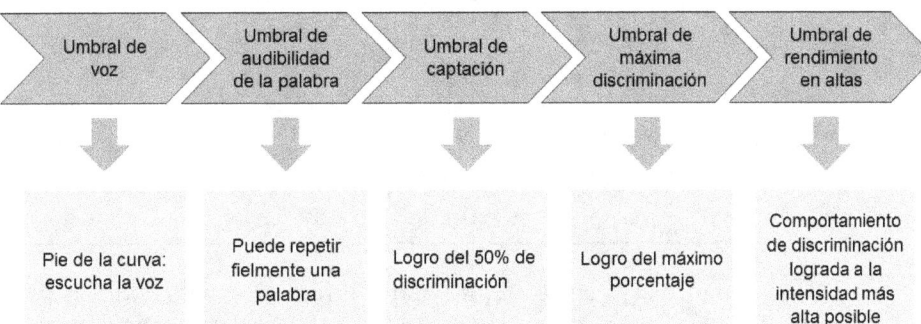

Figura 64: Algoritmo logoaudiométrico.

1. Se le explica al paciente o sujeto a evaluar que se le pasaran palabras por un oído y por otro y él deberá repetirlas tal cual las escuche.
2. Se comienza con el oído mejor. A partir de la intensidad promedio calculada del umbral tonal liminar de la vía aérea del oído a estudiar. Se entregan las primeras tres palabras del estudio. Como el paciente está escuchando a intensidad liminar de la zona de la palabra hablada, puede escuchar que se le habla pero que no entiende lo que se le dice. De ser así, esta intensidad define el denominado umbral de voz – UV- el primer umbral obtenido de la curva.
3. Luego de que se obtuvo ese umbral se proponen entre 3 y 5 palabras con 5 dB. más de intensidad. Se espera que el paciente debe responder fielmente al menos una. Recordemos que se está trabajando con el campo auditivo de ese paciente, por tanto las intensidades están adaptadas para él. Al repetir una por lo menos de las tres entregadas se constituye el Umbral de audibilidad de la palabra –UAP- Puede ocurrir que el sujeto no responda a la voz pero sí repita una palabra, constituyendo esa intensidad el origen de la curva logoaudiométrica. Tanto el umbral de voz y el de palabra representan el "*pie de la logoaudiometría*" y por tanto debe coincidir con la audiometría, pues de ella se parte. Los autores refieren que valores normales están entre 5 y 10 dB. También mencionado como *SDT o Speech Detection Threshold*.
4. Desde allí, se aumenta la intensidad de 10 dB. en 10 dB. pasando listas de 25 palabras en cada una de ellas. Recordando que cada palabra que no logra repetir, que omite o emite erróneamente es considerada un error. Por tanto se considera que 25 es el 100 % y que cada error representa el 4% que se resta en cada lista que el sujeto no repite fielmente. El cuadro siguiente muestra la relación entre los errores y los porcentajes de discriminación.

E = %	E = %	E = %	E = %	E = %
01= 96	06= 76	11= 56	16= 36	21= 16
02= 92	07= 72	12= 52	17= 32	22= 12
03= 88	08= 68	13= 48	18= 28	23= 08
04= 84	09= 64	14= 44	19= 24	24= 04
05= 80	10= 60	15= 40	20= 20	25= 00

Por lo tanto si el sujeto repite mal u omite 13 palabras de las propuestas lograra un índice de discriminación para una intensidad dada de un 48 %.

1. Cuando se pasa el 50 % se logra el Umbral de captación o de inteligibilidad- UCI- o también mencionado como *SRT o Speech Recognition*

Threshold. Donde se establece la mínima intensidad en la cual el paciente entiende la mitad de las palabras que se le dicen. En sujetos sin pérdida auditiva se encuentra entre 15 y 20 dB.
2. El estudio continúa buscando que el paciente alcance el 100 % mientras se aumenta las intensidades donde se proponen las listas de palabras. Al llegar ese porcentaje se determina el umbral de máxima discriminación.

Para este umbral es preciso superar la intensidad de los umbrales tonales de la audiometría correspondientes a las frecuencias 500, 1000, 2000 y 4000 Hz.

En sujetos sin pérdida auditiva puede estar entre los entre 25 y 35 dB.
1. Después de obtenido el 100 % de discriminación se busca conocer si se mantiene el 100% de la discriminación en las intensidades más altas, por ejemplo a 100 dB. Esto es importante pues en algunas patologías decrece la discriminación al aumentar la intensidad de la información a procesar. Es el umbral de rendimiento en altas intensidades. El análisis del comportamiento de la discriminación máxima lograda en la más alta intensidad posible ofrecida al sujeto se ve modificado más allá de los 80 dB de estimulación, nunca antes.

Si el estudio parte de que a 35 dB se logra el 100 % de discriminación puede directamente pasarse a los 95 dB para corroborar que este índice se mantiene y dar por concluido el estudio. Luego de obtenida la curva del oído de mejor audición se pasa al otro oído.

Es fundamental corroborar en forma simultánea y permanente con al audiometría. Debe haber coherencia en todo el trazado entre ambos resultados. Habrá coincidencias si las patologías no son centrales.

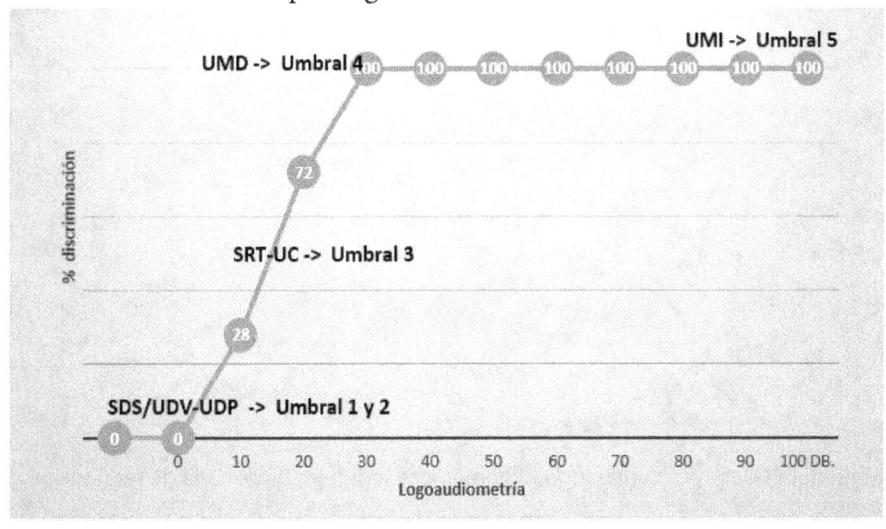

Figura 65

Ensordecimiento

Es fundamental considerar la necesidad de intervenir el estudio con ensordecimiento contralateral. La estrategia es medir el oído interesado sin participación del oído no evaluado por idénticos fundamentos en que se implementa en la audiometría, más aun teniendo en cuenta que se trabajará no solo a intensidades liminares sino también a intensidad supraliminares desde donde la translocación de las palabras pueden hacer participar al oído no testeado y registrando información inexacta. Esta intervención es factible si existe una diferencia de 25 dB entre el umbral de palabra de los oídos de un paciente. Si se ha utilizado ensordecimiento en la audiometría se aplica la intervención del ensordecimiento en este estudio. Si hay distancias entre las curvas logoaudiométricas en altas intensidades de ambos oídos. El modo de ensordecer varía según los autores pero se puede considerar que se aplica ruido blanco a 10 dB del umbral en el oído contralateral mientras que se entrega la lista de palabras en el oído test. Luego se acompañan con 10 dB de incremento en cada nueva oferta de input verbal con aumento de intensidad.

Resultados

Según las curvas obtenidas se distinguen los correlatos topográficos que las originan.

Los colores son ilustrativos y a manera esquemática, siempre recordando que para el trazado la ASHA aprueba que los registros de oído derecho se realicen con color rojo y los de oído izquierdo con azul. Pero también sugiere el trazado con negro en forma indistinta pues los símbolos son los que indican a que oído pertenece cada respuesta.

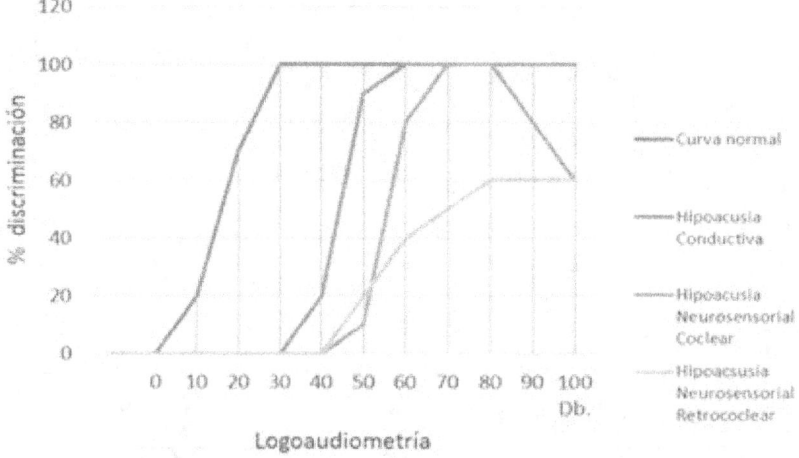

Figura 66: Diferentes curvas logoaudiométricas según las hipoacusia de referencia.

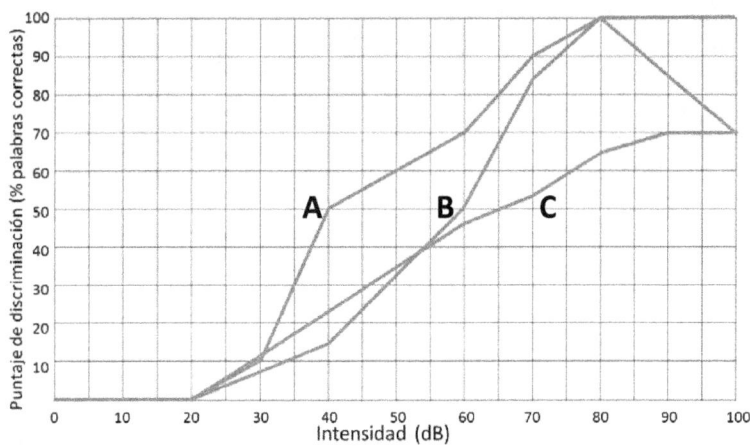

Figura 67: Diferentes curvas logoaudiométricas de hipoacusia neurosensoriales: curva A: de construcción progresiva que llega al 100% de discriminación y en las altas intensidades decae formando la campana que la define y referencia la presencia de reclutamiento. Curva B: de construcción progresiva que llega al 100 % y se mantiene. Curva C: de construcción progresiva que no llega al 100 % de discriminación incluso en altas intensidades.

Consideraciones finales

Existe una íntima relación y dependencia de la logoaudiometría con la audiometría. No solo por la necesidad de partir desde los umbrales tonales del sujeto para empezar a realizarla, sino también que requiere de una coherencia en el resultado de la máxima discriminación. Es por ello que cuando la morfología de la curva, los porcentajes alcanzados y la relación con los umbrales tonales se vuelven incoherentes de razonamiento clínico es preciso pensar en la consistencia del paciente (falsos positivos, simulación etc.) o en procesos centrales que pueden dar lugar a discrepancias entre estos dos estudios audiológicos.

Capítulo 9

Estudio de la audición en niños

Silvana Serra, Mónica L. Brizuela,
Lorena Baydas, Agustín R. Miranda

El estudio de la audición varía en cuanto a recursos disponibles, ambiente en el que se lleva a cabo, finalidad y esencialmente por la edad del paciente.

A manera de síntesis introductoria en el caso de los niños y adultos existen pruebas subjetivas y objetivas. Ambas conforman el diagnóstico audiológica. Las primeras se denominan subjetivas pues se requieren en mayor o menor grado la colaboración del paciente para obtener los resultados. En el caso de las pruebas objetivas las respuestas o resultados son independientes de la colaboración del paciente. Pero como se mencionó ambas son parte igualmente importante del diagnóstico y del tratamiento de la audición de los sujetos.

La edad del sujeto que se estudio es importante pues de ella depende el tipo de respuesta que se puede esperar. En el caso de niños los dos primeros años las respuestas se pueden ejemplificar en el siguiente cuadro:

0 – 1 mes		
En su desarrollo normal	Recepción	Percibe sonidos. Muestra interés por la voz de la madre. Discrimina los rasgos suprasegmentales del lenguaje hablado.
	Producción	Llanto. Emisiones fonatorias ininterrumpidas.
Se lo estimula con	Alarma de voz	65 dB
	Juguete sonoro	50-75 dB
	Tonos modulados	75-80 dB
	Emisiones elocutivas	40-60 dB
Conductas	Alarma. Despertarse. Pestañeos. Dilatación ocular.	

1 – 5

En su desarrollo normal	Recepción	Puede reconocer sílabas.
	Producción	Risa. Balbuceo variado y modulado. Repetitivo.
Se lo estimula con	Alarma de voz	65 dB
	Juguete sonoro	50-60 dB
	Tonos modulados	70 dB
	Emisiones elocutivas	50 dB
Conducta	Comienza a girar la cabeza hacia la fuente sonora (4 meses) Dilatación ocular. Desviación ocular. Aquietamiento.	

5 – 9

En su desarrollo normal	Recepción	Comprensión de las primeras palabras.
	Producción	Balbuceo. Producción vocálica.
Se lo estimula con	Alarma de voz	65 dB
	Juguete sonoro	30-50 dB
	Tonos modulados	45-50 dB
	Emisiones elocutivas	20 dB
Conducta	Esbozo de actitud de escucha. Giro de cabeza lateral en busca de fuente sonora.	

9 – 12

En su desarrollo normal	Recepción	Amplía el reconocimiento de palabras y comprende.
Producción	Balbuceos largos. Protopalabras.	
Se lo estimula con	Alarma de voz	65 dB
Juguete sonoro	25-35 dB	
Tonos modulados	40 dB	
Emisiones elocutivas	10 dB	
Conducta	Localización de la fuente sonora lateral e inferior.	

12 – 16

En su desarrollo normal	Recepción	Comprensión aproximada de 100 palabras del léxico. Establecimiento de categorías de palabras.
Producción		
	Produce 20 palabras aproximadamente.	

Se lo estimula con	Alarma de voz	65 dB.
Juguete sonoro	25-30 dB.	
Tonos modulados	35 dB.	
Emisiones elocutivas	5 dB.	
Conducta	Localización directa de fuente sonora. Lateral arriba o abajo.	
16 - >24		
En su desarrollo normal Producción	Recepción	Comprensión de más de 200 palabras y de sus relaciones.
	Incremento de vocabulario. Incorporación de nuevos fonemas a su red fonológica y desarrollo de su actividad combinatoria autocorrectiva. Desarrollo de la sintaxis y la morfología.	
Se lo estimula con	Alarma de voz	65 dB
Juguete sonoro	25 dB	
Tonos modulados	25 dB	
Emisiones elocutivas	5 dB	
Conducta	Localización directa de fuente sonora. Lateral arriba o abajo.	

Las respuestas pueden ser entonces, un pestañeo o actividad palpebral, cese de la actividad, llanto, reflejo de moro, movimientos de los miembros, reacción de alerta o despertarse, cambios en el ritmo respiratorio o en la succión si lo están amamantando, etc. Una de las respuestas más difundida, pero que requiere una madurez de, por lo menos, 6 meses del niño y la inexistencia de lesiones neurológicas que la puedan obstaculizar, es el reflejo de orientación a la fuente o giro de cabeza. Otra respuesta importante a considerar de los bebés es la identificación de la voz de la madre en relación a las voces de los desconocidos. Esto es esperable hacia los tres meses de vida.

Es fundamental la experticia de quien realiza el estudio, pues debe considerar los intervalos inter-estimulación, es decir, el valor de los silencios, es tan importante como estimular, pues éstos tienen peso de estímulo también, no sólo de ausencia de sonido. También es pertinente si existe, en la etapa dentro de la evaluación de confirmación de las respuestas a la estimulación del niño, observar la disminución de las mismas. Esto puede llevar a pensar que es por fatiga sensorial, y no por la madurez de procesos cognitivos en relación a lo auditivo. Se podría considerar también la ayuda de estudios impedanciométricos. Es bueno recordar, que el timpanograma nos informará de la salud del oído medio y no de la capacidad auditiva. Por otro lado, el testeo de los reflejos estapediales en la impedanciometría, arroja dos resultados posibles y sus consecuentes interpretaciones:

- Si están presentes, no se puede afirmar que el niño oye.
- Si no están presentes y el timpanograma es normal, tampoco se podrá concluir acerca de la audición del niño.

Reconocer si un bebé o un niño escucha, identifica e interpreta lo que se le dice, es una tarea que exige adiestrar el ojo clínico y desarrollar una tarea empírica. Quienes se dedican, casi con exclusividad a esa tarea, sostienen que se torna más sencillo saberlo en el primer año de vida. Hay que considerar que las reacciones o conductas que se interpretan como respuestas a la estimulación auditiva ofrecida, en los casos de pacientes o bebés de alto riesgo con posible daño central o neurología, muchas veces muestran reacciones a los niveles normales esperados. Es útil no sólo valorar la reacción a la estimulación auditiva de manera estable, sino también la reacción de alarma, especialmente en lactantes. En la valoración, es necesario tener en cuenta las respuestas a aquellas conductas, reflejas o no, que no sólo impliquen reacción, sino también la forma en que ésta se produce, qué movimientos o conductas disparan los sonidos en el paciente para interpretar que los está percibiendo.

En el estudio es tan importante obtener las respuestas como la posibilidad de *reproducirlas.* Las respuestas auditivas podrán mostrar, en coherencia con el desarrollo motriz, el nivel de maduración operante en el paciente.

Existen entonces estudios que pueden clasificarse según el uso de estos recursos, la técnica con la que se lleva a cabo, las respuestas que se obtienen con baterías de pruebas específicamente para niños se encuentran:

Pruebas subjetivas

Audiometría de observación	Observación de las respuestas reflejas y de comportamiento ante diferentes estímulos sonoros, por lo que a las pruebas se las denomina de "observación de conducta no condicionada" hasta los 4-5 meses; Las respuestas reflejas son: parpadeo, reflejo de Moro, cambio en el ritmo respiratorio y de succión, etc.
Audiometría de orientación condicionada	Desde los 4-5 meses de edad el bebé desarrolla reflejos de orientación que utilizaremos para realizar las pruebas de "orientación no condicionada. Hacia los 7-9 meses, podrá responder intentando localizar lateralmente la fuente sonora. Hacia los 13-16 meses ya lo podrá hacer en todas las direcciones. Se puede ofrecer un distractor para favorecer y certificar las respuestas que pueden ser: parpadeos, cese o inicio del movimiento, giro de la cabeza en dirección a la fuente sonora e incluso vocalizaciones. Luego con niños más grandes se utilizará ante la respuesta del niño un refuerzo visuales dando lugar a, las de "orientación condicionada
Audiometría de respuesta condicionada	Las respuestas del niño están pautadas a través de juegos de encastres, inserción, etc. Es una colaboración activa del niño. Debe responder cuando escuche un sonido guardando juguetes dentro de una caja, etc.
Test de evaluación de la percepción del habla según la edad	Dentro de los test utilizados se pueden mencionar: Test de los seis sonidos de Ling, Test del nombre, Test de selección de imágenes, logoaudiometría infantil, test de detección de rasgos distintivos de fonemas en palabras de diferentes métrica en mayores de 7 años
Escalas de valoración para los padres	Existen escalas de valoración de conductas auditivas que están estandarizadas y que pueden proveer información complementaria a las de los estudios. Por ejemplo: MAIS (Escala de Integración Auditiva Significativa), SAB (Escala de Comportamientos Auditivos) y la IT-MAIS (Escala de Integración Auditiva Significativa para bebés y niños pequeños

Las pruebas objetivas no requieren la colaboración del paciente y pueden ser realizadas desde el nacimiento. Citando por ejemplo las más usuales.

Pruebas electrofisiológicas

Otoemisiones acústicas	Las OEA se basan en la energía acústica producida por las células ciliadas externas (CCE) de la cóclea, ya sea evocada espontáneamente o provocada tras aplicar un estímulo sonoro y registrada en el conducto auditivo externo (CAE). Las OEA espontáneas son de utilidad clínica limitada y más útil en el campo de la investigación científica. Se presentan con dispersión frecuencial, es decir que responden primero las frecuencias agudas que las graves, coinciden con la codificación frecuencial de membrana basilar. Al utilizar como estímulo el click se obtiene un amplia información de la cóclea en menor tiempo. Las OEA provocadas se clasifican según las características del estímulo en transitorias (OEAET) y en productos de distorsión (OEAPD).

Otoemisiones acústicas	Las OEA se basan en la energía acústica producida por las células ciliadas externas (CCE) de la cóclea, ya sea evocada espontáneamente o provocada tras aplicar un estímulo sonoro y registrada en el conducto auditivo externo (CAE). Las OEA espontáneas son de utilidad clínica limitada y más útil en el campo de la investigación científica. Se presentan con dispersión frecuencial, es decir que responden primero las frecuencias agudas que las graves, coinciden con la codificación frecuencial de membrana basilar. Al utilizar como estímulo el click se obtiene un amplia información de la cóclea en menor tiempo. Las OEA provocadas se clasifican según las características del estímulo en transitorias (OEAET) y en productos de distorsión (OEAPD). Las Otoemisiones Transitorias utilizan estímulos breves, de tipo banda ancha click ó burst. Las OEAET permiten verificar la integridad de las células ciliadas externas en la cóclea. Ante una hipoacusia coclear superior a 30-40 dB. las otoemisiones están ausentes. Por tanto son muy útiles para el despistaje de los problemas de audición incluyendo: cribado universal del recién nacido, escolar, diagnóstico topográfico de hipoacusia coclear y retrococlear (neuropatía auditiva) por mencionar algunos. Las Otoemisiones de producto de distorsión (OEAPD utiliza dos estímulos tonos primarios de frecuencia presentados en forma simultánea. Estos tonos son conocidos como F1 y F2 donde F2 es mayor a F1. Desde la óptica técnica son fáciles de obtener e informan sobre la actividad de la cóclea desde 1000 Hz a 8000 Hz. Están ausentes en pérdidas mayores a 55 dB. Ventajas: es un procedimiento simple, no invasivo, de rápida realización. Desventajas: la indemnidad de oído externo y medio. Son normales en patologías retrococleares. No se registran en pacientes neurosensoriales de topografía coclear con pérdidas mayores 40 dB. Aplicaciones: screening, en el estudio de niños con autismo, de difícil testeo por problemas cognitivos.
Impedanciometría	Mide la función del sistema tímpano osicular del oído medio, por lo que respecta a su presión, función de la trompa de Eustaquio, integridad y movilidad de la membrana timpánica y continuidad de la cadena de huesecillos. La prueba se realiza registrando la movilidad del tímpano introduciendo modificaciones artificiales de presión en el CAE (timpanometría), y registrando la contracción del músculo del estribo en respuesta a estímulos sonoros intensos (reflejo acústico).

Potenciales evocados auditivos de tronco cerebral	Es el registro de la actividad electrofisiológica de la vía nerviosa auditiva hasta niveles medios cerebrales (mesencéfalo), tras estimular el oído (la cóclea) con un estímulo sonoro de características predeterminadas. Este procedimiento aporta un registro de una serie de ondas de latencia temprana (10 primeros milisegundos tras el estímulo), relacionadas con las distintas conexiones nerviosas o sinapsis de la vía auditiva, las cuales provocan potenciales eléctricos que se registran en forma de ondas (de 5 a 7). El análisis de algunos de sus parámetros (por ej.: latencia, amplitud) para establecer los niveles o umbrales de audición aproximados en el rango de frecuencias en el que se emite el estímulo (alrededor de 2000 Hz.), ayuda en detección de lesiones en la vía auditiva o el nervio auditivo (p.ej., neuropatía auditiva, tumores). También en la detección precoz de la hipoacusia en bebés.

Estudio de la audición según la edad

El estudio audiométrico es un clásico de la audiología pero es importante considerar adecuaciones o alguna variedad de técnica en particular, según las condiciones del sujeto que se evalúa por edad y posibilidades cognitivas y atencionales como así también los recursos adicionales que deben ser usados para ello.

A continuación se menciona cómo se estudia la audición según la edad.

El estudio en el recién nacido requiere que se consideren las respuestas esperables según la edad madurativa que tiene el paciente.

Las modificaciones del ritmo respiratorio o una apnea ante un ruido estridente, las variaciones del reflejo de succión ante un sonido fuerte que pueden llevar al niño que aumenten o incluso detener la succión, puede ser confiable la reacción ante sonido fuerte que le genere alarma. Si el niño se encuentra moviendo sus piernas y brazos en posición decúbito dorsal y a su alrededor hay personas que están hablando y cesan en forma repentina y el niño cesa su actividad también es una reacción de alarma.

El reflejo de moro, el cócleo palpebral, entre otros serán respuestas que pueden ser consideradas como reacciones ante el sonido.

Es oportuno reconocer el momento de admitir al niño como paciente en instancia diagnóstica acerca de cuáles son las condiciones propicias para que asista a las rutinas de evaluación auditiva. Las indispensables son que se haya alimentado recientemente, que se encuentre descansado, dormido o despierto pero tranquilo, eso ayuda a que las respuestas que ofrezca sean consideradas útiles para obtener resultados.

Es aconsejable que en el estudio de niños pequeños participen dos examinadores: Uno como responsable del registro y otro como colaborador en la oferta de distractores.

El escenario profesional ideal para ello entonces es:

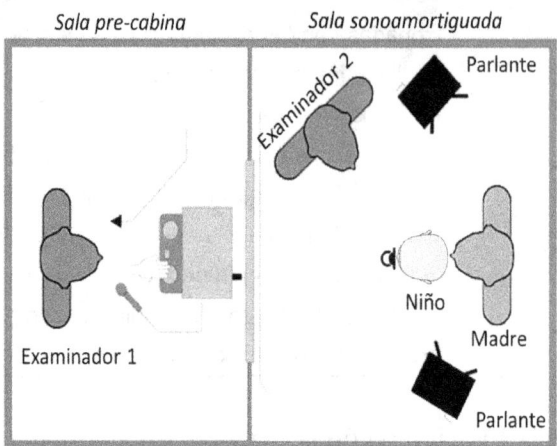

Figura 68: Procedimiento en niños.

Como se observa existe en el espacio de estudio una pre-cabina, silente desde donde el examinador 1 con el audiómetro realiza los disparos de sonidos. Como tutor puede tener además de la guía visual de la ventana que comunica con la cabina un auricular de tutela. En la cabina propiamente tal se encuentra el examinador 2 que ofrece distractores y colabora con el enfoque atencional del paciente, la mamá que tiene en brazos al niño que será estudiado. Se observan parlantes a cada costado y lateralmente ubicados a la cabeza del paciente según los grados azimut. Estos pueden ser los que provean de sonidos al niño o se puede usar auriculares según la técnica a utilizar.

La colocación de auriculares según los grados azimut es de 0 grados frente a la cabeza del sujeto a examinar, 180 grados en el medio y equidistante detrás de la cabeza y para el oído derecho 90 grados y el oído izquierdo 270 grados.

A continuación algunas de las pruebas más comunes y las técnicas más usadas para evaluar la audición en niños pequeños, tanto con estimulación sonora como verbal.

La evaluación de niños recién nacidos y hasta 2 años de vida

Despistaje auditivo

Es un procedimiento que se origina en 1944 en Inglaterra (Sir Alexander, Lady Ewing) con la utilización de juguetes sonoros para obtener respuesta de orientación. Pretende generar, registrar y confirmar las respuestas reflejas o conductuales del pequeño paciente (0 a 24 meses).

Reconoce que un sujeto muestra respuesta ante los eventos acústicos y que los mismos están compuestos de silencio y sonido (Si-So). Por tanto puede ser una respuesta auditiva positiva una reacción al silencio repentino o al sonido. También distingue la presencia de disparador como el estímulo propio de un evento que provoca una respuesta unisensorial auditivo de baja o alta tecnología y a los marcadores como los estímulos que rodean al agente disparador de respuesta.

Por ejemplo en un entorno sonoro ruidoso la presencia repentina de silencio puede provocar una respuesta auditiva. Ello también requiere que se reconozca el ambiente como soporte que sustenta ese entorno y que puede jerarquizar los marcadores y los disparadores. También se requiere como en otros procedimientos la presencia de distractores uni o polisensoriales: visuales o táctiles que pueden ser acciones que ocurran en forma constante y no despierten respuestas súbitas del niño a evaluar. No es pertinente que sean sonoros. La clave y estrategia fundamental es la dosificación y selectividad en la propuesta de los disparadores para generar las respuestas del niño.

Entonces el despistaje auditivo es de gran utilidad. Requiere una batería mínima de recursos tales como juguetes sonoros (una campanilla, un tambor, un triángulo, un chifle o juguete para estrujar, papel celofán) y/o instrumentos musicales en distinto rango de frecuencias considerando por lo menos graves, medias y agudas. Para cotejar la intensidad se indica el uso de un decibelímetro. Hoy es posible descargarlo como aplicación en el teléfono móvil. La rigurosidad de los niveles que expresan esas aplicaciones difiere según investigaciones en 10 dB por debajo de utilizados por los profesionales. Cabe recordar que los decibeles de uso de estos aparatos son dB SPL.

En la propuesta de disparadores se debe contemplar la distancia de los juguetes como fuente sonora. La misma se sindica a 10 cm de la oreja del niño. Si el niño tiene hasta 3 meses de edad es conveniente realizar las maniobras acostado de cubito-dorsal. Si es de 4 meses o más puede sentarse en el regazo de la madre y el profesional actuar fuera de la vista del paciente.

Es útil en el caso de niños recién nacidos evaluarlos en situación de sueño, sin que esto implique que los sonidos estímulos deban despertarlo para considerar respuesta a lo auditivo. Las conductas a observar en esa situación son: si se estremece, si hay un parpadeo luego del sonido, por el movimiento de los brazos, de la cabeza, etc.

La respuesta será positiva si se manifestó luego de los 3 segundos. Pueden ser de alarma o localización.

Hay que tener presente a lo que se denomina *falsos positivos*. Estos son niños que, oyendo normalmente, ante la valoración no responden adecuadamente. Esto se comprueba en el seguimiento longitudinal en el primer año de vida de un niño, en valoraciones transversales en análisis entre sí.

La secuencia esquemática de organización de marcadores y disparadores se propone de la siguiente forma:

Ambiente silente. Se formaliza la presencia de un distractor por ejemplo un aro plástico. Se propone el marcador (silencio). Se entrega el disparador por ejemplo se hace sonar una campanita. Se registra la respuesta positiva cuando el niño inmediatamente gira la cabeza buscando la fuente sonora. Se propone el marcador (silencio). Registro.

Instrumento	Frecuencia			Intensidad	Reacción	
	Graves	Medios	Agudos			
Tambor	O X			45-50 dB	+	+
Pandereta	O X			45-50 dB	+	+
Cascabel		O X		45-50 dB	+	+
Papel celofán		O X		45-50 dB	+	+
Campanilla			O X	45-50 dB	-	+
Triángulo			O X	45-50 dB	¿	+

Tabla: Modalidad de registro en la que se reconocen el tipo de disparador o instrumento, el rango frecuencial en el que está calibrado, la intensidad en la que se produjo la estimulación y la reacción positiva o negativa. Simbología ASHA.

Una secuencia completa de valoración de la audición en un niño se muestra a continuación incluyendo recursos y estrategias.

Valoración de un niño en el primer año de vida.	Debe estar acompañado de su madre.	**Disparador** o estimulación auditiva ofrecida.	¿Qué observar? Chequear las respuestas con escala de desarrollo psico-motriz y la edad del paciente
Inicio de la valoración.	Al entrar al lugar donde se hará el examen, estabilizar el contexto: son unos tres minutos de silencio.		
Durante la valoración.	Puede estar ofreciéndole estimulación visual como un juguete. Ofrecer estimulación elocutiva con pastilla ósea en la frente.	Presentar los estímulos de manera ordenada. Prueba de estímulo elocutivo (decir el nombre, emitir "bah, bah" o saludar diciendo "chau")	Movimientos de brazos y piernas. Movimientos de los ojos. Movimientos de la cabeza.
Fin de la valoración.	Impedanciometría.	Ofrecer estímulo de manera súbita a 65 dB.	Reacción de alarma.

Los distractores pueden ser juguetes o la mano misma de la mamá, que entretengan al paciente y permitan que responda a los disparadores propios de la evaluación.

Es oportuno reconocer que la ausencia de respuestas a la estimulación o presentación de disparadores no implica que el niño evaluado no escuche. Se debe considerar que éste no es un estudio transversal, sino es un seguimiento longitudinal del niño que es paciente universal. Es decir, que no pertenece a una población que pueda presumirse de padecimientos de hipoacusia.

También se debe contemplar la edad madurativa del niño teniendo en cuenta la edad corregida y el tiempo de gestación pues se pueden esperar respuestas que aún no puedan estar presentes en el desarrollo del niño con solo tomar los meses de nacimiento.

Test de Wademberg

Otro Test útil en estos pacientes es el del despertar. Busca dos tipos de respuestas: Una el despertar normal a 70- 75 dB. Otra es la respuesta del reflejo cócleo-palpebral normal a 110- 115 decibeles Lo ideal es el estudio a campo libre con parlantes estudiando la frecuencias 500 al 4000 Hz.

Pruebas de los ositos de juguete de Ewertsen

Es útil durante el primer año de vida pues permite el estudio de la audición. La misma puede usarse en niños de 6 a 15 meses, el bebé se encuentra sentado en la falda de su madre y se coloca a 40 cm de su vista ositos de juguetes; que contienen parlantes que emiten tonos modulados. Se inicia con 1000 Hz. a 40 dB separando lateralmente los ositos y emitiendo el mismo sonido desde el oso que el niño no está observando. La respuesta que se busca es la localización de la fuente sonora. Se repite a 30 dB y luego se ofrece el tono 2000 Hz. y 250 Hz. a 30 dB Se presume que la audición está dentro de límites normales si el niño busca el osito que emitió las 3 frecuencias a cada lado. De no presentar reacción a este nivel de intensidad se sugiere estimular desde 70 dB o más.

Técnica logoaudiométrica

Otra prueba útil y susceptible de realizarse a campo libre con incrementos ascendentes de intensidad desde 0 dB. Se presentan vocalizaciones y el llamado del nombre del niño incluyendo a partir del 4°mes: un saludo; del 9° mes: preguntas que el niño puede contestar con respuestas motoras o reacciones de giro y visualización, tal como ¿dónde está tu mamá?, se puede realizar solicitudes según el nivel de desarrollo del lenguaje a través de órdenes simples que involucren el "dame" y "toma"(entre 1 y 2 años) como por ejemplo "dale a mamá el muñeco," regulando la intensidad a lo más liminal posible. También es pertinente provocar el sobresalto del niño proponiéndole elocuciones entre 50 y 75 dB.

La evaluación de niños de 2 a 3 años

Técnica de Ewing

Entre los 2 y 3 años de vida se puede usar y puede hacerse a campo libre o con auriculares. Se utiliza como recurso de condicionamiento un juguete de encastre o una torre para armar. El niño coloca el juguete en su oreja o en el auricular, y al escuchar el sonido debe guardar o armar la torre. Se inicia con una intensidad cómoda, por ejemplo 40 dB. y es conveniente por los niveles de atención, usar la Técnica de búsqueda de umbral descendente. Faletty y Geuze (2007) propone comenzar con el tono 2000 Hz., pasar a 500 Hz y luego de obtenidas las respuestas en esas frecuencias tomar el oído opuesto. Luego continuar con 1000 y 250 Hz. y por último el 4000 Hz. En caso de usar auriculares se puede buscar con idéntico procedimiento las respuestas por estimulación de vía ósea.

Audiometría por reflejo condicionado (COR) de Suzuki y Ogiba

Otra forma de estudio en niños en la que se utilizan dos parlantes ubicados lateralmente con muñecos que se iluminan estratégicamente. Los muñecos deben ser igualmente atractivos El niño se encuentra a 0,5 metros de distancia de ellos. La técnica involucra el envío consecutivo del tono (1000 Hz. a 40 dB) y el muñeco del mismo lado. Después se detienen el estímulo auditivo y se realiza lo mismo en el lado opuesto, habiendo condicionado al niño se repiten para ello 3 o 4 veces más. Posteriormente se envía solo la señal sonora observando la mirada del niño y la postura de la cabeza como parte del reflejo de orientación de la búsqueda del sonido.

Audiometría por reforzamiento visual- VRA

Es una técnica basada en la anterior propuesta por Suzuki y Ogiba (1961). Emplea una presentación simultánea de sonido e iluminación de juguetes en la fase de condicionamiento. Durante el test propiamente, la iluminación se realiza en forma consecutiva al sonido.Ante el cese de éste, para observar la orientación a la fuente sonora y el reforzamiento visual como confirmatorio de la respuesta del niño. Existen variantes de uso, los estímulos verbales tan eficaces como lo son los tonos puros. Es útil con niños con audífonos incluso para ver su rendimiento con esas ayudas auditivas.

Técnica logoaudiométrica

La logoaudiometría es posible realizarla a esta edad utilizando objetos pequeños o tarjetas con dibujos, en un máximo de 10 representando cada objeto el 10% del 100 de discriminación. A través de los auriculares se solicita al niño algunos de los objetos o tarjetas que se encuentran frente a él, en una intensidad cómoda entre 45 y 60 dB. Se considera respuesta positiva la entrega de la tarjeta u objeto y/o la repetición del nombre. Esta prueba permite construir una curva descendiendo hasta un pie como la única palabra escuchada a la mínima intensidad y llegando a 100 dB.

La evaluación de niños de 3 a 5 años

Audiometría a campo libre

Se puede realizar una audiometría a campo libre donde los umbrales que en general se obtienen se encuentran a 20 o 25 dB por debajo del umbral real. El condicionamiento y el registro se realiza como en la audiometría convencional pero la simbología más utilizada recordando que las respuestas son de ambos oídos, se grafican con un rectángulo vacío de color negro en la intensidad donde se logró el umbral en cada una de las frecuencias testeadas.

Técnica de Barr

Es similar a la técnica de Ewing como audiometría por juego. La clave está en el condicionamiento que se realice para que el niño coloque un juguete, por ejemplo dentro de una caja, ante la presencia de un sonido. Lo fundamental es reconocer en la etapa del condicionamiento la estrategia de dosificación que el niño requiere.

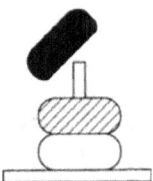

Figura 69: Juego de encastre tipo torre de Hanoi para condicionamiento.

Existen niños que apenas escuchan el sonido guardan el objeto, es decir responden. Esto requiere que el fonoaudiólogo detenga la estimulación en forma inmediata. Otros niños esperan que se detenga el sonido para recién responder, por lo tanto la dosificación en este caso deberá contemplar también la estimulación y el detenimiento para obtener la respuesta.

Técnica logoaudiométrica

La logoaudiometría se puede realizar también con tarjetas y juguetes y utilizar 10 palabras de las listas balanceadas para niños, verificando con la mama si el niño las conoce.

Para integrar a la prueba

Audiometría descripta por Perelló

Perelló propone para la realización de la Audiometría entre los 3 y 6 años la utilización de una caja de madera abierta con cuatro compartimentos para simular un garaje y se coloca diferentes vehículos de juguetes: camión, coche de bomberos, moto y colectivo enfrente de cada salida.

La utilidad de usar este recurso es que el niño mediante el juego puede colaborar en forma más rápida y se puede utilizar en niños con déficit mental.

Con ese mismo recurso propone investigar reconocimiento auditivo y reclutamiento.

Audiometría:

Se colocará al niño con los auriculares puestos enfrente del garaje y podrá estar en la falda de la madre.

Se comienza el condicionamiento con cualquier frecuencia a una intensidad entre 70 y 90 dB. Se busca que el niño juegue con cualquiera de los vehículos mientras escucha los sonidos y cuando termina el sonido el niño deberá colocar el vehículo en el garaje.

Cuando logra comprender que debe hacer, se desciende la intensidad en la Frecuencia en la que se comenzó y luego se continúa con las otras frecuencias determinando los umbrales. Se puede utilizar la Técnica descendente o en forma ascendente.

Reconocimiento auditivo

Esta técnica se utiliza para determinar la agnosia auditiva. Se condiciona de la misma manera que en la Audiometría: cuando el sonido se termina el niño debe colocar el vehículo en el garage.

La intensidad que se usa para estimular es de 30 dB por encima del umbral que se sospecha que tiene.

Se comienza la estimulación con la Frecuencia 250 Hz en forma continua y se le muestra que juegue con el camión y cuando no escucha el sonido que debe estacionar el camión. Luego se utiliza la Frecuencia 2000 Hz en forma pulsada y se le asocia al coche de bomberos.

A partir de los 5 años se emplea la Frecuencia 500 Hz en forma pulsada asociando el sonido a la moto y la Frecuencia 1000 Hz en forma continua asociándolo al colectivo.

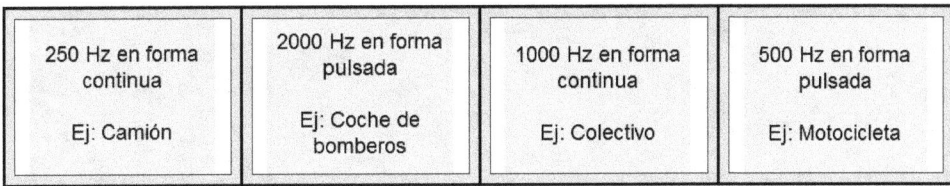

Figura 70: Asociación que se realiza entre Frecuencia, tipo de presentación y el vehículo con el que debe jugar el niño.

Luego que se lo condiciona al niño, se pasa las Frecuencias con las que se trabajaron y se observa que el niño pueda realizar correctamente la asociación de los sonidos presentados con los vehículos correspondientes.

Reclutamiento

Se la puede aplicar a partir de los siete años .Se comienza con la Frecuencia 1000 Hz con una intensidad de 30 dB por encima del umbral, se le muestra que cuando el sonido es continuo se juega con el auto y cuando el sonido es modulado que lo haga con el coche de bomberos. Para condicionar se le presenta el sonido modulado en forma fuerte y luego se pasa incrementos menores de 1 dB. Se lo puede realizar con las otras Frecuencias.

Capítulo 10

Impedanciometría

Virginia Villarreal, Agustín R. Miranda

La Impedanciometría es un procedimiento audiológico objetivo, mediado por aparatología. La finalidad del mismo es valorar el sistema tímpano-osicular (integrado por características de la membrana, la cadena de huesecillos, los ligamentos y músculos del oído medio, la cavidad y espacios aéreos del oído medio). Está compuesto por dos estudios: la timpanometría y el Reflejo acústico- estapedial; en la primera el estímulo son las presiones y en el segundo el estímulo es sonoro (tonos puros).

Se considera importante mencionar fundamentos físicos con algunas definiciones que son fundamentales: La Impedancia Acústica posee dos componentes: resistencia acústica es la componente debida a rozamientos y fricciones, reactancia está constituida por los elementos del sistema mecánico-acústico como las masas de los fluidos en movimiento, la masa de los ligamentos y estructuras óseas y la rigidez de los elementos elásticos del sistema, como membranas, cavidades, etc.

La Admitancia acústica o movilidad acústica, es la inversa a la impedancia acústica.

En conclusión cuando realizamos la Impedanciometría se evaluará la complacencia (la flexibilidad) del tímpano que es inversamente proporcional a la Impedancia acústica.

El equipamiento utilizado es el Impedanciómetro pudiendo ser manual o digital. Básicamente consta de una sonda terminal, *la* cual debe ajustarse correctamente de forma hermética al CAE que contiene tres conductos flexibles: uno conduce el tono sonda al CAE (220 Hz) en la cual la movilidad depende exclusivamente de los componentes elásticos (compliancia), el otro retorna al instrumento de medición a partir de un micrófono detecta la presión de la cavidad y controla el flujo sonoro manteniendo la presión constante y el tercero produce presiones positivas y negativas en el conducto por medio de una bomba de aire.

Timpanometría

El procedimiento debe contemplar que el paciente previamente se haya realizado una otoscopia, para certificar que no exista presencia de cerumen que obstruya la visualización de la membrana timpánica.

El profesional Fonoaudiólogo le dará la consigna que no debe realizar nada: que no hable y no trague saliva, que va a tener el oído tapado y va a sentir presión y sonidos. Si el paciente habla o traga, produce cambios de presión en la caja timpánica lo que haría que cambie la obturación.

La finalidad es determinar las variaciones de la movilidad o complacencia o compliancia de la membrana timpánica en función de los cambios de presión. A mayor movilidad/complacencia de la membrana timpánica, menor resistencia/impedancia. No se puede realizar en otitis aguda con supuración, debido a la contaminación.

El Algoritmo es el siguiente:

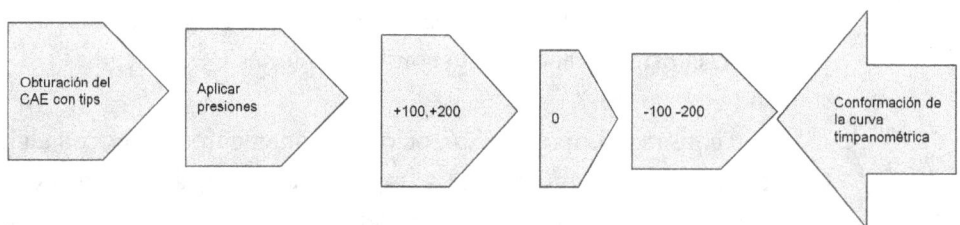

Figura 71: Algoritmo timpanométrico.

1º El procedimiento consiste en ajustar el tip o chupete correctamente de forma hermética al CAE. Para colocar el tip o chupete, en caso de adultos: debe tirarse el pabellón auditivo hacia atrás y arriba. En niños: se debe traccionar el pabellón hacia abajo para enderezar el conducto. Para saber si está bien obturado el oído, se debe verificar la compliancia normal, la cual incluye los valores comprendidos entre 0.3 y 1,4 ml. La compliancia normal depende del ambiente (presión atmosférica).

2º Aplicar presiones: 0 +100 +200 0 -100 -200.
Normalidad: entre complacencia entre -50 y +50 ml
Gráfico: abajo las presiones (mmH20) y en el otro complacencia (ml.).
Se evalúa de ambos oídos.

Registros timpanométricos

Existen varias clasificaciones. Se propone la clasificación de Brooks, que se detalla a continuación:
A: Curva normal: Complacencia centrada en 0.
B: Mala permeabilidad tubárica. Por una obstrucción tubárica de la trom-

pa de Eustaquio que provoca un déficit de ventilación, se afectan las presiones negativas del OM, por lo cual la curva se desplaza hacia las presiones negativas. Esto producirá un punto de mayor complacencia y puede llegar a haber un apunamiento y un mínimo GAP de 15 dB en los graves.

C: Otoesclerosis. Curva centrada descendida: Fijación del estribo llevando a una fijación de la cadena. Hay poca complacencia/movilidad. Curva centrada en cero debido a que no hay problemas de ventilación.

D: Disyunción osicular o tímpano monomérico: en la primera hay reflejo estapedial y en la segunda hay reflejo solamente si la fractura está más allá del punto de inervación del músculo del estribo.

E: Líquido en caja: no hay movilidad/complacencia del complejo tímpano osicular y se presenta cuando el OM está ocupado por algún tipo de efusión o derrame.

Los colores son ilustrativos y a manera esquemática, siempre recordando que para el trazado la ASHA aprueba que los registros de oído derecho se realicen con color rojo y los de oído izquierdo con azul. Pero también sugiere el trazado con negro en forma indistinta pues los símbolos son los que indican a qué oído pertenece cada respuesta.

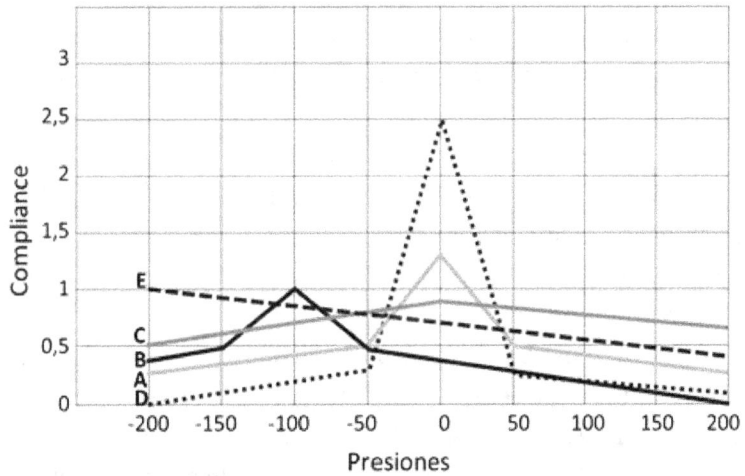

Figura 72: Registros timpanométricos según la clínica otológica. Adaptado del Tratado de audiología. Salessa et al. 2005.202. A: Normal; B: Mala permeabilidad tubárica; C: Otoesclerosis; D: Disrupción de cadena osicular; E: Otitis exudativa.

Reflejo estapedial o reflejo acústico

El reflejo acústico se refiere a la contracción refleja de los músculos intratimpánicos en respuesta a la estimulación sonora, a una intensidad de 70 - 90 DB sobre umbral tonal liminar. La prueba de reflejos acústicos se usa en conjunto con las medidas timpanométricas, para comprender lo que podría llamarse la evaluación de la impedancia acústica. Son una clase de pruebas que forman parte de la evaluación audiológica básica y hacen importantes contribuciones al diagnóstico diferencial.

El oído medio contiene dos músculos, del estribo y del martillo, los cuales se unen a la cadena osicular. El músculo del estribo está inervado por el séptimo nervio facial craneal. Es el más pequeño de los músculos esqueléticos.

La contracción del músculo estapedial por lo tanto tira del estribo en la dirección posterior. El músculo del martillo es inervado por el quinto nervio. Como resultado, el martillo se tira delante y hacia dentro cuando se contrae el músculo tensor del tímpano. Se podría pensar en los músculos del estribo y del martillo como antagonistas porque tiran de la cadena de huesecillos en direcciones esencialmente opuestas, pero trabajan sinérgicamente porque ambos músculos endurecen el sistema de transmisión del oído medio, aumentando así su impedancia.

Vías acústicas del Reflejo

El arco reflejo acústico consiste en la contracción bilateral de los músculos del oído medio en respuesta a un sonido de alto nivel que se presenta a cualquier oído. La vía aferente es a través del Nervio Auditivo y la vía eferente es a través del Nervio Facial (el músculo Estapedial (es la primera rama motora del Nervio Facial)

El ipsilateral (sin cruzar) y contralateral (cruzado) vías del reflejo estapedial acústico se muestran que en realidad hay cuatro arcos reflejos distinguibles que comienzan con la estimulación de una cóclea, dos que conducen a la contracción del músculo estapedial ipsilateral y dos que activan el músculo estapedial en el lado opuesto.

La parte sensorial del reflejo acústico va desde la cóclea estimulada a través del nervio auditivo (inervado por VIII par) al núcleo coclear ventral ipsilateral. La neurona de segundo orden desde el núcleo coclear ventral pasa a través del cuerpo trapezoide que conduce a dos vías reflejas ipsilateral y dos vías reflejas contralateral. Una vía ipsilateral va desde el núcleo coclear ventral al núcleo del nervio facial ipsilateral, del cual las neuronas motoras del nervio facial van al músculo estapedial en el mismo lado que la cóclea estimulada. La segunda vía unilateral va desde el núcleo coclear ventral al complejo olivar superior ipsilateral (específicamente en la oliva superior medial). A partir de aquí, las neuronas de tercer orden van al núcleo del nervio facial, las neuronas motoras del nervio Facial activan el músculo del estribo homolateralmente.

Una de las vías reflejas acústicos contralaterales va desde el núcleo coclear ventral ipsilateral al complejo olivar superior ipsilateral, de la que las neuronas de tercer orden cruzan al núcleo del nervio facial contralateral. Las segundas vías cruzadas son las neuronas del núcleo coclear ventral se cruzan al complejo olivar superior contralateral, que envían terceras neuronas al núcleo del nervio facial contralateral. Para ambas vías contralaterales, la parte motora del arco reflejo va desde el núcleo del nervio facial contralateral a través de al músculo estapedial en el oído del lado opuesto a la cóclea estimulada.

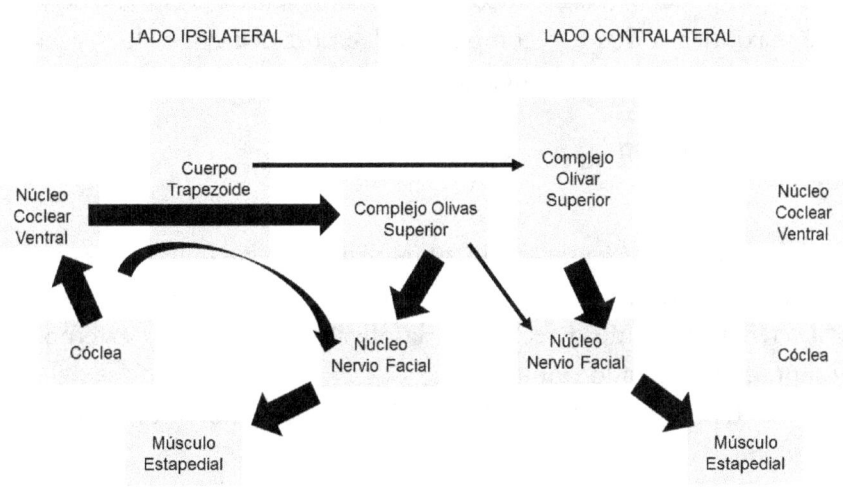

Figura 73: Diagrama del Reflejo Acústico Estapedial Ipsilateral y Contralateral

Medición del Reflejo Acústico

En el Reflejo se exploran las frecuencias de 500, 1000, 2000 y 4000 Hz. Para poder desencadenarse necesita: campo auditivo suficiente para estimular, oído medio sin defectos, integridad de las vías VIII y VII par. El oído de referencia siempre es el que tiene colocada la sonda, el Reflejo Estapedial que aunque se provoca de un lado se produce bilateralmente. El Reflejo es más fácil de desencadenarse con ruidos que con los tonos puros, por la mayor amplitud de banda de la estimulación. Por lo cual si se utiliza ruido blanco el umbral se encontrará a 60 dB por encima del umbral tonal.

Se denomina *ipsilateral* cuando el estímulo y el registro corresponden al mismo oído y *contralateral* cuando se estimula contralateralmente y registra la contracción del oído donde se encuentra la sonda.

<u>Procedimiento</u>: Primero se explora el *Reflejo Ipsilateral* (se estimula por sonda y se detecta el reflejo de ese oído (dónde está la sonda). La búsqueda se realiza en 80 dB y en saltos de 5 dB. Se exploran las Frecuencias mencionadas.

Para desencadenar el reflejo se utiliza tonos de 1-2 s de duración. En el gráfico se anota el valor del umbral del reflejo, es cuando se ha obtenido una reacción liminar. Una vez que se determina el umbral del reflejo, al aumentar la intensidad de la estimulación aumenta progresivamente la magnitud de la respuesta.

Segundo se evalúa *el Reflejo Contralateral:* Se estimula por auricular y se registra el reflejo del oído que tiene la sonda. Para obtener el reflejo contralateral se precisa más intensidad (5- 10 dB) que en la estimulación Ipsilateral. Jerger refiere que estas diferencias se deben a fenómenos neuromusculares.

El poder de diagnóstico de los reflejos acústicos Ispsilateral y Contralateral se maximiza con el uso combinado debido a cada tipo de prueba, ofrece a sus propias ventajas en términos de sensibilidad a determinados tipos de trastornos.

Esquema de reflejo estapedial

Para la prueba de reflejo estapedial se ubica la oliva, tips en oído y el auricular en el oído contralateral. Por ejemplo: el siguiente esquema simula el registro del reflejo de Oído derecho con la oliva en el conducto externo y el auricular supraural en el oído izquierdo.

Reflejo estapedial ipsilateral de oído derecho y contralateral del oído izquierdo.

Reflejo estapedial ipsilateral de oído izquierdo y contralateral del oído derecho.

Para el reflejo de Oído izquierdo se coloca la oliva en el conducto externo y el auricular supraural en el oído derecho.

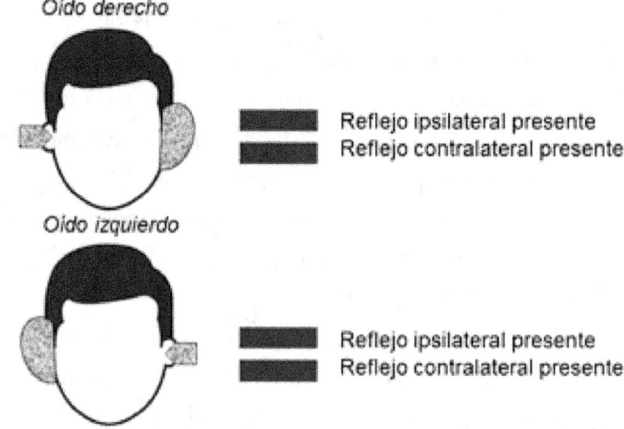

En el caso de hipoacusia conductiva bilateral los reflejos responderían de la siguiente manera:

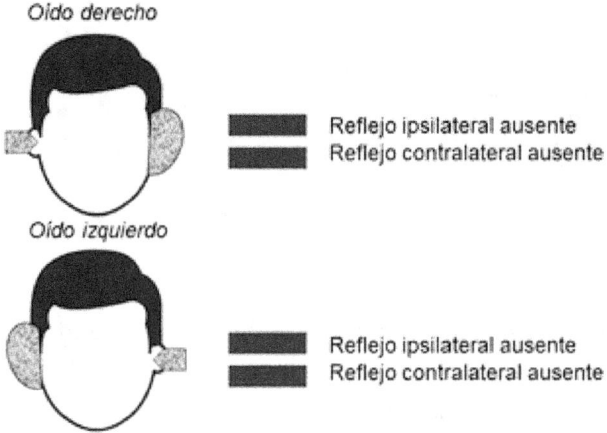

En el caso de hipoacusia unilateral conductiva del Oído derecho se obtiene:

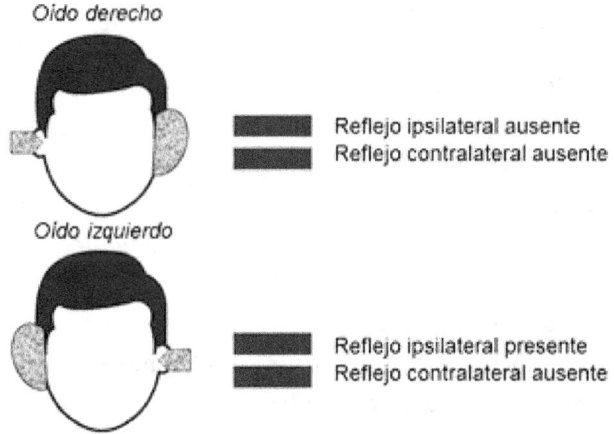

Gráfica de registro:

La importancia del reflejo no solo es su presencia sino también su umbral. Es decir a qué intensidad se desencadena.

Para ello es importante sumar la siguiente grilla a la cartilla audiológica:

	250 Hz	500 Hz	1000 Hz	2000 Hz	4000 Hz
Reflejo ipsilateral de oído derecho					
Reflejo contralateral de oído derecho					
Reflejo ipsilateral de oído izquierdo					
Reflejo contralateral de oído izquierdo					

Aplicaciones Clínicas

Reflejos Acústicos en caso de hipoacusia conductiva: los reflejos están usualmente ausentes cuando se coloca la sonda en el oído que se encuentra la hipoacusia. O en el caso de que presentara 30 dB de gap el reflejo aparecerá elevado, es decir que lo encontraremos a 115 dB aproximadamente.

Si un paciente presenta hipoacusia conductiva unilateral del oído izquierdo el eeflejo ipsilateral del oído derecho será normal y el contralateral ausente. El reflejo ipsilateral del oído izquierdo ausente y el reflejo contralateral estará ausente o elevado.

Cuando la hipoacusia conductiva es bilateral ambos reflejos ipsilateral y contralateral están ausentes.

Reflex Decay o Adaptación: es la reducción de la magnitud de la respuesta durante la presencia de estimulación. Se propone una estimulación durante 10 segundos a una intensidad de 10 dB por encima del umbral del reflejo en las Frecuencias 500 y 1000 Hz, es patológico cuando la amplitud del reflejo disminuye en la mitad en 5 s o menos. Se puede investigar ipsilateral o contralateral, éste es el más usado. La anormalidad del decaimiento del reflejo está asociada a patología retrococlear.

Pronóstico y Localización de las Parálisis Faciales: mediante la investigación del reflejo permite establecer un topodiagnóstico de la lesión. Si se encuentra por debajo del músculo estapedial el reflejo aparece, es un signo de benignidad. Se puede determinar un pronóstico de la recuperación si reaparece después de las tres semanas.

Reclutamiento: Prueba de Metz: es una prueba objetiva para determinar reclutamiento, ya que cuando la diferencia entre el umbral tonal liminar y el umbral del reflejo es inferior a 60 dB se puede hablar de *reclutamiento positivo*. Si el paciente posee un umbral tonal a 80 dB y el umbral estapedial se encuentra en 110 dB la diferencia es de 30 dB: es decir que con una intensidad de 30 dB sobre umbral se produjo la contracción del reflejo.

Simulación: en el caso que estamos sospechando que el paciente simula una pérdida, la exploración del reflejo es de suma importancia debido a que la contracción es inconsciente. Si el paciente dice que no oye y aparece el reflejo, podemos estar enfrente a un simulador, pero se debe tener en cuenta el fenómeno del reclutamiento, que se puede confundir con éste, pero el aporte de resultados como la logoaudiometría de Cahart, nos ayuda a orientar el diagnóstico.

Otoesclerois y estapedectomía: el reflejo en el caso de las personas operadas de estapedectomía, queda abolido. En la otoesclerosis se presenta el efecto ON-OFF o reflejo invertido que se manifiesta un aumento inicial pequeño de la compliancia (se lo relaciona a un estado de comienzo de la patología) y también hay ausencia del reflejo.

Pruebas de funcionalidad tubárica

Uno de los procedimientos que pueden realizarse, inmediatamente después de la Impedanciometría, es la evaluación de la funcionalidad de la trompa de Eustaquio. En condiciones normales, la trompa de Eustaquio, se abre y cierra al tragar y al bostezar. Permite la comunicación del oído medio con el exterior a través de su apertura en la nasofaringe.

La trompa de Eustaquio cumple tres funciones primordiales: de ventilación del oído Medio, equiparación de presiones entre la caja timpánica y el exterior y drenaje en los casos de oído medio con secreciones.

Cualquier alteración de las funciones normales va a desencadenar una *disfunción tubárica*. Ya sea por causas mecánicas (adenoides hipertróficas, tumores) o funcionales (alergias, infecciones, debilidad muscular). Se produce un aumento de la presión negativa en la caja timpánica, el tímpano se retrae, y por la misma presión negativa se comienzan a generar secreciones en OM, lo cual puede provocar a corto plazo una otitis media. Otro de los casos en los que es pertinente evaluar la funcionalidad de la Trompa de Eustaquio es para determinar el éxito de un procedimiento quirúrgico, por ejemplo, cuando el otorrinolaringólogo indica colocación de tubos transtimpánicos, con el objetivo de evaluar si una vez despedidos los tubos, la Trompa de Eustaquio va a funcionar con normalidad, evitando recidivas.

Los factores de riesgo para la génesis y desarrollo de esta patología son los siguientes:
- Infección respiratoria superior.
- Sinusitis crónica.
- Rinitis alérgica.
- Hipertrofia adenoidea.
- Humo de tabaco.
- Reflujo.
- Paladar ojival.

- Radiación.
- Reducción de la neumatización de las celdas mastoideas.
- Óxido nitroso.

Evaluación inicial de paciente

El interrogatorio estará dirigido a la clínica otológica, pero se debe investigar otros aspectos del paciente, como por ejemplo el descenso rápido de peso que puede determinar una disfunción tubárica.

En los últimos años se han diseñado diversas herramientas los fines de facilitar el diagnóstico. Éstos consisten en cuestionarios dirigidos a población adulta, y se caracterizan por ser breves y fáciles de aplicar. Un ejemplo de éstos es el cuestionario ETDQ-7 (7-item Eustachian Tube Dysfunction Questionnarie), el cual ha demostrado tener (sensibilidad de 91% y especificidad de 95%).

En el último mes, ¿cuán molestos le han resultado ser los siguientes síntomas?							
1: ¿Presión en los oídos?	1	2	3	4	5	6	7
2: ¿Dolor de oídos?	1	2	3	4	5	6	7
3: ¿Sensación de que sus oídos están tapados o "bajo el agua"?	1	2	3	4	5	6	7
4: ¿Síntomas de oído cuando tiene un resfriado o sinusitis?	1	2	3	4	5	6	7
5: ¿Crujidos o estadillos en el oído?	1	2	3	4	5	6	7
6: ¿Zumbido en los oídos?	1	2	3	4	5	6	7
7: ¿Sensación de que el sonido que escucha está amortiguado?	1	2	3	4	5	6	7
	A		B			C	

Tabla 1: 7-item Eustachian Tube Dysfunction Questionnarie (ETDQ-7). A: sin problema; B: Problema tubárico moderado; C: Problema tubárico severo.

Examen visual del oído externo y tímpano

La otoscopía es una de las prácticas clínicas más importantes. Algunos signos de disfunción tubárica son la retracción de la membrana timpánica y la presencia de líquido proveniente del oído medio. Alternativamente se le puede pedir al paciente realizar una maniobra de Valsalva o Timpanometría representa es una prueba manométrica, de amplia distribución y aplicación en la práctica profesional. Proporciona una medida indirecta de la función de la trompa de Eustaquio mediante la medición de la presión del oído medio. Presenta una sensibilidad del 94% y una especificidad del 95%.

La curva timpanométrica típica por mala permeabilidad tubárica está desplazada hacia las presiones negativas (mayor a -50 mm) pudiendo presentar una hipoacusia conductiva con un GAP de 15 dB en las frecuencias graves.

Las maniobras más utilizadas son:
Maniobra de Valsalva
Procedimiento
1. Se realiza el timpanograma.
2. Se le pide al paciente que realice una espiración por nariz con la boca cerrada y las fosas nasales ocluidas. Con éste procedimiento se produce una presión positiva en la caja timpánica y un abombamiento del tímpano en el caso que las trompas están permeables.
3. Se realiza un nuevo timpanograma.
4. Resultados: si existe una variación de presión hacia positivo hay una buena función tubárica. Si el nuevo timpanograma no arroja variación de presión con respecto al primero, indica que la Trompa de Eustaquio no está funcionando correctamente.

Ésta maniobra también se emplea cuando existe un bloqueo del oído durante el descenso de altura y en el buceo, para contrarrestar el aumento progresivo de la presión de agua sobre el oído y evitar un barotrauma.

Maniobra de Toynbee
Procedimiento
1. 1. Se realiza el timpanograma.
2. 2. Se le pide al paciente que realice una deglución manteniendo las fosas nasales ocluidas y la boca cerrada. Este procedimiento provoca una retracción de la membrana timpánica, el aire del oído medio se aspira, lo cual permite la apertura de la Trompa de Eustaquio.
3. 3. Se realiza un nuevo timpanograma.
4. 4. Resultados: Si existe una variación de presión hacia negativo (con respecto al timpanograma anterior a la maniobra) indica que existe una buena función tubárica. Si no hay variación de presión es porque la trompa no está cumpliendo su función.

Además se han descripto otras pruebas manométricas:

Técnica de inflado/desinflado: Mide la apertura activa y pasiva de la trompa de Eustaquio. Se aplica una presión positiva al oído medio con una cánula sellada en el CAE, se va incrementado la presión paulatinamente hasta que la trompa se abra o hasta llegar a 100-300 mmH2O. Se le pide al paciente que trague repetidamente hasta que no se detecten cambios en la presión del oído medio (meseta de presión residual). Se repite el procedimiento aplicando presión negativa de igual magnitud, se registra la presión residual y el número de tragos requeridos para alcanzarla. Tiene una sensibilidad de 75% y especificidad del 65%. Es útil en niños. La variante de nueve pasos evalúa la función tubárica activa en presencia de un tímpano intacto y un oído medio seco. Usando la prueba de nueve pasos, la apertura de tubárica se puede registrar en el 81% de individuos sanos durante la deglución.

Prueba de la respuesta forzada: Requiere la perforación de la membrana timpánica, a través de la cual se coloca una sonda sellada al CAE, se incrementa la presión del oído medio hasta que se abre la trompa (es por ello que es una prueba de apertura pasiva). Se suministra un flujo constante que filtra por la trompa de Eustaquio. Se registran las presiones de apertura y cierre de orificio de la trompa. La prueba puede realizarse a diferentes velocidades de flujo de aire y la deglución durante puede proporcionar más información sobre la función activa y el efecto que esto tiene sobre la resistencia de las trompas. Se ha calculado una sensibilidad y especificidad de 79% y 58%.

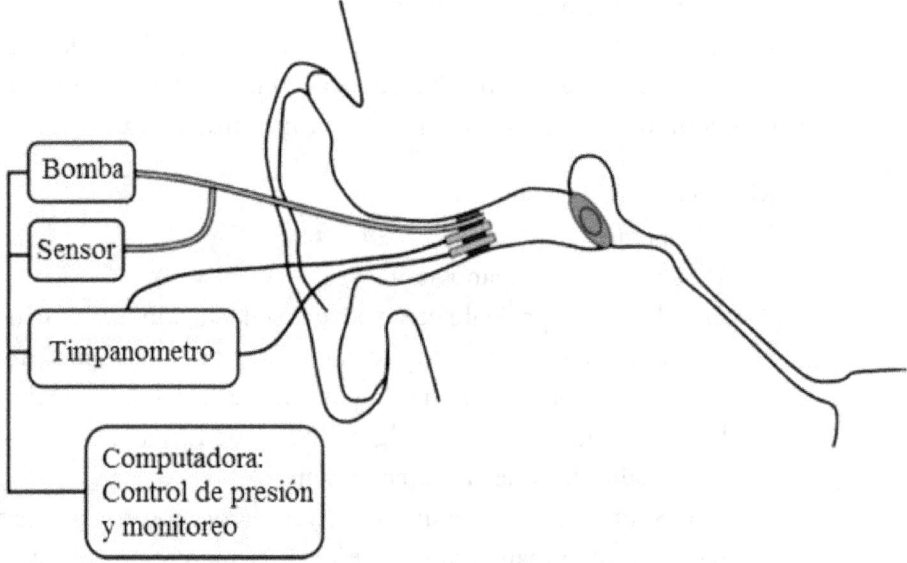

Figura 74: Esquema del procedimiento de Timpanometría. Extraído de Smith &Tysome, 2015.

Imagenología

El diagnóstico de la función tubárica a través de la imagen funcional se encuentra en las primeras etapas de desarrollo. Entre estas, la tomografía axial computarizada es la de mayor aplicación. Permite la reconstrucción multiplanar de la trompa de Eustaquio y la membrana timpánica, poniendo en evidencia la motilidad cuando se le pide al paciente que olfatee. Por otro lado, existen actualmente líneas de investigación que trabajan con resonancia magnética y gammagrafía I en la búsqueda soluciones diagnósticas.

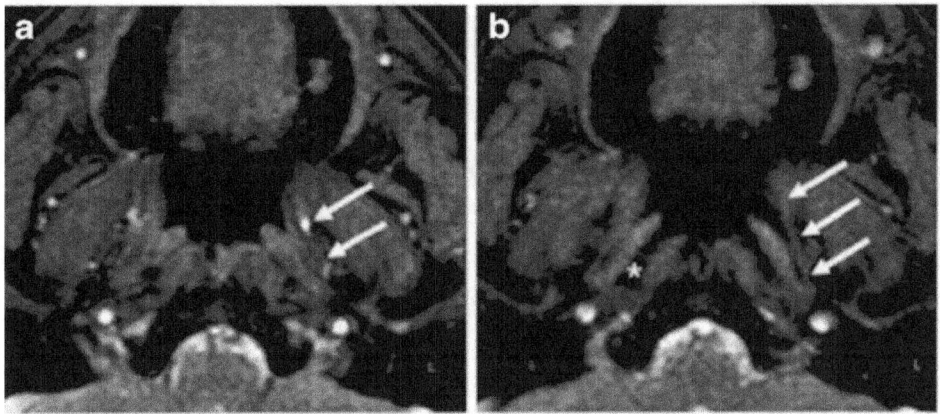

Figura 75: Imagen por resonancia magnética. Se observa la trompa de Eustaquio en posición neutra (izquierda) y durante la maniobra de Valsalva (derecha), con apertura completa en la trompa (flechas) y distensión del hueco faríngeo de Rosenmüller (asterisco). Extraído de Smith et al., 2016.

Existe evidencia sobre la relación entre la disfunción tubárica y la patogénesis de la otitis media, siendo el principal mecanismo la inadecuada capacidad de drenar el mucus del oído medio. En consecuencia, se ha propuesto evaluar el clearence mucociliar y muscular de muchas maneras: inoculación en oído medio de fluoresceína, azul de metileno u otras sustancias de contraste. Se busca la presencia de estos colorantes en la nasofaringe, lo que es indicativo de permeabilidad de trompa de Eustaquio.

Por otro lado, la actividad muscular se puede investigar con la electromiografía, sobre todo de los músculos tensor del velo del paladar y elevador del velo del paladar. No obstante estos estudios están en sus primeras fases.

Existe una gran disponibilidad de métodos de evaluación de la función de la trompa de Eustaquio, desde métodos sencillos y fáciles de aplicar como la timpanografía, así como herramientas más sofisticadas como la gammagrafía o electromiografía, aunque estos se encuentran en etapas iniciales de validación. A pesar de esta amplia gama, la elección del test va a depender principalmente de las características del paciente, así como de la disponibilidad de recursos.

Capítulo 11

Potencial evocado auditivo de tronco (PEAT)

MARGARITA LEIVA

Los PEAT, también llamados BERA según la terminología sajona (Brainstem Evoked Responses Audiometry) son un método cualitativo y cuantitativo de registro de la actividad generada por el sistema nervioso auditivo central en el tronco como respuesta a la estimulación acústica.

Es importante tener en cuenta que los PEAT no son estudios de audición en el sentido estricto de la palabra, es una prueba de sincronía neural. Establecen la competencia y la integridad de la vía hasta un cierto nivel. De esto se desprende que podemos encontrar potenciales evocados auditivos perfectamente normales en pacientes con hipoacusia profunda, como sería el caso de personas con lesiones en áreas corticales auditivas. O, por el contrario podemos ver pacientes con audición normal y PEAT totalmente distorsionados como en el caso de la esclerosis múltiple. Esto es debido al proceso de desmielinización característico de la patología.

La estimulación sonora puede presentarse mediante un click (estimula la mayor parte de la cóclea con énfasis frecuencial de 3000 a 5000 Hz) o mediante tonos puros. Este estímulo mecánico se transforma en el órgano de Corti en estímulo eléctrico que recorre la vía auditiva hasta llegar a la corteza, tardando en hacer este recorrido aproximadamente 300 ms. A los que se denomina latencia.

Estos Potenciales aparecen durante los primeros 10 ms inmediatos a la estimulación sonora.

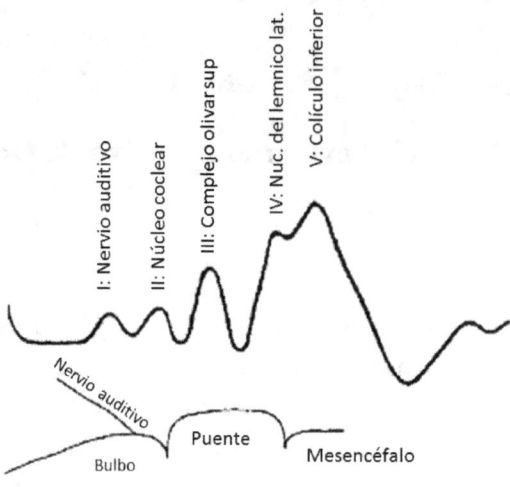

Figura 76: Esquema de correspondencia de las curvas y la topografía delas postas o relevos de la vía auditiva

¿Cómo interpretamos los PEAT?

La interpretación es un punto de suma importancia en la realización de los potenciales evocados ya que es una prueba objetiva de interpretación subjetiva y, de esta manera se depende de la experiencia de quien la realice.

La vía auditiva presenta estaciones nerviosas que deberán ser atravesadas por el estímulo sonoro. Estas estaciones son reconocidas en el trazado obtenido así:

- Onda I: actividad eléctrica del ganglio espiral
  - Onda II: parte posterior del núcleo coclear anteroventral y zona anterior del núcleo coclear posteroventral.
  - Onda III: parte anterior del núcleo coclear anteroventral ipsilateral y núcleo medial del cuerpo trapezoide contralateral.
  - Onda IV: células ipsilaterales y contralaterales de la oliva medial superior.
  - Onda V: células del lemnisco lateral y/o colículo inferior.

Cuanto más intenso sea el estímulo sonoro mejor será la morfología y amplitud sonora, y menor su latencia. Así mismo a mayor número de clicks, más se alarga la latencia de las ondas y menor es su amplitud.

Mediante la estimulación sonora que realizamos obtendremos un gráfico con 5 curvas de las cuales prestaremos mayor atención a las onda I-III y V dada su utilidad clínica, dado q las latencias e interlatencias permiten realizar un diagnóstico topográfico y cuantitativo.

Las latencias esperables a una intensidad de 80 dB en individuos sanos son las siguientes:
- Onda I: 1,5 ms.
- Onda III: 3,75 ms
- Onda V: 5,5 ms.

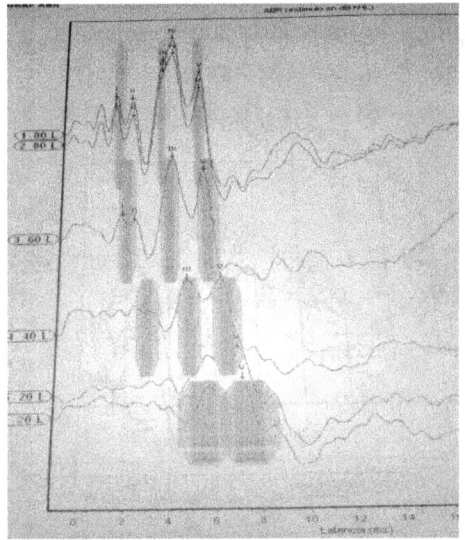

Figura 77: Progresión de la diferencias de amplitud de la onda a partir del descenso en al intensidad de la estimulación.

En los niños menores de 1(un) año es esperable que estas latencias sean alargadas debido a la mielinización incompleta aun.

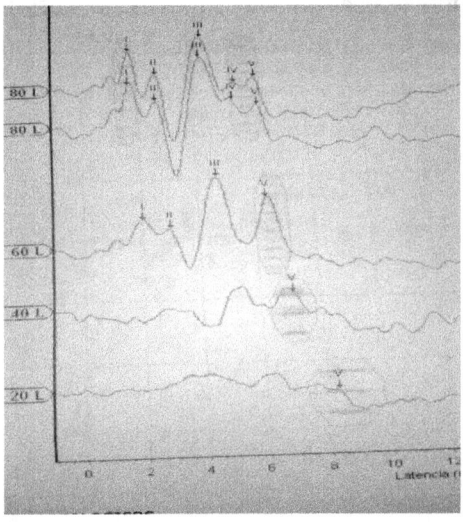

Figura 78: Muestra del aumento de la latencia en el caso de un niño de corta edad.

Otro valor de suma importancia para poder realizar topodiagnóstico son las interlatencias.

Los valores de interlatencias normales a una intensidad de 80 dB son:
- I-III: 2,25 ms
- III-V: 1,75 ms.
- I-V: 4 ms.

Si algunas de estas latencias se encuentran alargadas, como vemos en el gráfico siguiente implica que hay un obstáculo en la transmisión del estímulo q ocasiona demoras en el tiempo de transmisión, es decir aumenta la latencia.

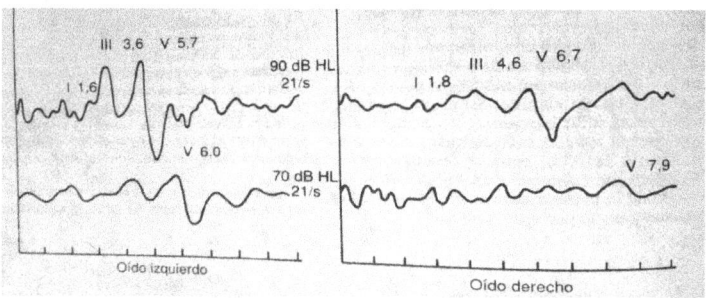

Figura 79: Registro de respuestas auditivas del tronco encefálico donde se evidencia en oído derecho prolongaciones de las ondas, compatible con trastorno del VIII par. Otorrinolaringología. Paparella et al. Edit. Panamericana. Vol. II.1148.

¿Cómo es el procedimiento para realizarlo?

El paciente debe estar tranquilo, relajado. Por esta razón en aquellos niños pequeños o individuos excitables debe realizarse bajo sedación. Los resultados del PEAT no se ven afectados por la acción de sedantes.

Es válido agregar que en la actualidad existen aparatos con tecnología bluetooth que permiten la realización de la prueba con el niño despierto.

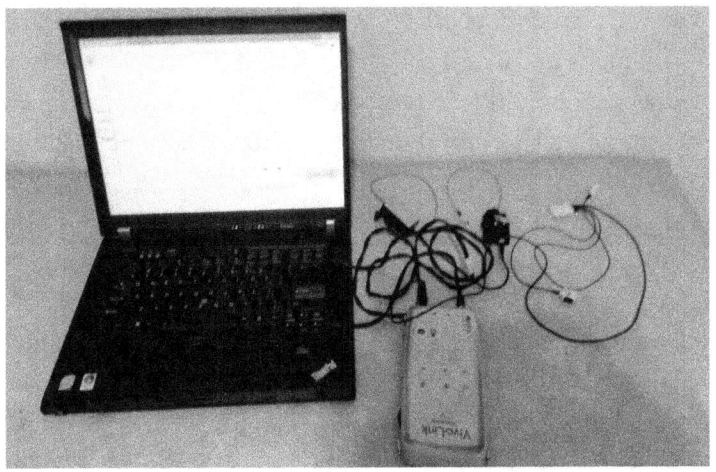

Figura 80: Dispositivo para la realización del BERA con tecnología Bluetooth.

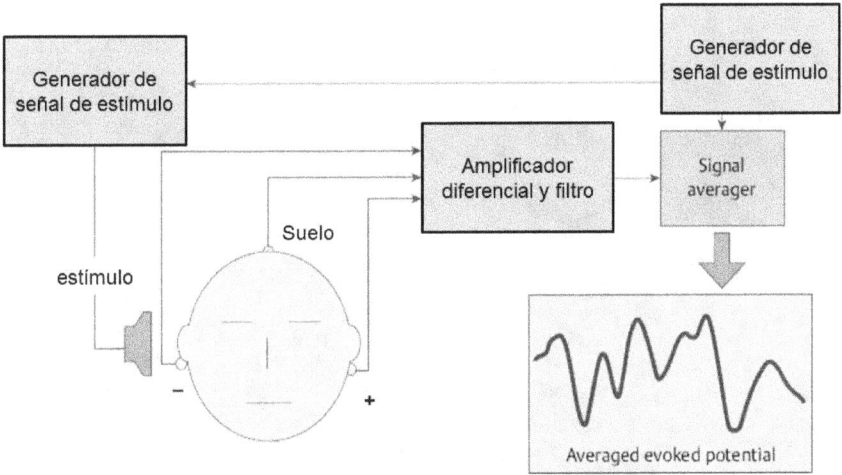

Figura 81: Paciente con electrodos acoplados mediante dispositivos autoadhesivos.

1. Se colocarán electrodos (+ y -) en cada mastoides. Y un electrodo en la frente (tierra). Sobre la mastoides del oído a investigar se colocará el electrodo negativo (ipsilateral). Previamente a la colocación de electrodos la piel debe ser limpiada cuidadosamente para mejorar la impedancia. En la mayoría de los aparatos de la actualidad los electrodos se acoplan mediante dispositivos autoadhesivos.
2. Se realiza la colocación de auriculares mediante los cuales se realizará la estimulación sonora.
3. El estímulo sonoro puede ser presentado mediante auriculares convencionales, intracanales o, en el caso de agenesia auricular se puede presentar a través de vibrador óseo.

4. Se comienza el estudio pasando el estímulo (click o tono puro) a una intensidad de 80 dB.

Una vez obtenido el trazado se procederá a reconocer las distintas ondas, analizar sus latencias e interlatencias como así también valorar su morfología y reproducibilidad.

Si deseamos obtener umbral auditivo realizaremos sistemáticamente el mismo procedimiento descendiendo la intensidad hasta obtener la mínima intensidad en la q es percibida la onda V. En mi práctica fonoaudiológico en el caso de encontrar buen trazado a 80 dB realizo la búsqueda de umbral descendiendo la intensidad en escala de 20 dB Para disminuir el tiempo de la prueba evitando que el paciente se despierte en caso de estar dormido o, evitar la fatiga del paciente en caso de que el mismo esté despierto.

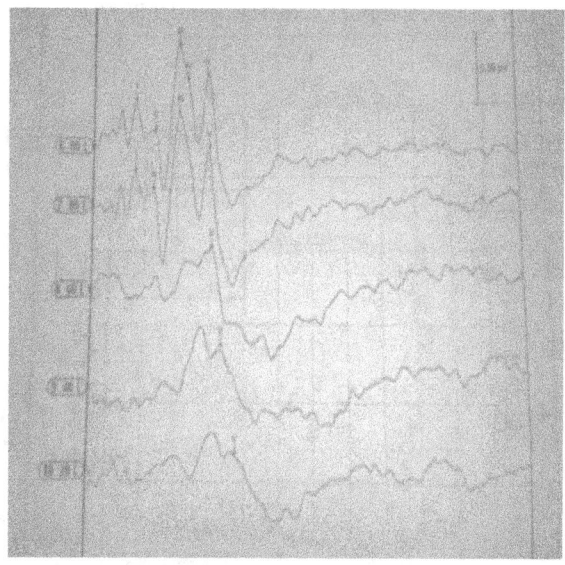

Figura 82: Progresión en la estimulación con el objeto de buscar el umbral auditivo.

Tal como se observa en el gráfico... a medida que bajamos la intensidad del estímulo se aumenta la latencia, como así también disminuye la amplitud de onda.

Por otro lado al irnos acercando al umbral auditivo van desapareciendo en primer lugar la onda I y, luego la onda III consecutivamente hasta quedar solamente la onda V, la que será la última en desaparecer siendo la más consistente.

¿Cuál es su utilidad clínica?
- Diagnóstico precoz de hipoacusia de recién nacidos y niños: muchos protocolos de screening auditivo sugieren su uso como método de detección precoz. Este, tal vez sea una de las más importantes aplicacio-

nes de la prueba debido a la posibilidad de intervenir tempranamente ante las consecuencias de la hipoacusia.
- Descartar hipoacusia en niños con trastornos de la adquisición del lenguaje o del desarrollo psicomotor.
- Screening del neurinoma del acústico: Si la latencia III-V se encuentra alargado, podría ser signo de presencia del tumor.
- Permite el diagnóstico del tipo de hipoacusia: Nuevamente, a través del aumento en la latencia en algunos de los segmentos (I-III, III-V) alargando el tiempo de conducción central. Así mismo, si por el contrario, el que se encuentra alargado es el tiempo de conducción periférico (tardanza en la aparición de la onda I) el tipo de hipoacusia será conductiva.

Es importante enumerar las ventajas y desventajas de la prueba.

Ventajas:
- Prueba no invasiva y sus resultados no se ven afectados por la sedación.
- Permite el diagnóstico precoz de hipoacusia, sobre todo en aquellos casos en los que no sería posible mediante pruebas subjetivas, dado que no se necesita la colaboración del paciente.
- La onda V está presente desde el nacimiento.
- Reproducibilidad. Permite repetir el estudio y lograr los mismos resultados.

Por el contrario las desventajas que encontramos son:
- El resultado "normal" del PEAT no implica ausencia de hipoacusia puesto que la lesión podría estar ubicada por encima del tronco encefálico.
- La ejecución incorrecta de la prueba (colocación incorrecta de electrodos, inadecuada sedación, etc.) puede llevar a diagnósticos erróneos.
- No puede ser considerada como una audiometría.

Capítulo 12

Pruebas complementarias y supraliminares

Virginia Villarreal, Agustín R. Miranda

Acufenometría

El paciente que padece problemas de audición puede presentar zumbido, tinnitus o acúfenos que son ruidos que el paciente refiere sin la presencia de estimulación auditiva externa. Para colaborar en la conformación y especificidad de la sintomatología se realiza una prueba que lo compara y determina la frecuencia y la intensidad en la que está presente. Puede manifestarse en uno o en ambos oídos y la técnica es la siguiente:

1. Se le indica al paciente que se presentarán sonidos que podrían ser parecidos a sus zumbidos. Puede ofrecerse la estimulación en el oído en que presenta el zumbido o en el opuesto. Puede realizarse en presencia del acúfeno o bajo la evocación del mismo.
2. Lo que primero se compara es la forma del sonido es decir se le presentan tonos puros y ruidos a una intensidad cómoda, buscando la similitud del acúfeno con el estímulo presentado.
3. Luego se compara la intensidad del acúfeno equiparando la que el paciente refiere, con el estímulo que se presenta.
4. Aumentando la intensidad en 5 dB. se observará si el sonido del audiómetro enmascara o tapa el acúfeno. Una de las formas para consignar el resultado de este procedimiento es incluir en el estudio por ejemplo que se ejemplifica en la siguiente leyenda:

Acúfeno permanente bilateral similar a banda estrecha 4000 Hz. a 30 dB. que se enmascara a 35 dB.

Otra forma de registrar es colocar en el audiograma en la frecuencia e intensidad que corresponda con un rectángulo relleno, con el color correspondiente al oído que presenta el zumbido.

En caso de que el paciente presente más de un acúfeno se deberá repetir el procedimiento con cada uno de ellos.

Pruebas que evidencian el reclutamiento

Son estudios que usan los valores umbrales liminares para adicionar mayor intensidad y descubrir la presencia de reclutamiento o fatiga.

El reclutamiento es definido con evidencia de cortipatía. Implica la distorsión de la intensidad del sonido. El reclutamiento logra entenderse si se lo compara con una lesión en la piel, por ejemplo una quemadura. Al ser rozada suavemente por una brisa será percibido este contacto como una presión mayor que en la zona no quemada.

Esta comparación muestra que en zonas sin lesión la presión de estimulación se percibe sin distorsión. En el oído especialmente en la cóclea al presentarse una lesión de las células ciliadas externas (según la explicación de Hallowell D) se registrará en la audiometría una disminución del umbral tonal. Es decir a intensidades leves el sujeto no tendrá percepción pero a mínimas variaciones de intensidad de 1 dB. o menos aún, en zona supraliminar lograra reconocerlas sin dificultad. Que un oído enfermo escuche más estas diferencias de intensidad no significa que escuche mejor. Pues el paciente a menudo refiere que escucha pero no entiende lo que se le dice, más aún si se le grita o habla con voz fuerte, lo que pone en evidencia que afecta la discriminación.

La sonoridad como sensación subjetiva de la intensidad es la afectada en estos casos y puede representarse como el trastorno que describe la anormal sensación de aumento de sonoridad ante un moderado aumento de volumen.

Cuando el campo auditivo se reduce porque el umbral auditivo está descendido por una hipoacusia el umbral máximo de audibilidad se acerca llevando los umbrales de molestia y dolor más cerca del umbral tonal.

Estudio del campo auditivo: Prueba de Watson y Tolan.

Esta prueba investiga y demarca el campo auditivo de cada oído por separado, desde las frecuencias 250 Hz. hasta la 4000 Hz. Se estimula con tono continuo desde la intensidad umbral y se le solicita al paciente que refiera cuando el sonido le resulta cómodo. De allí se traza el umbral de confort. Luego se continúa haciendo los incrementos de intensidad hasta que el paciente refiere a que nivel le molesta y de allí se traza el umbral de molestia y por último se sigue incrementando y se marca si el sonido produce dolor para trazar el umbral de dolor en esa frecuencia dada. Esta prueba permite la comparación entre los umbrales y si estos se mantienen a una distancia entre el umbral tonal y el umbral de molestia de por lo menos 35 dB se observa que el paciente no recluta mientras que si se estrecha y se pierde el paralelismo entre los mencionados umbrales se reconoce que el oído está reclutando. La manera de graficar este estudio es una manera clásica.

Cada respuesta se marca en el audiograma y de allí permite la comparación con el umbral tonal. La simbología es un triángulo rectángulo apoyado en el eje de la frecuencia que se investigó y la base del rectángulo corresponde a la intensidad mencionada por el paciente. Si el paciente refiere dolor el triángulo se rellena completamente. Corresponde al umbral de dolor o algiacusia.

Los colores son ilustrativos y a manera esquemática, siempre recordando que para el trazado la ASHA aprueba que los registros de oído derecho se realicen con color rojo y los de oído izquierdo con azul. Pero también sugiere el trazado con negro en forma indistinta .

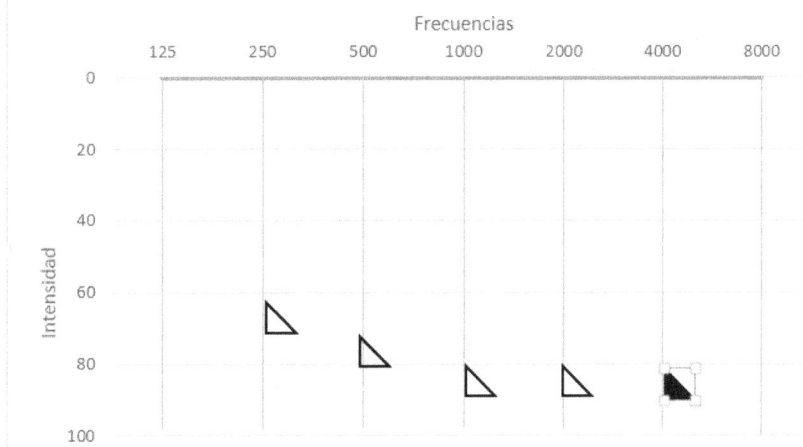

Figura 83: Registro del Watson y Tolan del umbral de Molestia con triángulos isósceles que asientan su base en la intensidad indicada como molesta. La orientación del triángulo corresponde a la ubicación de la ósea del oído estudiado en este caso oído derecho. El triángulo relleno indica algiacusia o dolor al sonido

Prueba de Lüscher

Esta prueba busca registrar el umbral diferencial de un estímulo a 40 dB sobre el umbral en las frecuencias de 500 a 4000 Hz. Las diferencias son variaciones de modulación donde existen incrementos de intensidad sobre el tono continuo que se presentan en forma decreciente de 5 dB a 0 dB pasando por incrementos de 4, 3, 2, y 1 dB (posible de detectar por el oído sano) 0,5, 0.25 dB., estas variaciones son posibles de detectar si el paciente padece reclutamiento.

Prueba de SISI

Indica la sensibilidad ante pequeños incrementos de intensidad. Se propone la prueba a 20 dB sobre umbral y se presenta en las frecuencias de 500 a 4000 Hz. El paciente usará un pulsador que oprimirá ante el incremento de sonoridad en un tono continuo, el mencionado incremento que se presenta cada 5 segundos en 1 decibel. Se tendrá en cuenta que pueden presentarse incrementos de 0 decibel o 5 decibel a fin de que el paciente no automatice sus respuestas. Al finalizar la presentación del tono se sumarán todas las respuestas positivas en la presentación de 20 incrementos. Posteriormente a dichas respuestas se las multiplica por 5 a fin de obtener un porcentaje de percepción de los incrementos. Dentro de los resultados se estipula que de 0 a 35 % hay ausencia de reclutamiento, de 40 a 65 % el reclutamiento es dudoso y de 70 a 100 % el reclutamiento es positivo.

Los colores son ilustrativos y a manera esquemática, siempre recordando que para el trazado la ASHA aprueba que los registros de oído derecho se realicen con color rojo y los de oído izquierdo con azul. Pero también sugiere el trazado con negro en forma indistinta pues los símbolos son los que indican a que oído pertenece cada respuesta.

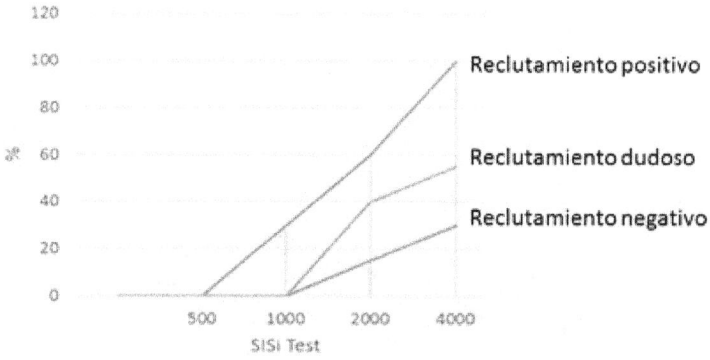

Figura 84: SISI test representación de los resultados posibles

Pruebas que evidencian la adaptación y fatiga auditiva

La Adaptación hace referencia a los cambios en el tiempo de la percepción auditiva. Si se investiga durante la estimulación auditiva nos referimos a *Adaptación* o si se lo investiga después de la estimulación auditiva se hace referencia a la *Fatiga* (*Adaptación post estimulatoria*).

Adaptación Auditiva:

Se la investiga monoauralmente si el paciente percibe la estimulación durante un tiempo determinado o lo deja de percibir. Si es necesario cuatro incrementos de intensidad para lograr percibir el sonido es Adaptación patológica que es patognomónica de las lesiones retrococleares.

Pruebas para estudiar la Adaptación:

Las pruebas son incluidas dentro de la batería de estudios para diagnosticar neuropatías, se realizan en un tiempo de 60 segundos.

Prueba De Carhart: Se coloca un tono continuo a partir del umbral tonal liminar, se realiza en las Frecuencias 500, 1000, 2000 y 4000 Hz. Cuando el paciente deja de percibir se incrementa 5 dB y el tiempo vuelve a 0, hasta que logra percibir el tono de un modo continuo durante los 60 segundos.

Se considera los deterioros que se producen hasta que la persona percibe el tono en forma continua, durante un minuto. Si el deterioro del umbral ha sido de cuatro incrementos es patológico.

Prueba De Tone Decay

Rosemberg propone una modificación de la Prueba de Carhart con el objetivo de que la Prueba dura 60 segundos, mide cuantos deterioros se producen en ese tiempo. Es decir que la Prueba no vuelve el tiempo a cero cuando se aumenta la intensidad.

En cada Frecuencia a investigar se comienza a partir del umbral tonal liminar y se aumenta 5 dB cuando el sujeto deja de percibir el tono.

Los resultados se interpretarían de la siguiente manera:
Normal: cambios de la intensidad de 0-5 dB
Inicio de Adaptación: Cambios de la Intensidad de 10-20dB
Adaptación patológica: con un cambio de más de 20 dB

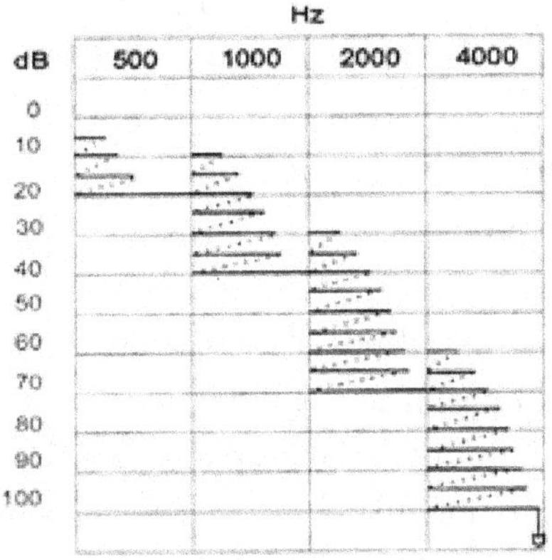

Figura 85: Ejemplo de Registro de la Prueba de Carhart Decay con evidencia de adaptación patológica. Manual de Audiometría-Faletty P. y Geuze G-Ed Quorum-2007-52.

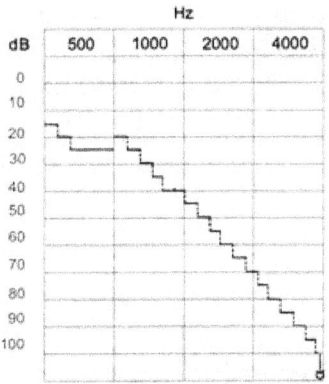

Figura 86: Ejemplo de Registro de la Prueba de Tone Decay con evidencia adaptación patológica. Manual de Audiometría-Faletty P. y Geuze G-Ed Quorum-2007-52.

Pruebas de Fatiga Auditiva

La fatiga auditiva es el desplazamiento temporal post estimulatorio, que ocurre en el umbral tonal liminar debido a que se aplicó un sonido intenso.

La aplicación clínica es predecir de alguna manera, la susceptibilidad que posee la persona de poseer un desplazamiento permanente debido a una estimulación de alta duración. Peyser sugiere en 1930 que se utilice el término de Fatiga patológica cuando el desplazamiento del umbral dura más de dos minutos.

La base de las pruebas de Fatiga es la comparación del Umbral Tonal obtenido en la Audiometría y el umbral después de aplicar un sonido a alta intensidad. Se diferencian en los tonos que utilizan para estimular y los tiempos de fatiga.

A continuación se describen las siguientes pruebas, aunque existe las de Hood y Greisen las cuales no se describen:

Prueba De Peyser:

El procedimiento es el siguiente:
1. Se determina el umbral en la Frecuencia 1000 Hz
2. Se presenta un tono por Vía Aérea de 1000 Hz a 100 dB durante 3 minutos
3. Descanso de 15 segundos
4. Se realiza una nueva determinación del umbral

Se valora los resultados de la siguiente manera:

Normal: si el umbral se desplaza 5 dB

Sospechoso: Si el umbral se desplaza de 5-10 dB

Fatiga anormal: cuando el umbral se desplaza más de 10 dB

Prueba De Theirlgaard

Esta prueba se basa en que la fatiga auditiva provocada por un tono puro es mayor a una octava por encima del sonido fatigante.

Se procede de la siguiente manera:
1. Se determina el umbral por Vía Aérea en la Frecuencia 2000 Hz
2. Se presenta un tono de 1500 Hz por vía Aérea a 100 dB durante 5 minutos
3. Se descansa 5 minutos
4. Se determina nuevamente el umbral de la Frecuencia 2000 Hz

Se valora los resultados de la siguiente manera:

Normal: si el umbral se desplaza 5 dB

Sospechoso: Si el umbral se desplaza de 5-10 dB

Fatiga anormal: cuando el umbral se desplaza más de 10 dB

Prueba De Wilson

Propone que la zona más susceptible es la de la Frecuencia 4000 Hz y se basa en que la fatiga auditiva provocada por un tono puro es mayor a una octava por encima del sonido fatigante.

Se procede de la siguiente manera:
1. Se determina el umbral por vía aérea de la Frecuencia 4000 Hz
2. Se estimula por vía Aérea con una Frecuencia de 2000 Hz a 80 dB durante 8 minutos
3. Se descansa dos minutos
4. Se determina umbral de Frecuencia 4000 Hz

Se valora los resultados de la siguiente manera:
Normal: si el umbral se desplaza 5 dB
Sospechoso: Si el umbral se desplaza de 5-10 dB
Fatiga anormal: cuando el umbral se desplaza más de 10 dB

Simulación y Disimulación

En el ámbito de la salud laboral es importante definir si estamos en frente de una Simulación de una pérdida auditiva o Disimulación Auditiva. Esto requiere tener una visión clínica que pueda ver la audición como función, pero también como conducta.

La persona que *simula* (simulador) es aquella que aparenta o exagera la sordera con el fin de obtener indemnización por invalidez. Algunas características del simulador es que utiliza Frases como: *"no oigo nada"* o posee gestos para exagerar la pérdida auditiva como acercar el oído. La persona que *disimula* (disimulador) es la persona que encubre su lesión, para lograr ingresar a un trabajo o permanecer en el puesto laboral, hay muchas personas con hipoacusias en el mercado laboral que tienen controles en el lugar en el que son contratados, los controles lo realiza una empresa o el empleador.

Pruebas subjetivas que investigan la simulación o la disimulación:

En algunos casos es necesario investigar en diferentes sesiones con dos o tres días de intervalos, cuando las diferencias obtenidas entre un examen y otro son más de 10 dB se puede pensar en una simulación.

Estas son pruebas formales, pero el profesional entrenado y con una visión clínica puede reconocer conductas mediante pruebas informales el reflejo acústico palpebral, la reacción de sonidos inesperados, repetición de palabras acústicamente similares a voz débil.

Carhart logoaudiométrico: *es una técnica en la cual se presentan las palabras alterando el orden de las intensidades. No se tomaría umbral de voz ni umbral de palabra se comienza en forma habitual a partir de 50 dB y se va alterando las intensidades. Cuando existe discordancia de las respuestas en la misma intensidad, nos manifiesta la simulación (ver en capítulo de logoaudiometría).*

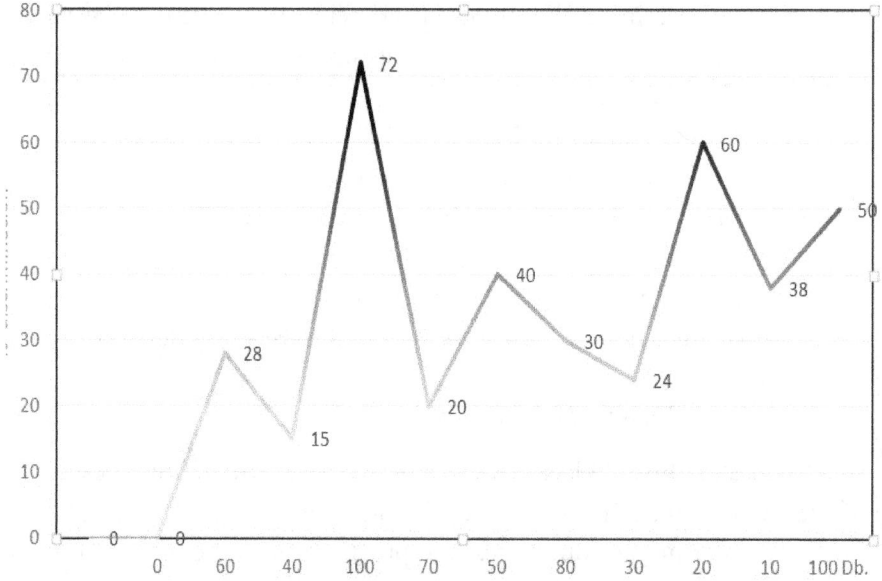

Figura 87: Curva de Carhart logoaudiométrico. Obsérvese en la base la secuencialidad de las intensidades ofrecidas y la inconsistencia de las respuestas en relación a ellas.

Los colores son ilustrativos y a manera esquemática, siempre recordando que para el trazado la ASHA aprueba que los registros de oído derecho se realicen con color rojo y los de oído izquierdo con azul. Pero también sugiere el trazado con negro en forma indistinta pues los símbolos son los que indican a que oído pertenece cada respuesta.

Audiometría por técnica de Wilson: en la misma sesión se toma los umbrales con técnica diferentes: *Técnica del umbral ascendente (del silencio al sonido) y Técnica de umbral descendente (de sonido a silencio).* Si existe una diferencia entre estos umbrales encontrados de más de 10 dB, nos indicaría que estamos enfrente a un simulador.

Prueba de la voz alternada: se parte del oído mejor se le realiza preguntas a intensidad cómoda y se alterna con el oído peor. Si la persona responde en forma correcta a las preguntas es porque oye bien de los dos oídos.

Test de Lombard: es una prueba que se utiliza para investigar en el caso de personas que simulan pérdida auditiva bilateral. Se le pide al paciente que lea un texto o que cuente, mientras que lo realiza se le pasa por los auriculares ruido Blanco. Si la persona eleva la intensidad de la voz a 60 dB, no posee déficit auditivo debido a que se pierde control de la voz con un medio ruidoso y aumenta la intensidad por el reflejo cócleo-recurrencial.

Prueba de Stewart: se realiza logoaudiometría con un ruido de fondo de 10 dB sobre el umbral, que ve va aumentando de 10 dB en 10 dB a medida de que se aumenta la intensidad de la logoaudiometría. En el hipoacúsico, se obtiene la misma curva, dado que el ruido enmascarante no supera los 15 dB y en el caso de un simulador con ruido enmascarante cae la curva significativamente o no contesta.

Investigación por lateralización Transósea: en el caso que la persona simule una pérdida auditiva bilateral se puede utilizar esta prueba. Cuando existe una diferencia entre un oído y otro, si se pasa por vía ósea un sonido de 50 dB en el oído peor o 60 dB por vía aérea en el oído peor, se obtendrá curvas sombras por Lateralización Transcraneana. En el simulador no se obtienen curvas sombras.

En algunos casos es necesario investigar en diferentes sesiones con dos o tres días de intervalos, cuando las diferencias obtenidas entre un examen y otro son más de 10 dB se puede pensar en una simulación.

Estas son pruebas formales, pero el profesional entrenado y con una visión clínica puede reconocer conductas mediante pruebas informales el reflejo acústico palpebral, la reacción de sonidos inesperados, repetición de palabras acústicamente similares a voz débil.

# Capítulo 13

Audiodiagnóstico

Silvana V. Serra, Mónica L. Brizuela,
Lorena Baydas, Agustín R. Miranda

Todo lo que precede muestra que las bases del estudio de la audición se cimientan sobre la habilidad auditiva de la detección principalmente a través de un procedimiento hegemónico como lo es la audiometría.

Esto revela que el resto de las habilidades no están plenamente contempladas. Por lo que en sujetos con hipoacusia pueden poseer diversidad de comportamiento auditivo al respecto. A igual pérdida auditiva, también existen diferencias en las conductas auditivas entre los sujetos.

También se debe interpretar en forma adecuada los datos que aportan los estudios audiológicos, pues los mismos se realizan en ambiente de ventaja señal/ruido. En el caso de la logoaudiometría con palabras fonéticamente balanceadas y por tanto no se puede interpretar la máxima discriminación obtenida por ejemplo de 56% en la curva como el rendimiento real y social que tiene ese sujeto en la vida cotidiana, pues el mismo alterna ambientes con distintos entornos acústicos, con diferente material verbal, etc.

El audiodiagnóstico es mucho más que el diagnóstico topográfico, es por ello que el correlato de las sensaciones del paciente en la entrevista debe terminar de darle sentido y contextualización el mismo. También ayuda a contextualizar los aspectos clínicos.

Asimismo lo van a constituir las distintas relaciones entre las pruebas realizadas.

A manera de integración se analizan los estudios audiológicos y sus distintas vinculaciones.

Ejemplo 1:

Un paciente sin problemas auditivos permanentes, presenta en la otomicroscopía membranas opacas en ambos oídos presenta una audiometría con gap en ambos trazados, Curvas logoaudiométricas desplazadas. Timpanograma plano y sin presencia de reflejos estapediales.

Luego de haber recibido tratamiento médico con antibióticos y realizarse los estudios nuevamente se puede encontrar: en la audiometría desaparición del gap en ambos trazados, Curvas logoaudiométricas normales. Timpanograma centrado en cero y sin presencia de reflejos estapediales.

¿Parecería un registro incoherente no? Pero no es así, pues se considera que la evolución de los cuadros inflamatorios los registros audiológicos se revierten en el siguiente orden: lo primero que desaparece es el gap, luego se mejora la complacencia y por último se obtiene los reflejos estapediales.

Ejemplo 2:

Un paciente de sexo femenino de 45 años, que refiere que escucha mal de ambos oídos, que empeora en los embarazos, que no tiene gran dificultad para hablar por teléfono. Al hablar en la entrevista su voz es baja. Refiere zumbidos. Indica que debe parar de masticar cuando le hablan para escuchar (Paracusia de Weber) y que en ambientes con ruido no escucha mal (Paracusia de Willis). Presenta en la otomicroscopía sin particularidades.

En la audiometría con gap en ambos trazados de 35 dB. Curvas logoaudiométricas desplazadas. Timpanograma centrado en cero pero con menor compliance y sin presencia de reflejos estapediales.

La dinámica interna de las relaciones entre los estudios amerita los siguientes razonamientos dentro de la fisiología y la clínica.

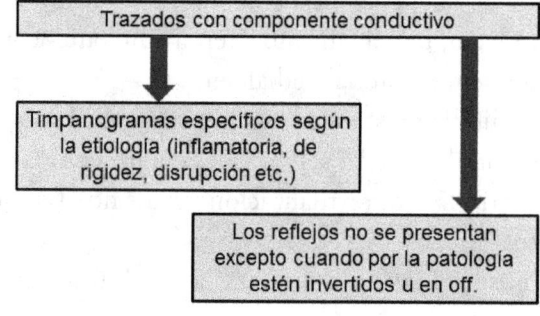

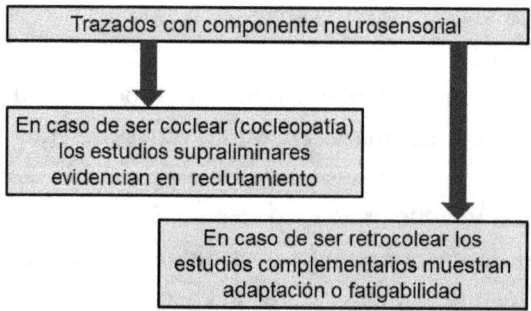

Figura 88: Trazado conductivo versus neurosensorial.

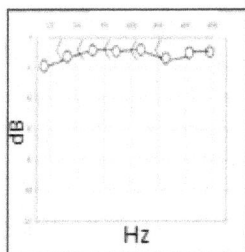
Normoacusia: audiometría con respuestas entre 0 y 20 dB en cada frecuencia, tanto en la vía aérea, como en la vía ósea. Sin gap. Logoaudiometría con todos los umbrales y sin caída en las máximas intensidades. Timpanograma centrado con curva con buena compliance. Reflejos estapediales presentes y a distancia de 60 DB o más de los umbrales tonales.

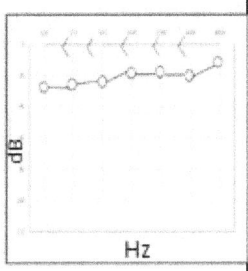
Hipoacusia conductiva: audiometría con respuestas entre 0 y 20 dB en cada frecuencia, tanto en la vía aérea, como en la vía ósea. Las vías óseas están conservadas y hay gap con respecto a la vía aérea de ese mismo oído. Logoaudiometría con todos los umbrales y sin caída en las máximas intensidades. Levemente desplazado el umbral de voz en coincidencia con las vías aéreas de la audiometría. Timpanograma centrado con curva con baja compliance o desplazada a frecuencia negativa o plana sin pico o con alta compliance sin pico incluso. Reflejos estapediales ausentes o negativos o invertidos y on off.

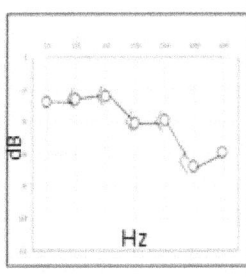
Hipoacusia neurosensorial: audiometría con respuestas por debajo de 20 dB en uno o varias frecuencias de un oído, donde la vía ósea acompaña a no más de 10 dB la vía aérea del oído, sin gap. Logoaudiometría con los umbrales coincidiendo con los umbrales tonales audiométricos y morfología sin caída en máxima intensidades o campana o meseta. Timpanograma centrado con curva con buena compliance. Reflejos estapediales presentes y pueden estar a distancia de = o > a 60 DB de los umbrales tonales audiométricos.

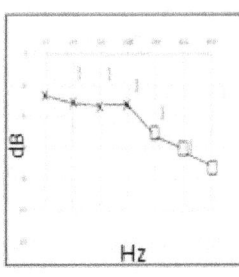
Hipoacusia Mixta: combina resultados de hipoacusia conductiva y neurosensorial. Audiometría con respuestas descendidas con gap en las frecuencias en ambas vías. Logoaudiometría los umbrales de voz y palabra desplazados según la perdida audiométrica y puede observarse máxima discriminación con o sin caída en las máximas intensidades, o morfología en meseta. Timpanograma centrado con curva con baja compliance o desplazada a frecuencia negativa o plana sin pico o con alta compliance sin pico incluso según la etiología del componente conductivo. Reflejos estapediales ausentes o negativos o invertidos y on off.

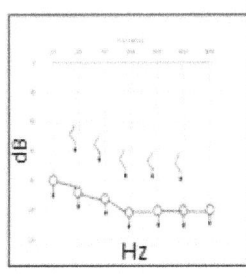
Cofosis: audiometría con ausencia de respuestas a los niveles máximos decibeles del audiómetro para cada frecuencia, tanto en la vía aérea, como en la vía ósea. Logoaudiometría sin umbrales. Timpanograma puede estar centrado con curva con buena compliance o si hay componente conductivo puede estar plano o desplazado a presiones negativas. Reflejos estapediales ausentes.

Figura 89: Coherencia Clínica Inter-estudio Según Resultados Audiométricos

Coherencia Clínica Inter estudio En Esquemas

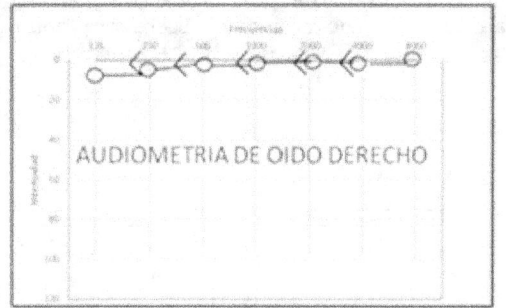

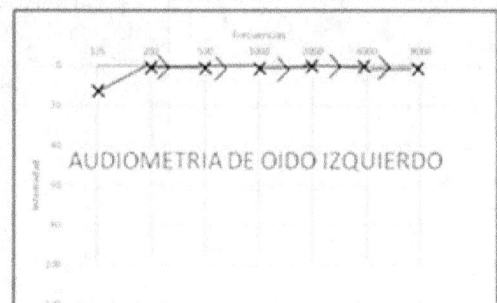

	250 Hz	500 Hz	1000 Hz	2000 Hz	4000 Hz
	↔	↔	↔	↔	↔

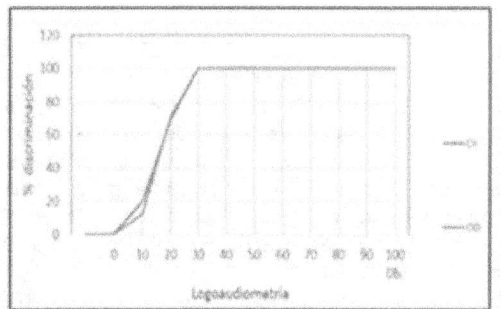

Estudio auditivo con coherencia en las respuestas normales en todos los estudios coincidiendo el comportamiento de las curvas y los valores resultantes

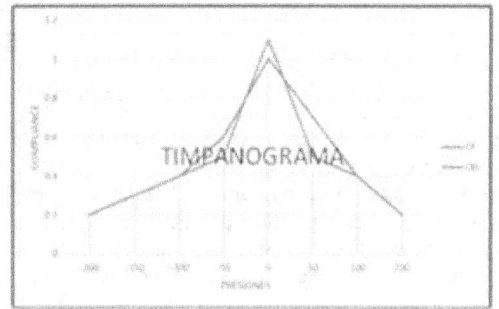

	250 Hz	500 Hz	1000 Hz	2000 Hz	4000 Hz
RI. OD	80	90	90	85	85
RC. OD	90	90	90	90	90
RI OI	80	75	75	75	75
RC OI	90	90	90	90	90

REFLEJOS ESTAPEDIALES

A color

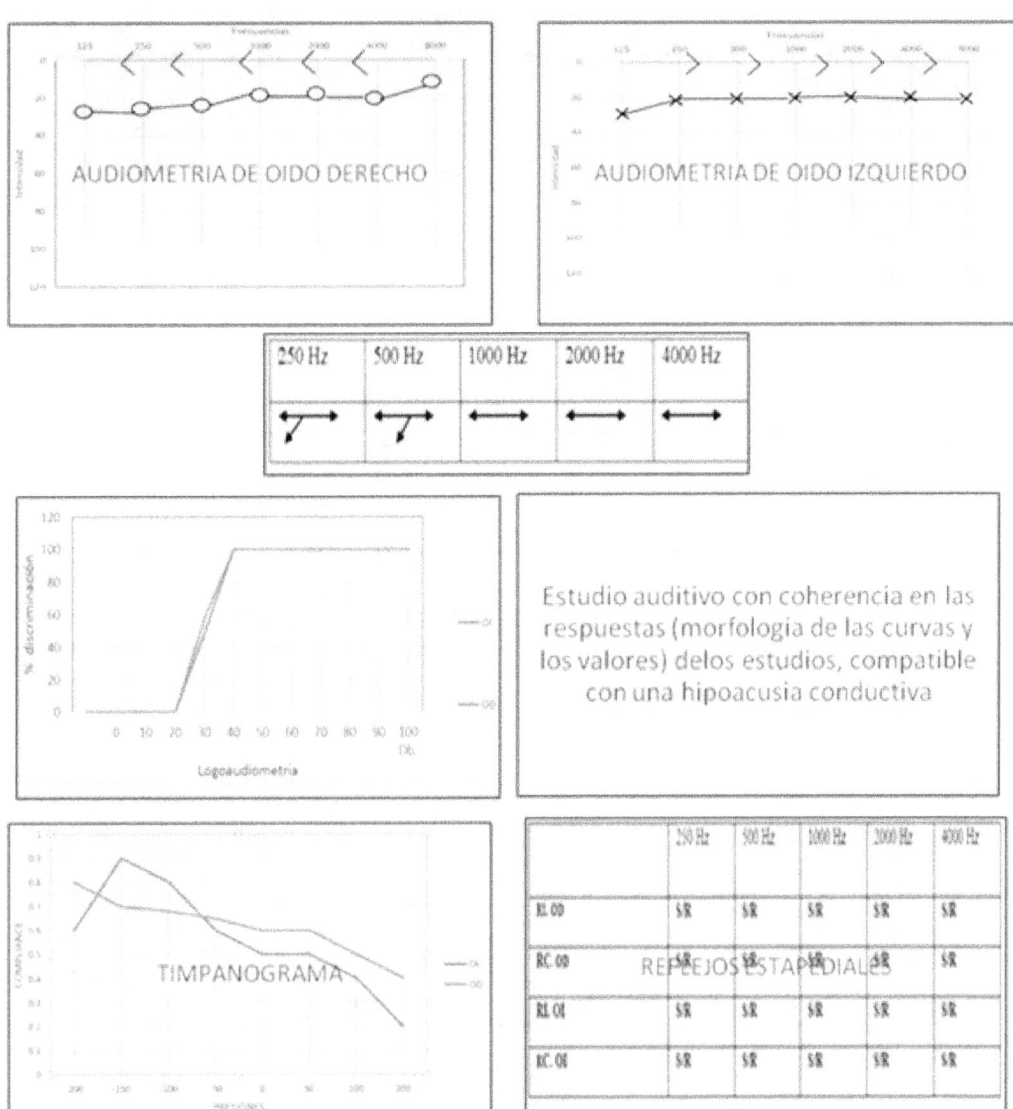

Los colores son ilustrativos y a manera esquemática, siempre recordando que para el trazado la ASHA aprueba que los registros de oído derecho se realicen con color rojo y los de oído izquierdo con azul. Pero también sugiere el trazado con negro en forma indistinta pues los símbolos son los que indican a que oído pertenece cada respuesta.

A color

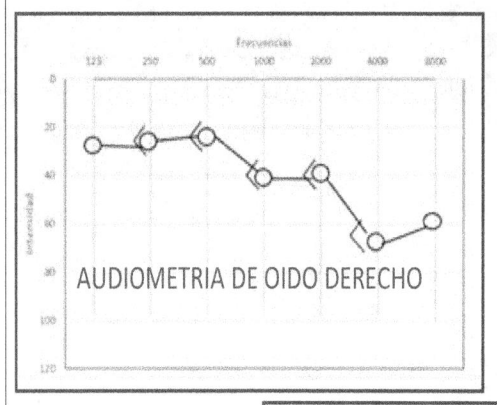
AUDIOMETRIA DE OIDO DERECHO

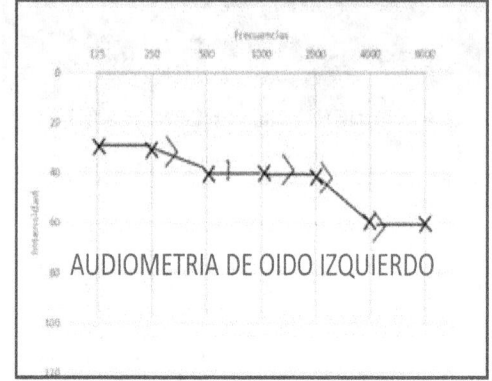
AUDIOMETRIA DE OIDO IZQUIERDO

250 Hz	500 Hz	1000 Hz	2000 Hz	4000 Hz
↔	↙	↔	↔	↔

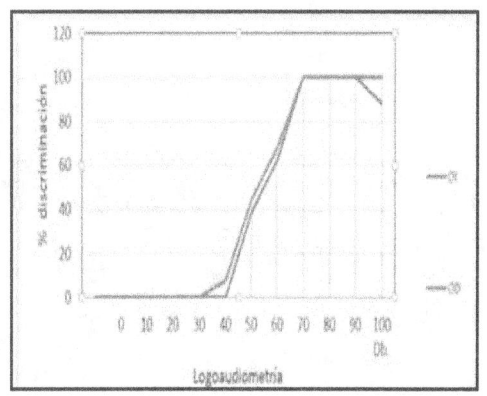

Estudio auditivo con coherencia en las respuestas (morfología de las curvas y los valores) delos estudios, compatible con una hipoacusia neurosensorial

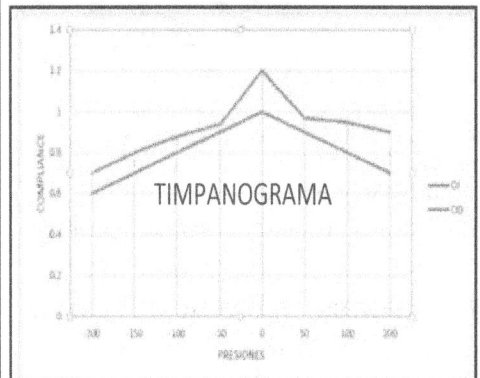
TIMPANOGRAMA

REFLEJOS ESTAPEDIALES

	250 Hz	500 Hz	1000 Hz	2000 Hz	4000 Hz
RI. OD	80	90	90	85	85
RC. OD	90	90	90	90	90
RI OI	80	75	75	75	75
RC OI	90	90	90	90	90

Capítulo 14

Tecnicismos del audiodiagnostico

Agustín R. Miranda

Introducción

La cuantificación de la capacidad auditiva resulta de vital importancia en la práctica del fonoaudiólogo, tanto a nivel asistencial como científico. En consecuencia se han desarrollado múltiples recursos e indicadores para evaluar la función auditiva. Las pruebas audiológicas se dividen en dos categorías según las estructuras anatomofisiológicas implicadas: Pruebas audiológicas para la evaluación del sistema auditivo periférico y Pruebas audiológicas para la evaluación del sistema auditivo central. Las alteraciones en estas estructuras determinan cuadros clínicos específicos. En este sentido, las patologías cocleares (componente sensorial) se asocian a pérdida de la sensibilidad auditiva, disminución de la capacidad de discriminación del habla, presenta reclutamiento y tienen una curva tonal que cae más a menudo en los agudos. Es muy común que el paciente refiera: "*Puedo oír pero no entiendo*" o "*No puedo oír en los lugares en los que hay ruido*". Un ejemplo es la cocleopatía diabética, donde las alteraciones metabólicas modifican la micromecánica del oído interno, situación detectable incluso en pacientes con umbrales auditivos normales. Se caracteriza por cambios histopatológicos con engrosamiento endotelial de la estría vascular del fondo del saco coclear responsable de la producción endolinfática, esto determina alteraciones iónicas con el consecuente impacto negativo en el potencial de acción endococlear; además se han descripto hemorragias peri y endolinfáticas, reducción del número de fibras nerviosas, cambios degenerativos del órgano de Corti con disminución de las células ciliadas externas.

Las alteraciones retrococleares (componente neural) se asocian con ausencia de reclutamiento, entraña trastornos de la adaptación, y puede predominar en los todos agudos. El neurinoma del acústico es una patología tumoral asociada a una de pérdida de audición neurosensorial de tipo progresiva en el 95% de los casos. El mecanismo fisiopatogénico consiste en compresión y/o infiltración de fibras nerviosas. Inicialmente se afectan las frecuencias agudas, acompañándose de otros síntomas como mareos y vértigo, los cuales dependen principalmente de las dimensiones de la masa tumoral. Otras patologías que afectan al sistema retrococlear son los traumatismos, meningiomas, enfermedades infecciosas como la parotiditis aguda, entre otras.

Por otro lado, las hipoacusias de origen central son el resultado del daño en las vías nerviosas que conectan al oído y la corteza cerebral, como se observa en los accidentes cerebrovasculares. Suelen ser de presentación bilateral, y se asocian a menor diferencia en cuanto a lo tonal, no hay reclutamiento, existe una adaptación netamente patológica, y se pueden relacionar con agnosia auditiva.

Un rasgo característico que es común a ambas categorías clínicas es la capacidad disminuida de transmitir señales complejas como el habla, por lo que la valoración usando señales de voz es significativamente importante en la evaluación de los trastornos tanto periféricos como centrales. Se han propuesto diversas formas de clasificar las pruebas auditivas:

1. Según las características de la onda sonora que se emplea:
- Pruebas con tonos puros
- Pruebas usando el habla
2. Según el nivel del umbral de audición:
- Pruebas liminares
- Prueba supraliminal
3. Según el tipo de respuesta:
- Pruebas comportamentales
- Pruebas no comportamentales
4. Según la localización anatómica:
- Pruebas cocleares
- Pruebas retrococleares

Coclear	Tono puro	DLI	*Differential Limen of Intensity*
		SISI	*Short Increment Sensitivity Index*
		ABLB	*Alternate Binaural Loudness Balance Test*
		MLB	*Monaural Loudness Balance Test*
	Habla	SRT	*Speech Reception Threshold*
		WRS	*Word Recognition Score*
		MCL	*Most Comfortable Listening Level*
		UCL	*Uncomfortable Listening Level*
		DR	*Dynamic range*
Retrococlear	Tono puro	TTD	*Threshold Tone Decay*
		STTD	*Supra Threshold Tone Decay*
		STAT	*Suprathreshold Adaptation Test*
	Habla	WRS	*Word Recognition Score*
		PIPB	*Performance Intensity Phonetically Balance*
		ROI	*Roll Over Index*
		CAPD	*Screening of Central Auditory Processing Disorders (ej. SCAN)*

Tabla N°1: Clasificación de los test de evaluación auditiva de mayor aplicación en la práctica profesional.

Previamente a la selección del tipo de prueba que se administrará al paciente, se debe realizar un diagnóstico diferencial de patología coclear o retrococlear con el objetivo de identificar la herramienta diagnóstica de manera pertinente. Los principales test de evaluación auditiva se encuentran en la tabla n°1.

Pruebas cocleares con tonos puros

Umbral Diferencial de Intensidad (Differential Limen of Intensity)

Esta prueba se basa en la propiedad que tiene el oído humano de distinguir diferencias mínimas de intensidad aplicadas a un sonido modulado. El procedimiento se realiza estimulando a 40 dB por encima del umbral de la frecuencia a explorar. El estímulo percibido por el paciente estará modulado de 0 a 6 dB, y se le pide al paciente que indique el momento en que percibe la modulación. Siempre que el paciente perciba la modulación por debajo de 0,7 se considerará reclutamiento. La anotación se realiza consignando al lado de cada frecuencia la cifra en que comienza a percibir la modulación, o en un gráfico cuadriculado en el cual la ordenada representa la cifra de modulación y la abscisa las frecuencias. En la intersección de la cifra de modulación percibida por el paciente y la frecuencia explorada se marca un punto que se une a los de las restantes frecuencias exploradas, en rojo el oído derecho y azul el izquierdo. También se puede realizar sobre la gráfica audiométrica con un triángulo o una barra roja o azul, dependiendo del oído, colocados sobre la intersección de la frecuencia e intensidad a que se explora la distorsión y anotando la cifra correspondiente al momento en que percibe la modulación.

Índice de Sensibilidad a los Pequeños Incrementos (Short Increment Sensivity Index)

La prueba se realiza generalmente a 500 Hz / 1000 Hz / 2000 Hz / 4000 Hz, a 20 dB por encima del umbral. Se le da al paciente la siguiente consigna: *"Usted va a escuchar un sonido continuo que irá aumentando su intensidad brevemente, en intervalos regulares o irregulares. Debe indicar cada vez que perciba esos aumentos de intensidad o volumen"*. Se comienza con un proceso de condicionamiento con ensayos de incrementos de 5, 4 y 3 dB. Luego del condicionamiento, se presenta un tono que se mantiene durante 2 minutos y automáticamente cada 5 segundos la intensidad del tono se incrementa 1 dB durante dos décimas de segundo. El paciente debe indicar el momento en que percibe este incremento de intensidad y cuántas veces ocurre en el transcurso de 20 incrementos. Cada respuesta correcta se puntúa como 5%, por lo tanto los 20 aciertos representan el 100% de la prueba.

Siempre que las respuestas correctas estén por encima del 60% es señal de reclutamiento y confirma el diagnóstico de hipoacusia neurosensorial a predominio sensorial; del 20 al 60% es dudosa la existencia de éste efecto, y por debajo del 20% no hay reclutamiento (sospecha de patología neural).

Se coloca al lado de cada frecuencia el porcentaje correspondiente, o bien se anota sobre una gráfica denominada *Sisigrama*. En las abscisas se anotan las frecuencias y en las ordenadas el porcentaje. Se unen entre sí los puntos marcados en cada intersección de porcentajes correspondientes a cada frecuencia explorada, en rojo o en azul dependiendo de qué oído sea, y obtenemos una curva en la que se pueden apreciar las frecuencias que presentan un reclutamiento.

SISI modificado: El tono se presenta a 80 dB SPL (en lugar de a 20 dB por encima del umbral para la frecuencia de prueba).

- Puntuación >90%: sugiere patología coclear.
- Puntuación <90%: se observa en personas normales.
- Puntuación <40%: indica patología retrococlear.

Balance de Sonoridad Biaural Alternado (Alternate Binaural Loudness Balance Test)

La prueba ABLB o test de Fowler realiza una equiparación de la sonoridad (intensidad) entre un oído normal y un oído hipoacúsico. Consiste en presentar un tono de cierta intensidad en el oído sano y alternativamente aplicarlo al oído enfermo a diversas intensidades. Se puede realizar en las frecuencias 500/ 1000/ 2000/ 4000Hz, pero habitualmente se selecciona de una a dos frecuencias, debido a la duración de la prueba considerando que son mejores las frecuencias altas. Inicialmente, se aplica en el oído sano un tono breve de 15 dB por encima del umbral. Luego el tono se presenta brevemente en el oído de enfermo a 15 dB por encima de su umbral, y se le pregunta al paciente si el tono era más alto o más suave que el oído sin alteraciones. Según la respuesta, se hacen ajustes necesarios a la intensidad en que se encuentra el oído enfermo, hasta que se obtiene un balance de sonoridad con otro oído. La intensidad en el sano se incrementa 15 dB, equilibrándolo otra vez con el oído con alteración. El balance de sonoridad se continúa de a 15 dB hasta que se obtiene información suficiente sobre el crecimiento de la sonoridad en el oído enfermo. Esta técnica requiere que la misma frecuencia sea equilibrada en ambos oídos y que el tono se presente de manera alternativa al oído sano, el cual nos sirve como referencia. La diferencia de umbral entre los dos oídos debe ser de al menos 20 dB para que esta prueba sea válida.

Si la diferencia en el nivel de intensidad no varía a intensidades más altas, no existe reclutamiento. Si la diferencia de intensidad disminuye gradualmente a mayores intensidades, hay reclutamiento. Si la diferencia desaparece completamente entre los dos oídos con mayores intensidades, la condición se llama reclutamiento completo y es indicativo de daño en oído interno. Además, puede existir un hiperreclutamiento, en el cual el tono en el oído afectado suena más fuerte que el tono en el oído sano por encima del umbral. El reclutamiento puede ocurrir a velocidades variables. Si continúa regularmente con cada intensidad, se llama reclutamiento continuo, y esto es indicativo de patología de oído interno (Figura 89).

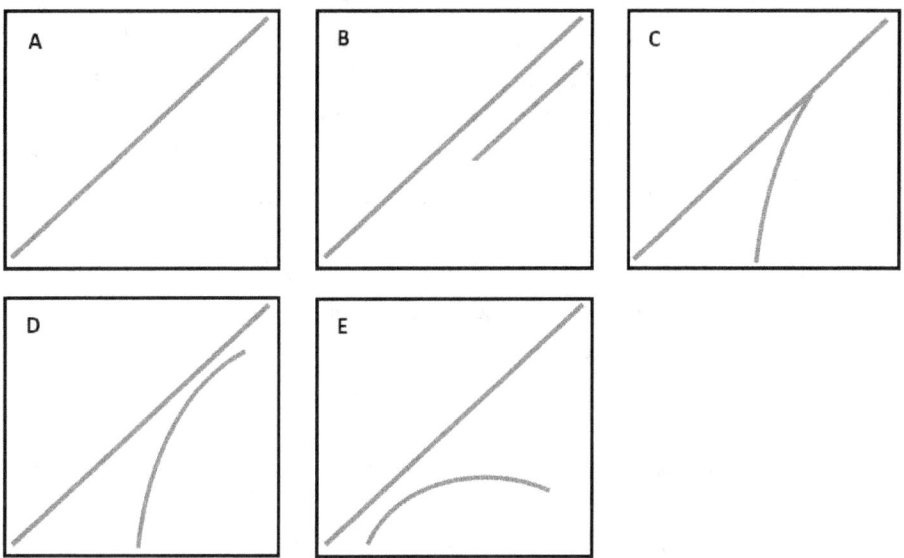

Figura 89: Posibles resultados del test ABLB:
a. Normal: Ambos oídos son normales.
b. Sin reclutamiento: Una pérdida auditiva presente en el umbral permanece inalterada a mayores intensidades. Existe una semejanza de los niveles de audición a tonos altos.
c. Reclutamiento completo: en algún nivel de audición se presenta una coincidencia entre el oído sano y enfermo de tono al mismo volumen.
d. Reclutamiento parcial.
e. Hiperreclutamiento: El oído afectado requiere una intensidad cada vez mayor para que una señal suene igualmente alta.

Balance de Tonalidad Monoaural Bifrecuencial (Monaural Loudness Balance Test)

La prueba MLB o prueba de Reger evalúa la distorsión de sonoridad entre dos frecuencias de un mismo oído cuando existe una asimetría de 20 dB o más entre su umbral. La administración y la interpretación son similares a las descriptas en el ABLB, siendo la presencia del reclutamiento una variable crítica. El balance de sonoridad se realiza en el mismo oído pero con frecuencias diferentes. El procedimiento implica la capacidad del individuo de comparar la intensidad creciente de un tono de frecuencia alterada con el de la frecuencia con la que la sensibilidad auditiva es normal. Se le indica al individuo que va a escuchar dos sonidos en un oído, uno débil y el otro un poco más fuerte. Cuando llegue a escucharlos a la misma intensidad debe avisar presionando el botón o levantando la mano.

PRUEBAS COCLEARES QUE UTILIZAN EL HABLA
Umbral de Reconocimiento del Lenguaje (Speech Reception Threshold)

El umbral de recepción del habla (SRT) representa el nivel de intensidad a partir del cual el paciente puede repetir correctamente el 50 % de palabras presentadas; así como el porcentaje máximo de discriminación (SD). En dicha prueba, se utiliza un material o listas de palabras bisílabas, trisílabas, monosílabas u oraciones sintéticas que deben cumplir con las siguientes características: balanceo fonético, homogeneidad con respecto a la audibilidad, proporcionalidad entre los diferentes sonidos del idioma y familiaridad, las cuales pueden convertirse en variables que pueden afectar la inteligibilidad y por ende el desempeño en la prueba. Es bueno empezar la prueba encontrando el nivel de sensibilidad para habla del paciente.

La prueba de SRT se debe aplicar de la siguiente manera:

Probar primero el mejor oído:

1. Presentar al paciente 10 palabras bisilábicas a 70 dB HL. Si no puede escucharlas, debe aumentar el nivel de audición, hasta que las escuche bien. De esta manera se tienen que presentar las siguientes palabras y pedir que las repita.
2. Bajar la intensidad, y solicitar al paciente que repita las palabras aunque no esté seguro de que estén correctas (puede adivinar).
3. Entre cada palabra, se tiene que reducir el nivel de audición unos 10 dB, hasta que el paciente ya no pueda repetirlas.
4. En ese punto, subir el nivel de audición de 5 en 5 dB hasta que el paciente repita correctamente.
5. Repita la secuencia, hasta que determine cuál es el punto en el que el paciente pueda repetir las palabras la mayoría de las veces.

    El SRT se define como el punto en el cual el paciente puede repetir correctamente el 50% de las veces. Antes de terminar esta prueba, puede cruzar el umbral varias veces.
6. Repita lo mismo en el otro oído. Es preferible presentar 10 palabras distintas a las anteriores para evitar el sesgo.

Enmascaramiento con el SRT

Primero se debe realizar la prueba en el mejor oído. Después cuando se pase al siguiente oído, enmascare si ocurre alguna de las siguientes condiciones: Cuando la diferencia en el SRT entre los dos oídos es de 45 dB o más, o cuando la diferencia entre el SRT de un oído y el promedio de tonos audibles de vía aérea u ósea, del otro oído sea de 45 dB o más.

Reconocimiento de Palabras (Word Recognition Score)

Es una prueba cuantitativa que mide la capacidad de entender palabras fonéticamente equilibradas. Las palabras fonéticamente equilibradas son aquellas palabras monosilábicas marcadas por una estructura consonante-vocal-consonante.

El WRS mide la capacidad de entender palabras fonéticamente equilibradas, se obtiene típicamente a través de un sistema abierto de 25 o 50 palabras monosilábicas en niveles supraliminares (a menudo 35-45 dB relativo al SRT o al tono puro) y se expresa como un porcentaje de aciertos (%). Esta prueba puede proporcionar información diagnóstica importante y además ser utilizadas para seguimiento y evaluación de la terapéutica y rehabilitación auditiva.

Es necesario que el fonoaudiólogo seleccione una prueba adaptada a la edad, estado de audición y capacidades del paciente (prueba verbal o visual). Mientras mejor sea el puntaje de WRS, menor será la pérdida de audición que afectará su capacidad de comunicación.

El examinador presenta cada palabra de prueba, una a la vez, precediendo cada una de las palabras con la frase "*diga la palabra...*". La puntuación se indica como un porcentaje basado en 25 (media lista) o 50 (lista completa) palabras.

Cuando se trabaja con población infantil o en personas con alteraciones en la producción y articulación del lenguaje es necesario aplicar otras versiones que han sido desarrolladas para estos casos. Un ejemplo es la prueba de Inteligibilidad de Palabras por Identificación de Imagen (WIPI) creada por Ross y Lerman (1970), la cual permite al profesional evaluar la capacidad de reconocimiento de palabras de un niño pequeño presentándole una serie de imágenes junto con las palabras por vía auditiva; se le solicita al niño que señale la palabra que escucha.

En conclusión, el WRS es útil para evaluar la capacidad de la persona para comprender el habla cuando se presenta un estímulo a una intensidad que está muy por encima de su umbral. Debe haber una correlación entre el tipo y el grado de pérdida auditiva y la puntuación de reconocimiento de palabras, pero esto depende de la causa de la pérdida de audición. En este sentido, un paciente con hipoacusia conductiva moderada podría puntuar un 88% en WRS, y otro paciente con hipoacusia retrococlear moderada puntuaría 28%. Los resultados por encima del 90% se aceptan como normales. Por otro lado, el WRS puede ser útil para predecir la utilidad de un audífono. Un aumento en el WRS con amplificación sugiere que un audífono podría ser útil.

Porcentaje de reconocimiento de palabras	Interpretación
96-100%	Excelente
86-95%	Muy Bueno
80-85%	Bueno
70-79%	Pasable
50-69%	Pobre
<50%	Muy Pobre

Tabla Interpretación de los resultados del WRS (DeBonis D y Donohue C, 2008).

Nivel de Escucha de Máximo Confort (Most Comfortable Listening Level Test)

El MCL representa el nivel, o rango, en decibelios en que un oyente encuentra más confortable la audición. Es una prueba que es ampliamente utilizada en el consultorio fonoaudiológico, sobre todo en los pacientes que son considerados para la aplicación de audífonos. Lógicamente, el MCL está ligado a las deficiencias auditivas pero incorpora un nuevo matiz: el MCL tiene que ver más con aspectos subjetivos definidos como "nivel de audición confortable" que con la inteligibilidad de la señal sonora en sí misma o el nivel mínimo para ser audible. El nivel de intensidad del sonido lo establece el receptor a partir de sus preferencias, denominándose ese nivel "*Nivel de Escucha de Máximo Confort*" o "*Nivel de Audición Confortable*" (Hearing Comfort Level). El MCL suele referirse fundamentalmente a la escucha de conversaciones y de sonidos hablados. En consecuencia, podemos definir al MCL como el nivel o rango que un individuo prefiere para escuchar una señal sonora hablada.

Existe evidencia sobre los cambios cronológicos que ocurren en la vida de un individuo con respecto al MCL. En este sentido, a medida que la edad del receptor se incrementa, también lo hace lentamente la intensidad del sonido que se precisa para lograr un nivel de audición confortable. Entre las edades de 15 y 39 años, el incremento anual del MCL es de 0,335 dB anuales, es decir, de 1,8 dB cada cinco años. La tasa de incremento del MCL aumenta de manera uniforme; a partir de 65 años el incremento medio anual es de 0,56 dB por año (de 2,8 dB cada cinco años). Estos datos son de interés para el diseño y determinación de la intensidad de sonidos generados por entornos de comunicación o dispositivos de amplificación de la audición con el fin de lograr que ésta sea lo más cómoda posible.

Clínicamente, este nivel es aproximadamente 40 dB más alto que SRT o SDT de los pacientes, aunque hay cierta variabilidad de persona a persona. El nivel de MCL se anota en el audiograma y puede utilizarse como el nivel de presentación para una variedad de otras pruebas de audiometría de habla, así como para el ajuste de audífono.

Por último, el MCL se puede determinar para cada oído por separado (monoaural) o ambos oídos juntos (binaural). El profesional mantiene una conversación con el paciente, mientras manipula el nivel de intensidad de su voz con el audiómetro, mientras recibe la información del paciente para determinar el nivel de intensidad que es "más cómodo"; Es decir, el nivel que no es demasiado suave ni demasiado fuerte. Se le puede dar la siguiente consigna: "*imagine que está escuchando la televisión, me tiene que decir si aumentaría el volumen, lo bajaría o lo dejaría igual*". Preferentemente, el fonoaudiólogo hablará con el paciente durante varios minutos para que el paciente tenga la oportunidad de escuchar la forma en que el habla conversacional varía con el tiempo, para ayudar a determinar un MCL exacto.

Nivel de Disconfort o Molestia Auditiva (Uncomfortable Listening Level Test)

El UCL es el nivel de intensidad máximo en decibelios, el cual representa el límite superior de escucha confortable para un individuo. Por encima de este nivel se puede experimentar una sensación de incomodidad e incluso dolor. Se debe realizar usando tanto estímulos de voz como tonos puros (de 250 Hz a 4000 Hz). Consiste en una prueba de vital importancia para la evaluación y ajuste de audífonos y otros dispositivos de amplificación. Si los audífonos se programan sin haber obtenido los UCLs del individuo, éste puede experimentar incomodidad o una sensación dolorosa que puede derivar en el fracaso de la terapéutica planificada. Además el UCL es necesario para estimar el *Rango Dinámico*. El procedimiento es similar al utilizado para determinar el MCL. Al igual que el MCL, se puede evaluar en condiciones monoaurales o binaurales con auriculares o a campo abierto. Se le solicita al paciente que escuche la voz del profesional e indique cuando la intensidad de la voz llega a un nivel en el que cualquier nivel por arriba se vuelva intolerable. En condiciones de normalidad, las experiencias de discomfort comienzan a 90-105 dB HL. Aquellos pacientes con hipoacusias conductivas y lesión retrococlear sienten incomodidad por arriba de 110 dB HL. Las patologías cocleares se asocian con un UCL por encima de lo normal pero no superan los 110 dB.

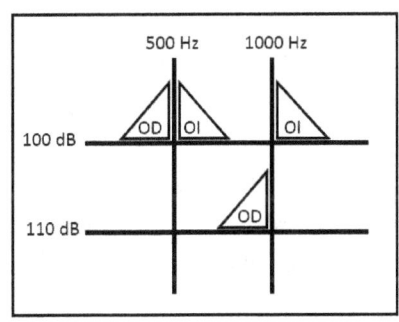

Figura 90: Para la consignación gráfica del UCL se utiliza un triángulo rectángulo, del color del oído estudiado, cuya base debe estar apoyada en la línea de la intensidad en la cual se detectó el umbral de Disconfort.

Rango Dinámico (Dynamic Range)

La DR es la diferencia matemática entre el nivel más bajo en el que un individuo empieza a oír el habla (SRT) y el límite superior de confort para el habla (UCL). Esto también se conoce como la *Gama de Volumen de Confort*, ya que representa la gama de volumen que una persona puede escuchar sin experimentar molestias o dolor. El DR es un simple cálculo de la diferencia matemática entre el SRT y el UCL.

Rango dinámico= UCL – SRT

En conclusión, es de suma importancia determinar las medidas SRT, MCL, UCL y DR en todo paciente candidato a usar audífonos, ya que en muchos casos estas medidas son un factor determinante para el éxito del uso de estos dispositivos.

PRUEBAS RETROCOCLEARES QUE UTILIZAN TONO PURO
Prueba de deterioro del umbral tonal (Threshold Tone Decay)

El TTD (Carhart, 1957) es una prueba audiológica que estudia el deterioro tonal o adaptación auditiva patológica. En condiciones normales se debe percibir un estímulo a intensidad liminar o 5 dB supraliminar al menos durante 60 segundos. En caso de percibirlo por un tiempo inferior a 60 segundos, estamos frente a una adaptación auditiva patológica compatible con hipoacusia neurosensorial. Este test se realiza en las frecuencias 500/ 1000/ 2000/ 4000 Hz. En el caso de contar con 2 frecuencias, es indispensable usar la de mejor y peor audición para el oído evaluado, por lo cual es necesario previamente administrar una audiometría. El deterior tonal corresponderá a la diferencia (en dB) entre la intensidad a la cual comenzó la prueba y a la que finalizó.

El procedimiento es el siguiente:
1. Determinar el umbral mediante una audiometría tonal liminar.
2. Consigna: *"Usted va a escuchar un sonido continuo. Cuando comience a escucharlo presione el botón y no lo suelte hasta que el sonido desaparezca. Si nuevamente escucha el sonido vuelva a presionar el botón mientras lo escuche y suéltelo cuando se apague."*
3. Se selecciona la frecuencia (500/ 1000/ 2000/ 4000Hz).
4. Se programa la salida por vía aérea a 5dB SL. Enmascarar contralateralmente en caso de ser necesario.
5. Emitir un tono continuo a 5 dB SL en la frecuencia seleccionada y se comienza a contabilizar el tiempo de percepción del paciente.
6. La prueba finaliza si el paciente percibe el sonido durante los 60 segundos.
7. Si el estímulo deja de percibirse antes de los 60 segundos se procede a aumentar la intensidad en 5 dB. Se comienza a tomar el tiempo de nuevo.
8. Tras cada incremento de 5 dB se registra el tiempo.
9. Se continúa del mismo modo hasta que el paciente escuche el estímulo durante los 60 segundos, o hasta llegar al máximo de intensidad del audiómetro.
10. Calcular la cantidad de dB deteriorados: Cantidad de dB aumentados para lograr que el paciente escuche el estímulo durante 60 segundos.
11. Calcular el tiempo total de la prueba.
12. Calcular la velocidad de deterioro:

$$\text{Velocidad de deterioro} = \frac{\text{dB de deterioro} \times 60 \text{ segundos}}{\text{Tiempo total del test en segundos}}$$

Clasificación	Hz	dB	Vel. de deterioro	Diagnóstico
CARHART I	500	≤5		Normal
				Hipoacusia conductiva
				Lesión de órgano de Corti
	1000	≤5		
	2000	≤10		
	4000	≤15		
CARHART II	500	≤20	≤15 dB/min	Lesión de órgano de Corti
	1000	≤20		
	2000	≤25		
	4000	≤30		
CARHART III	500	≥20 ≤ NMA*	≤15 dB/min	Lesión neural
	1000	≥20 ≤ NMA		
	2000	≥25 ≤ NMA		
	4000	≥30 ≤NMA		
CARHART IV	500	≥ NMA	≥15 dB/min	Lesión neural severa
	1000	≥ NMA		
	2000	≥ NMA		
	4000	≥ NMA		

*NMA: Nivel máximo del audiómetro

Tabla Interpretación y correlación clínica de los resultados del *Threshold Tone Decay*.

Rosenberg (1958) modificó la prueba desarrollada por Carhart. El procedimiento propuesto por este autor es similar, a excepción de si el paciente indica que ya no escucha el tono antes de que se complete los 60 segundos, la intensidad del tono se eleva 5 dB sin interrumpir el estímulo y sin parar el reloj. La intensidad se va aumentando de a 5 dB cada vez que el tono se vuelve inaudible para el paciente. Cuando exactamente han pasado 60 segundos la exploración se detiene. El TTD es numéricamente igual a la diferencia entre la intensidad inicial y la intensidad final.

CLASIFICACIÓN		TTD	DIAGNÓSTICO
ROSENBERG I	NORMAL	0-5 dB en 60 segundos	Normal, hipoacusia conductiva
ROSENBERG II	LEVE	10-15 dB en 60 segundos	Lesión de órgano de Corti
ROSENBERG III	MODERADO	20-25 dB en 60 segundos	Lesión de órgano de Corti
ROSENBERG IV	SEVERO	≥30 dB en 60 segundos	Lesión retrococlear

Tabla Interpretación y correlación clínica de los resultados del *Threshold Tone Decay* versión Rosenberg.

Otros autores han propuesto modificaciones del TTD, entre los más relevantes se encuentran Hoood (1956), Olsem y Offsinger (1974), Green (1960), Owen (1964).

Test de Adaptación Supraliminar (Suprathreshold Adaptation Test)

Jerger y Jerger en 1975 desarrollaron esta prueba basándose en la observación de la adaptación anormal o fatiga asociada a patologías retrococleares, ésta adaptación ocurriría primero en las frecuencias de alta intensidad. Es una prueba diseñada para estudiar el deterioro en una forma fácil y rápida. El test se realiza en las frecuencias 500/ 1000/ 2000/ 4000 Hz en paciente sin reclutamiento. En el oído a examinar se entrega un tono puro a 110 dB HL durante un minuto y en el oído contralateral se envían 90 dB HL de ruido blanco. El paciente debe avisar cuando deje de oír el tono puro. Se debe esperar al menos un minuto al realizar la prueba entre frecuencia y frecuencia. Los resultados se consignan con un cuadro usando signos + (positivo) y – (negativo).

Procedimiento:
1. Se indica al paciente que señale mientras perciba el sonido en el oído de prueba. Al mismo tiempo, el oído no testeado está enmascarado con ruido blanco a un nivel de 90 dB SPL.
2. Se presenta un tono de prueba continuo de 500 Hz a 110 dB SPL hasta que el paciente diga que ya no escucha el tono o hasta que hayan transcurrido 60 segundos.
3. Si el paciente ha respondido durante 60 segundos completos para la frecuencia de la prueba entonces la prueba se considera negativa para esa frecuencia y la prueba es positiva si no responde por 60 segundos.
4. Para asegurarse de que el paciente ha comprendido la consigna, el tono de prueba se pulsa durante 60 segundos. Si el paciente indica que es-

cuchó el pulso y no el tono durante 60 segundos, entonces es probable que esté respondiendo a la prueba de manera adecuada.

PRUEBAS RETROCOCLEARES QUE UTILIZAN EL HABLA

Desempeño en la Intensidad para Palabras Fonéticamente Balanceadas (Performance Intensity Phonetically Balance) e Índice de Roll-over (Roll-over Index).

El estudio de inteligibilidad de una lista de palabras fonéticamente balanceadas a diferentes niveles de intensidad se denomina PI-PB. Se puede diseñar una curva PI-PB, un gráfico que muestra el porcentaje de aciertos en la discriminación del habla en función de la intensidad. El gráfico suele mostrar la puntuación de discriminación (ordenas) y el nivel de intensidad (abscisas). El estudio de PI-PB ayuda a establecer el diagnóstico diferencial entre patología coclear y retrococlear. Jerger y Jerger 1971 describen el uso de PI-PB como el método de detección de trastornos del sistema nervioso auditivo central. Observaron que los pacientes con sensibilidad auditiva normal mostraban diferencias en el puntaje a medida que la intensidad aumentaba hasta cierto nivel donde se alcanza una meseta donde no hay mejoría en la puntuación con un aumento adicional en nivel de intensidad.

Los sujetos con afectación retrococlear, sin embargo, muestran una marcada reducción en el rendimiento de la discriminación después que se alcanza la PB max. Esta caída abrupta en el reconocimiento de palabras con aumentos de intensidad más allá de ese nivel para PB max se conoce como el "*Efecto Roll-over*". Según estos autores, las pruebas de alta intensidad como el PI-PB son necesarias para la detección temprana de patologías del octavo par.

Una curva similar a la registrada en sujetos normoacúsicos se obtiene también en pacientes con hipoacusias conductivas, pero se requieren intensidades mayores para alcanzar la PB max, haciendo que la curva se desplace hacia la derecha.

El *Efecto Roll-over* con una proporción inferior al 0,4 sugiere una lesión en el sistema nervioso central contralateral.

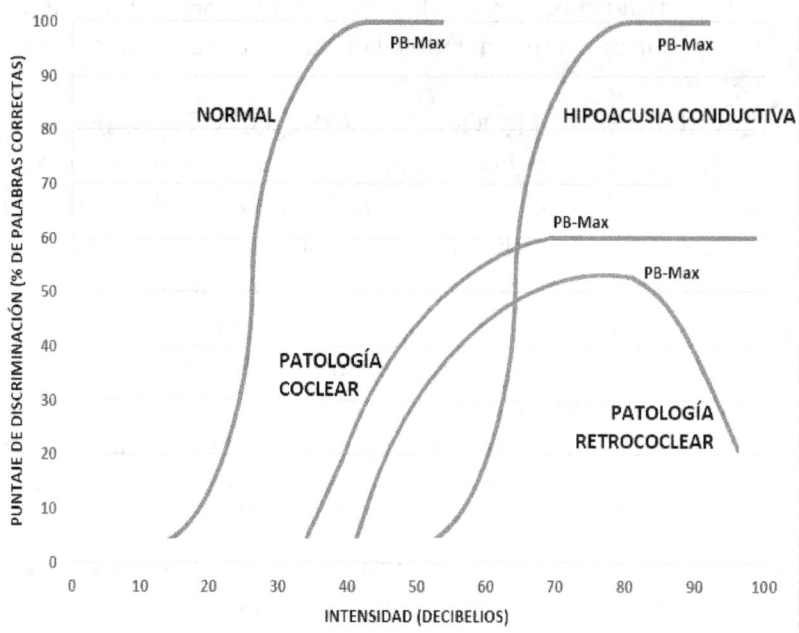

Figura 91: Patrones de curvas de PI-PB y su interpretación clínica.

El *Efecto Roll-over* se ve cuando las puntuaciones de reconocimiento de palabras (WRS) disminuyen con los aumentos en el nivel de intensidad de presentación. El mecanismo implicado en este efecto aun es desconocido. Sin embargo, algunas teorías apuntan a una disminución de la sincronía neural como causa del *Roll-over* en pacientes con patología retrococlear. La sincronía neuronal, o codificación de periodicidad, se refiere a la capacidad de las fibras nerviosas auditivas para bloquear o descargar una fase de un estímulo entrante. Un estado de dis-sincronía se observa en patologías que afectan el par VIII, como por ejemplo el neurinoma del acústico. Asimismo, algunos autores han propuesto otros mecanismos implicados en el *Efecto Roll-over*, como por ejemplo ausencia del reflejo acústico.

Para calcular el *Efecto Roll-over* se debe aplicar la siguiente fórmula matemática:

$$\text{Índice Roll-over} = \frac{\textbf{PB max} - \textbf{PB min}}{\textbf{PB max}}$$

PB max: Puntaje más alto de discriminación del habla.

PB min: Puntaje mínimo alcanzado en el nivel de intensidad más alto.

Interpretación: IRO<0,40 es sugestivo de lesión coclear. IRO>0,45 indica lesión neural (VIII par).

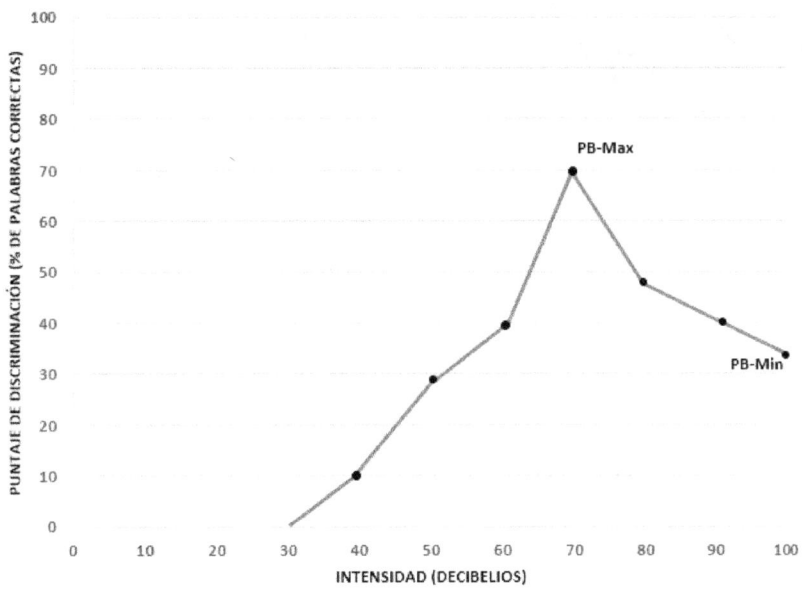

Figura 92: Curva PI-PB de una paciente con neurinoma del acústico. Se obtuvo un PBmax de 70% y un PBmin de 35%. Con estos valores se calculó el índice de Roll-over de la siguiente forma: IRO=(70-35)/70. El IRO obtenido fue 0.5.

Capítulo 15

La Fonoaudiología en el ámbito laboral ocupacional

Marisa G. Garcia

El ruido en el ambiente laboral

Debido al imponente desarrollo industrial y laboral a nivel mundial, es significativo el número de trabajadores que se ve expuesto diariamente a niveles sonoros que les son nocivos y peligrosos para su salud auditiva.

Este fenómeno ocurre cuando los trabajadores se exponen a altas intensidades, mediando la frecuencia y/o permanencia (continuidad en el tiempo) en un ambiente ruidoso, donde este fenómeno se presenta en forma estable, fluctuante o impulsivo, por lo tanto, los efectos como resultado de la exposición al ruido ocupacional indican que provoca en el individuo, al principio, un corrimiento del umbral auditivo, luego, hipoacusia neurosensorial donde el daño es gradual, lento, indoloro e irreversible.

Este tipo de hipoacusia se desencadena a nivel de la cóclea, afectando primero las frecuencias agudas y luego al evolucionar puede afectar el área conversacional, y afecta además la capacidad de la persona para interactuar tanto en el trabajo, como psicosocialmente, disminuyendo la productividad de su desarrollo laboral impactando en su calidad de vida y provocando aislamiento social.

"El ruido es uno de los contaminantes laborales más frecuentes de nuestra sociedad", según la SRT (Superintendencia de Riesgo de Trabajo- Ministerio de Trabajo, Empleo y Seguridad Social).

Existen otros factores que influyen en los procesos auditivos, como permanecer por tiempos prolongados con objetos en los oídos, en el caso de los operadores de centrales telefónicas, los cuales pueden desarrollar patologías de oído medio y/o oído interno con implicancias laborales.

Se hace referencia a enfermedad laboral a la que es contraída como resultado a la exposición a factores de riesgo inherentes a la actividad laboral o al medio en el que el trabajador se encuentra inmerso. Será reconocida como enfermedad laboral a aquella que se demuestre la relación de causalidad con los factores de riesgos ocupacionales y la enfermedad.

Ruido ocupacional en diferentes partes del mundo

Tras la gran demanda de convivir con ruidos a diario, en diferentes países o regiones del mundo se han establecido decretos, dictámenes, y medidas de prevención con la finalidad de resguardar la salud auditiva de los trabajadores.

Actualmente existen legislaciones vigentes sobre ruido ocupacional en los 22 países que conforman las Américas, es decir, América Latina, Canadá y Estados Unidos, donde la mayoría (81%) usan un PEL (Permisible Exposure Limit.) de 85 dB, y el tipo de cambio de 3 dB (88 dB), son utilizados por el 32% de las naciones en las Américas y un nivel máximo de presión sonora no ponderado de 140 dB.

Por otro lado se considera a España, Alemania, Reino Unido, Francia, Rusia, China, Japón e India como los países de Europa y Asia con más incidencia de ruido laboral por tener mayor desarrollo urbano-químico-industrial.

A continuación mencionaremos algunos países como ejemplo de la implementación de importantes medidas de seguridad laboral- industrial:

La ciudad de Tokio Japón es considerada como la más ruidosa del mundo, las causas del ruido son: el tráfico, los transportes, especialmente trenes, porque Japón es el reino de los ferrocarriles, la construcción las de obras públicas, seguida por los mensajes y propagandas en pantallas externas, fábricas y la actividad comercial.

España y su capital Madrid, es considerada como el segundo país con más incidencia de ruido, en la cual la VI encuesta de Condiciones de Trabajo realizada por el Instituto Nacional de Seguridad e Higiene en el Trabajo del Ministerio de Trabajo revela que los trabajadores expuestos a un nivel de ruido elevado o muy elevado son e 10,6% del total de encuestados, pero representan el 24,8% en Industria y el 21,9% en la Construcción, donde los hombres están expuestos a estos niveles de ruidosos en un 14,2% y las mujeres en un 5,4%.

La mayoría de las ciudades españolas reflejan que un 27% de sus habitantes, exceden el límite de 65 db establecido por la OMS y la UE que marca el confort en 55dB , en este país rige el Decreto Real 286/2006, sobre la protección de la salud y la seguridad de los trabajadores contra los riesgos relacionados con la exposición al ruido (Ministerio de empleo y seguridad social- Instituto Nacional de Seguridad e Higiene en el trabajo), pero el cumplimiento de la reglamentación y de los planes de acción donde se establecieron las medidas concretas para reducir las emisiones: es bajo, sin embargo las últimas décadas el ruido urbano es el que cada día se acentúa provocando molestias y disconfort en toda la sociedad.

En Perú se han propuesto realizar cuestionarios específicamente diseñados para el screening auditivo con preguntas para localizar el deterioro auditivo en trabajadores, obteniendo como resultados que este tipo de instrumento es un buen indicador para detectar pérdidas auditivas pero no son tan eficientes para aquellas personas que tienen normoacusia.

Cada uno de los países mencionados tiene normativas, reglamentaciones y protocolos que establecen los requerimientos mínimos para la implementación de programas de vigilancia ambiental y de salud de los obreros, con requisitos básicos de seguridad y sus correspondientes baremos sobre el riesgo laboral.

Una medida a considerar es el tratamiento acústico de los lugares de trabajo, con materiales porosos y absorbentes. Recientes investigaciones proponen mediante la creación de un software el reconocimiento de puntos sensibles de exposición, estimar la propagación del ruido desde las fuentes emisoras hasta la recepción propiamente dicha de los trabajadores. Contemplando también el campo reverberante de la sala y las propiedades acústicas de cada elemento del recinto.

Estaríamos hablando de paneles acústicos instalados en las cercanías de la fuente. reduciendo las distancias críticas de la fuente emisora. Esta medida es complementaria de los cerramientos acústicos de las fuentes emisoras, el uso de protectores de los trabajadores y es un aporte que la Ingeniería en sonido y acústica propone. Dichos paneles podrían reducir hasta 5 dB las pérdidas auditivas, parámetros extraídos en base a la norma ISO 1999:1990 Acoustics: Determinations of occupational noise exposure and estimation of noise-induced hearing impairment. En una población de trabajadores varones de 50 años de edad y de 30 años de exposición, implicaría un promedio de 3 dB en la curva audiométrica, que a su vez significa un 50 % de disminución de energía acústica recibida.

En Santiago de Chile se han estudiado estas nuevas técnicas con paneles absorbentes en el sector metalmecánico, considerado a este, como el más vulnerable en cuanto a patologías auditivas del mencionado país.

A esta nueva medida se le hace un seguimiento de tres años con sus correspondientes mediciones de niveles de ruido equivalentes (LAeq), accionando con protocolos para mantener y mejorar la exposición del trabajador desarrollando así medidas de control eficientes y si fuera necesario ingresar al obrero a un programa de vigilancia médica.

La información sobre diferentes legislaciones, reglamentos y/o normas establecidas, se obtiene directamente de fuentes gubernamentales oficiales de cada país y de la base de datos de la OIT (Organización Internacional del Trabajo).

Nivel sonoro continuo equivalente (Leq)

En los distintos ambientes laborales con características sonoras de gran impacto, para poder determinar el nivel sonoro continuo equivalente (Leq) o cantidad de ruido al que se expone un trabajador no solo al equipamiento o maquinaria que maneja, sino también a las características edilicias en las que se encuentra: como techos, pisos, paredes donde se transmiten las vibraciones, reverberación o reflejo de ruidos se debe aplicar: *la Técnica de Medición del Ruido* conforme con las previsiones de la Ley de Higiene y Seguridad en el Trabajo N° 19.587 (en Argentina), la misma se realiza con un sonómetro o decibelímetro que cumpla con las normas IRAM 4074:1988 e IEC (Comisión Electrotécnica Internacional) 61.672 cuya medida muestra: el Nivel de Presión Sonora (SPL) tomado en un lugar específico en un momento dado, en una jornada laboral completa de ocho horas.

El nivel sonoro que la ley de Riesgo de Trabajo N° 24557 (año 1997) establece, es de 85 dB durante una jornada laboral de 8 horas, es por eso que se recomienda que los obreros no deben estar expuestos a niveles de ruido que superen los 95 dB durante más de cuatro horas al día, y nunca deben estar expuestos a más de 140 dB en total.

Cuando el nivel se excede se deben recurrir y aplicar medidas de prevención y seguridad como: técnicas de ingeniería acústica, colocar las máquinas ruidosas dentro de una cabina o paredes con blindaje diseñadas para no propagar el ruido, rotar y reubicar de puesto al obrero, disminuir las horas de exposición y aumentar la protección auditiva informando a los empleados del rango de decibeles que cubren los protectores endoaurales (tapones de goma- silicona) y las sordinas de copas que también pueden estar incluidas en los cascos reglamentarios. Por lo tanto es importante considerar el aspecto acústico a la hora de construir los ambientes laborales, posibilitando la optimización de la exposición a ruidos distribuyendo las fuentes de alto impacto sonoro dentro del interior de la planta industrial, jerarquizando las zonas más expuestas con carteles que indiquen el nivel de presión sonora existente en ese lugar para que se tomen las medidas de seguridad correspondiente.

Clasificación de Hipoacusia inducida por ruido

El daño auditivo que afecta a las células ciliadas externas e internas del órgano de Corti debido a la exposición a ruidos, se produce en primer caso en forma instantánea, producido por un ruido impulsivo o explosivo de corta duración provocando un Trauma Acústico o bien, de forma continua y permanente prolongada en el tiempo, en un nivel de ruido elevado a más de 110 - 120 dB causando una Hipoacusia por ruido, afectando en primer lugar las frecuencias agudas 3000 - 4000 - 6000 Hz recuperando en 8000 Hz en el caso del trauma, y un acentuado descenso en la hipoacusia por ruido afectando la mayoría de las frecuencias.

Tomando en cuenta a la clasificación de Audiometrías Método Klockhoff encontramos en primer lugar al Trauma Acústico, considerado este como leve: al representado en una audiometría tonal liminar con un escotoma menor a 55 dB en las frecuencias agudas, o avanzado con un escotoma mayor a 55 dB, no interviniendo las frecuencias conversacionales, es decir, las frecuencias graves permanecen conservadas sin afectar la comunicación de la persona.

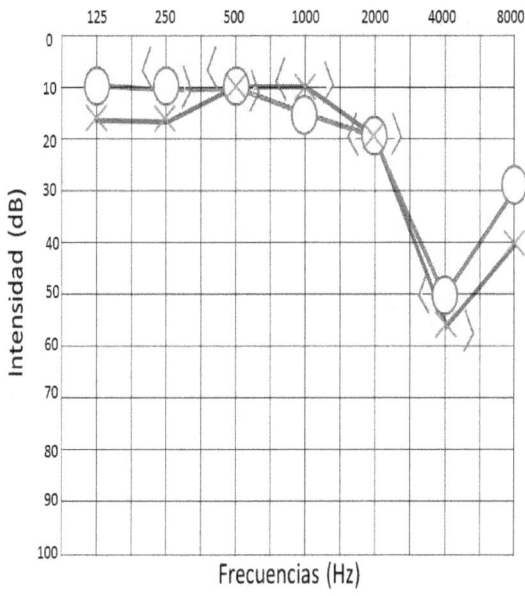

Figura 93: Trauma acústico leve bilateral.

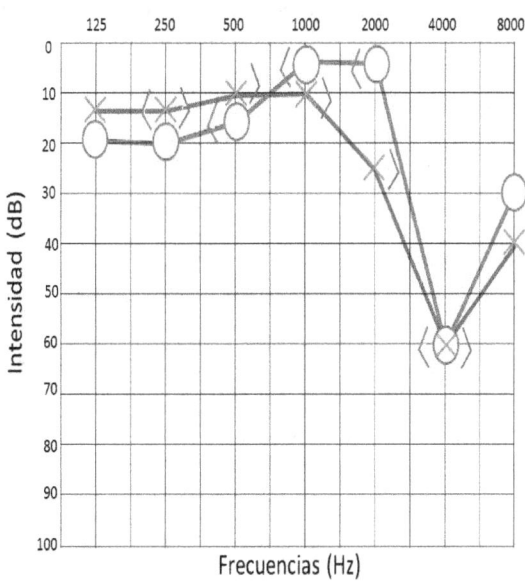

Figura 94: Trauma acústico avanzado bilateral.

En segundo lugar se manifiesta la hipoacusia por ruido que puede ser: leve, moderada y avanzada. En forma *leve* se considera que existen una o más frecuencias conservadas, en la *moderada* se estima que se encuentran afectadas todas las frecuencias pero ninguna mayor a los 55 dB y en la *avanzada* también se encuentran afectadas todas las frecuencias, pero una o más frecuencias con más de 55 dB de pérdida y es irreversible, y aquí sí se indica que hay pérdida conversacional, la cual afecta la vida social.

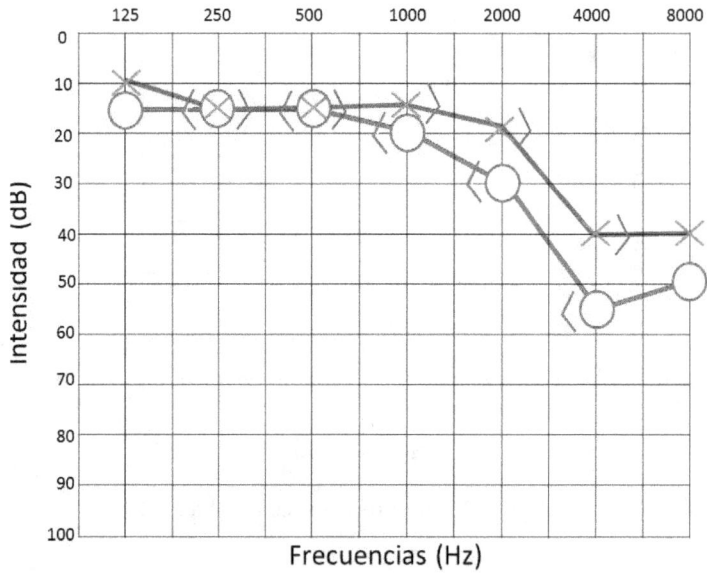

Figura 95: Hipoacusia por ruido bilateral, moderado (OD)-Leve (OI).

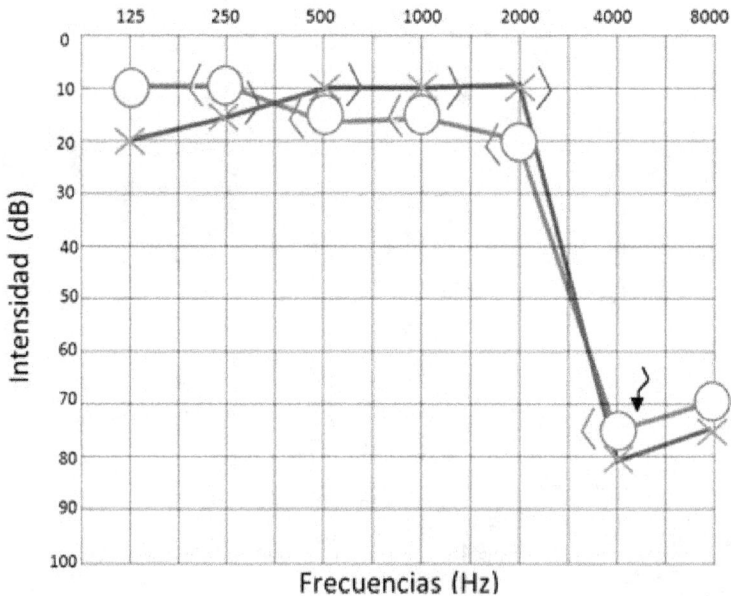

Figura 96: Hipoacusia por ruido bilateral moderada-avanzada.

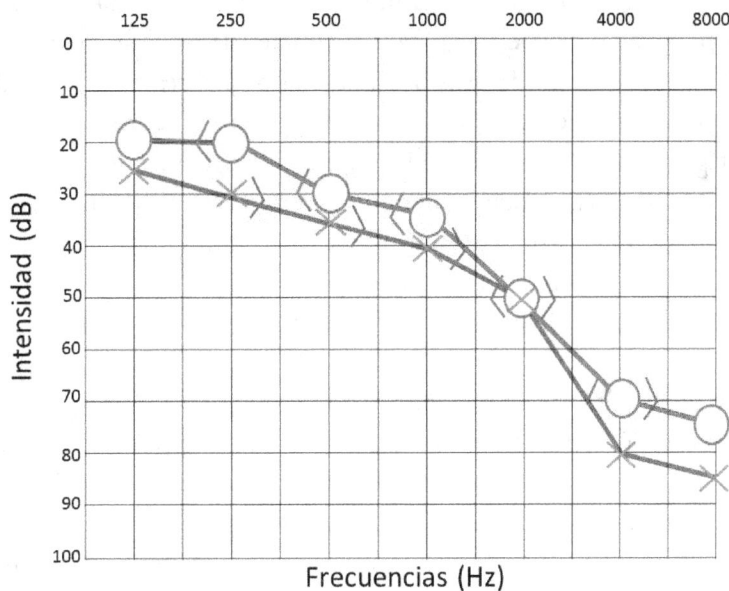

Figura 97: Hipoacusia por ruido bilateral avanzada.

Esta una propuesta efectuada por Klockhoff modificada por la clínica del Lavoro de Italia y por el Centro Nacional de Condiciones de Trabajo de España, donde el criterio diagnóstico contempla a la normalidad en todas las frecuencias con un rango menor a 25 dB, y a la patología por ruido aumenta el umbral auditivo por encima de 25 dB.

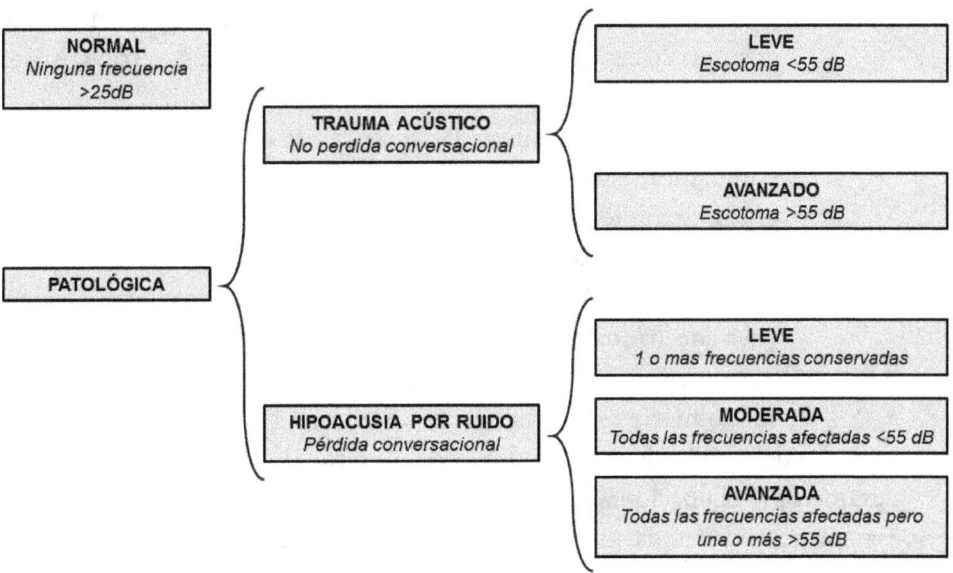

Figura 98: Clasificación audiométrica de Klockhoff

Es muy importante la información que se reúna en la anamnesis del operario, donde se deben registrar las características de su ocupación, antigüedad en el mismo, tiempo de exposición al ruido, o si realiza actividades extra laborales expuestas a ruido como hobbies, deportes, etc, como ser la caza con armas de fuego, carreras de autos, boliches, concierto de rock etc.

También se debe tener en cuenta si padece de otras patologías, además la toma de medicación prolongada, antecedentes audiológicos familiares, antecedentes de otitis a repetición en la niñez, perforación timpánica, medicación con ototóxicos, accidentes con traumatismo de cráneo (temporal).

Rol del fonoaudiólogo

La determinación de la pérdida auditiva por exposición al ruido laboral tiene un alcance médico – legal, médico: implica el diagnóstico correcto, y legal: implica la responsabilidad ante las entidades reguladoras. El fonoaudiólogo forma parte del equipo de profesionales que trabaja dentro del ámbito laboral, es el que determina el grado y tipo de lesión, que presenta un individuo, ya sea de carácter inculpable como la presbiacusia o aquellas relacionadas con la enfermedad profesional llamada trauma acústico e hipoacusia inducida por ruido (Listado de Enfermedades Profesionales Decreto N° 658/96, Medicina en el trabajo Decreto N° 1338/96, Exámenes pre ocupacionales Resolución N° 47/97). Pero el medico laboral es el que establece la incapacidad laboral de un trabajador.

El profesional fonoaudiólogo debe de tener en cuenta los siguientes ítems al momento de realizar la rutina laboral:

- Realizar entrevista y anamnesis considerando: ocupación, antigüedad, tiempo de exposición al ruido, zumbidos, mareos, vértigo, historia clínica.
- Otoscopia, para verificar la presencia de tapones de cera, perforación timpánica, estado del CAE.
- Realizar audiometría en cabina silente.
- Realizar pruebas objetivas – subjetivas.
- Recomendar a los trabajadores el uso del elemento de protección auditiva adecuado, la instrucción respecto a su mantenimiento, uso correcto, deterioro, indicando el recambio cuando sea necesario.

La audiometría es el estudio por excelencia requerido para tener conocimiento del estado de salud auditiva del obrero, al que primero se le realiza un examen pre ocupacional y luego la ART (Aseguradora de Riesgo de Trabajo) de la empresa le efectúa los controles periódicos anuales si el empleado estuviera expuesto a ruidos de 85 dB o más.

En el caso de haber patología auditiva, ya sea por intoxicación (pinturerías), exposición prolongada a ruidos (choferes, industria, herramientas: tornos maquinaria industriales, etc), telefonistas (call center, central de llamados de bomberos, policías, etc.), la ART solicita una audiometría seriada que consta de tres audiometrías una por semana consecutiva, donde los umbrales obtenidos deben ser parecidos o iguales o tener una diferencia de 5 o10 dB en cada frecuencia entre los tres estudios.

De presentarse una lesión se debe determinar el grado o porcentaje de incapacidad laboral uni o bilateral que se obtiene sumando los dB de las frecuencias 500, 1000, 2000 y 4000 Hz y se consigue una cifra para cada oído, luego estas son colocados en la tabla de la AMA (American Medical Association), 1979 modificada por Fleurent 1984, en ella se establecen baremos para evaluar las patología de pérdida auditiva, donde la suma de las frecuencias antes mencionadas se coloca al mejor oído en el eje de ordenadas, y en el eje de las abscisas la suma del peor oído, una vez que se hace el cruce en la tabla a este resultado se lo multiplica por 0,42% que es el porcentaje de sordera de la total obrera y así se computará la incapacidad laboral del individuo.

Lo mismo sucede si la patología fuera unilateral se realiza el mismo procedimiento y se aplica la tabla para un solo oído afectado, multiplicando también por 0,42%.

Cabe mencionar que todos los porcentajes y tablas están avalados por los baremos correspondientes a las incapacidades laborales de cada país.

Para llevar a cabo la rutina audiología laboral es necesario que el equipamiento utilizado esté correctamente calibrado con certificación vigente, tanto el audiómetro, Impedanciómetro como la cabina sonoamortiguada, mencionando marca y modelo, para avalar los resultados en lo que a la parte de aparatología se refiere, además el fonoaudiólogo deberá hacer un trabajo interdisciplinar con ingenieros acústicos, ORL, especialistas en bioseguridad, higienistas industriales para realizar su propio desarrollo profesional.

Exámenes auditivos laborales: pruebas objetivas y complementarias

Cuando la hipoacusia por exposición a ruido se establece, los profesionales directamente relacionados con el tema son: el médico laboral, el fonoaudiólogo, o el perito oficial de la causa (si además del reclamo a la aseguradora hubiera juicio laboral de por medio), ellos pueden pedir o sugerir exámenes complementarios que aporten y corroboren la presencia de patología inducida por ruido, por ejemplo: Logoaudiometría, Timpanometría, Impedanciometria, Sisigrama para verificar si hay reclutamiento, Acufenometría, Potenciales Evocados, Test de Weber, Tone Decay, Watson y Tolan y para descartar simuladores: el Test de Lombard o Logoaudiometría de Carhart.

Sin embargo es el Perito de control fonoaudiólogo especialista quien va a realizar la tarea de controlar y visualizar de forma subjetiva, directa o indirectamente los estudios realizados, pudiendo además impugnar la pericia si fuera necesario.

Tipos de ambientes laborales ruidosos

Los ambientes laborales se caracterizan por ser cerrados o abiertos: algunos cerrados cuentan con tratamiento de ingeniería acústica para la atenuación de ruidos y reverberación con paneles o aislantes específicos, que son estratégicamente diseñados y colocados en los sectores expuestos, con sus respectivos mapas que indican dónde se produce el máximo riesgo y cuentan además con el uso de señalética apropiada con palabras o imágenes que ofrecen información precisa y de prevención para el trabajador, pero la mayoría de las empresas no cuentan con estas herramientas tan valiosas.

Los que trabajan a la intemperie usan los diferentes elementos de protección auditiva como tapones endoaurales y sordinas de copa, pero de igual modo se encuentran expuestos a dB muy altos poniendo en riesgo su salud auditiva porque no todos toman en cuenta las medidas de seguridad correspondientes.

Mencionamos algunas tareas, áreas o rubros laborales que se caracterizan como vulnerables a nivel mundial con respecto a la hipoacusia inducida por ruido por ejemplo:
- Operación de maquinarias textiles
- Moliendas de piedras y minerales
- Recolección de basura doméstica
- Metalúrgicas
- Imprentas en la industria gráfica
- Maquinarias de corte circulares para metal o madera
- Empleo de herramientas neumáticas como martillos neumáticos en la construcción
- Sierras, amoladoras, cortadoras de pasto.
- Empleo y destrucción de municiones y explosivos
- Caza con arma de fuego
- Motores de aviones, reactores, compresores, turbinas
- Corte de árboles con motosierras
- Call centers
- Central de comando de la policía y bomberos
- Fábricas de pinturas por exposición a gases tóxicos
- Grandes extractores de aire en gastronomía
- Choferes de transporte urbano
- Tráfico, trenes eléctricos
- Subterráneos

- Electrodomésticos
- Sirenas
- Uso de tecnología con auriculares a máximo volumen
- Boliches bailables, bares, locales públicos.

Prevenir y detectar precozmente el daño auditivo en nuestra sociedad urbana y ocupacional debería ser uno de los objetivos en la tarea del fonoaudiólogo que trabaja en el rubro laboral, debido a que transitamos en esta realidad expuesta a ruidos durante muchas horas al día y en muchos casos no somos conscientes del daño que nos provocamos a nosotros mismos.

Al no percibir dolor ante la pérdida auditiva no se la tiene en cuenta hasta el momento en que se realizan los trabajadores los controles laborales, muchas personas manifiestan que no perciben la pérdida porque pueden mantener la comunicación intacta, sin embargo el diagnóstico de los exámenes son fundamentales para concientizar a las personas de su situación auditiva y lograr fomentar la prevención que, en este rubro es el punto de partida fundamental.

Capítulo 16

Soluciones tecnológicas en audiología

Eduardo Gabriel Nieva

La restauración de la audición, ya sea de manera parcial o total es un tema muy complejo que no se puede generalizar al 100% un protocolo. Ya que algo que se tiene mucho en cuenta para recuperar la audición, es el confort o de alguna forma la satisfacción del usuario a la restauración, donde entra mucho en juego las expectativas.

A la hora de empezar a brindar soluciones a problemas concretos de los usuarios, hay que realizar un examen anatómico, histológico y fisiológico de las estructuras presentes en el paciente. De esta manera se puede brindar soluciones lo más parecido a personalizadas para que el paciente esté lo más satisfecho posible y su rehabilitación pueda ser lo más confortable y de manera más natural posible.

¿Qué onda con el nervio auditivo?

Lo primero que se evalúa es la función y anatomía del nervio auditivo, si este no tiene una completa funcionalidad o existe una agenesia del mismo, entonces se analiza el uso de terapias convencionales para este tipo de aflicciones como pueden ser la comunicación de lengua de señas, lectura de labios o ayudas vibrotáctiles, estos dispositivos consisten en recoger los sonidos del ambiente, especialmente del habla, y son convertidos en distintos tipos de vibraciones, por lo general, este se ubica en la muñeca y se utiliza para aprender a modular la voz, siempre y cuando la persona que lo utilice no tenga impedimentos foniátricos. Si, el usuario se encuentra insatisfecho bajo estos tipos de tratamientos lo que se puede realizar es un implante de tronco cerebral.

¿Y si hay nervio?

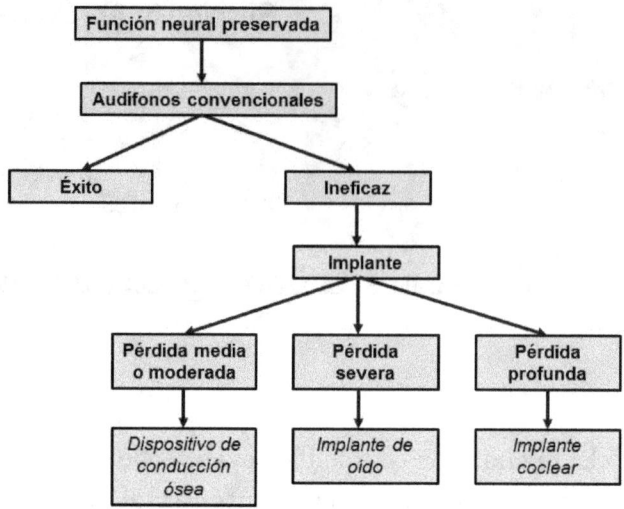

Figura 99: Cuadro de decisión.

Sí el nervio auditivo, tiene una función preservada entonces, se procede al uso de audífonos convencionales o en caso de que sea ineficaz el efecto se procede a analizar un implante.

Primero veamos a *grosso modo* algunos tipos de audífonos:

Audífonos

Para la selección de los audífonos depende de muchos factores, que incluyen la gravedad de la pérdida auditiva, preferencias personales, las dimensiones físicas de la oreja. Por lo general el médico es el encargado de aconsejar y recetar el mejor tipo de audífono para cada paciente. Estos pueden ser:

Audífonos *Behind The EAR* (BTE)
Son los clásicos externos y de forma curva que se colocan detrás o sobre la oreja. Son simplemente amplificadores del sonido, son indicados para personas con pérdidas auditivas desde leves a severas.

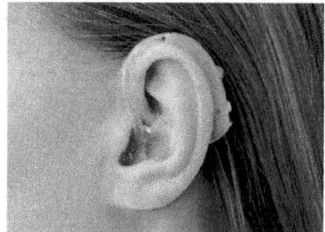

Figura 100: Audífono BTE

(http://audifonosalud.com/wp-content/uploads/2015/01/MOLDE.jpg)

Audífonos In The EAR (ITE)

Son de funcionamiento igual que los audífonos BTE, con la diferencia que están diseñados para encajar directamente en el oído del usuario, siguen siendo visibles pero en mucha menor medida que los BTE. Son indicados para personas con pérdida auditivas entre leves y moderadamente severa.

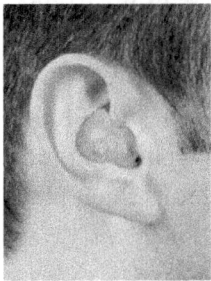

Figura 101: Audífono ITE
(http://www.audiologosasociados.com/FS_ITE.jpg).

Audífonos Completely In CHANNEL (CIC)

Son audífonos hechos a medida cuyo objetivo es que sean introducidos completamente dentro del canal auditivo, son menos visibles pero se requiere de una gran destreza manual para la colocación como para la extracción. Una de las mayores ventajas es que al no estar expuesto al aire *-por decirlo de alguna forma-* se reducen los problemas de ruido provocados por el aire o la retroalimentación del teléfono.

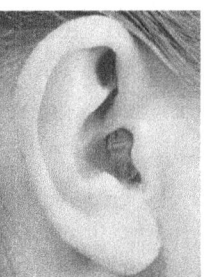

Figura 102: Audífono CIC.
http://aparatosauditivos.info/que-tipo-de-audifono-debo-de-elegir

"No me gustan los audífonos, no escucho bien..."

Recapitulando, y repitiendo, si el usuario restaura la audición de manera exitosa y se siente cómodo con los audífonos convencionales, no se evalúan otras opciones. Pero si son ineficaces, se empieza la búsqueda de implantes, que va a depender en gran medida del nivel de la pérdida de la audición y de la información obtenida de la interacción del fonoaudiólogo, del ORL, del ingeniero biomédico y demás integrantes de equipo de salud. Entre toda la información que se obtiene de esta interdisciplina, se valoriza la estructura, la funcionalidad y la disponibilidad anatómica.

Dispositivo de conducción ósea

Cuenta el *folklore* popular que Beethoven comenzaba a perder la audición que, a pesar de que fue de un desarrollo lento, empezó a afectar a su vida social más que nada, le daba vergüenza decir en medio de la conversación *"¿Qué??, ¿Podes hablar un poco más fuerte?"*. En casi cualquier otra profesión no hubiera habido problema, pero en su profesión era un poco fuerte la ironía de su enfermedad. Por lo tanto para seguir componiendo, usaba un diapasón sobre el piano y cuando tocaba una melodía, lo levantaba y lo apoyaba sobre la apófisis mastoides para poder escuchar por medio de conducción ósea.

El principio fisiológico que usaba Beethoven para seguir componiendo su música es el mismo que se usa en los dispositivos de conducción ósea, el sistema consiste en una banda que se ajusta alrededor de la cabeza con un vibrador, el cual se apoya sobre la apófisis mastoides y al vibrar, hace vibrar el cráneo.

Bone anchored hearing aid

En 1982, Per-Ingvar Branemark presentó sus descubrimientos sobre un proceso que resulta de la interacción del metal con el hueso, el cual llamó osteointegración. En sus experimentos usó Titanio que además de ser biocompatible es un metal que puede proveer un anclaje a los osteocitos para que crezcan alrededor de él.

La presentación del descubrimiento de Branemark no sólo llevó grandes mejoras a los implantes odontológicos sino que también optimizó los dispositivos de conducción ósea. Es decir que se puede insertar un tornillo de Ti en la porción mastoidea del temporal, este se va a osteointegrar, obteniendo una mejor fijación del sistema y además la vibración va a ir directa al cráneo, sin tener que ser amortiguada por pelo o tejido celular subcutáneo. Este sistema se llamó BAHA(Bone Anchored Hearing Aid).

Material biocompatible	Osteointegración
Son aquellos materiales que no dañan el cuerpo y que el cuerpo no daña el material	En pocas palabras la osteointegración es la reacción por el cual el hueso no perturba al metal y el metal no perturba al

Los criterios de indicaciones actuales consisten en:
- malformaciones congénitas de oído externo y medio,
- pérdida de audición conductiva atribuida a enfermedad osicular, y
- pacientes que no obtengan beneficios de audífonos convencionales.

Este sistema presenta numerosas ventajas a los dispositivos de conducción ósea convencionales, pasa por alto la impedancia y la amortiguación de la piel y los tejidos subcutáneos, como ser grasa, la vibración ocurre directamente sobre el hueso por lo tanto se tiene mejores respuestas a menores intensidades de vibración. El canal auditivo no está ocluido, previniendo tapones de cera, humedad e irritación que pueden desembocar en inflamación o infección. La calidad del sonido es mucho mejor y hay un gasto de energía menor debido a la osteointegración.

Los inconvenientes son pocos frecuentes pero se reportaron dificultades aisladas en la osteointegración, lo que va a causar que el tornillo se zafe y se suelte el dispositivo BAHA. Otras complicaciones que pueden aparecer son las clásicas postquirúrgicas, causadas por la anestesia. Y en caso de que el dispositivo sea instalado en un usuario pediátrico el problema radica en el espesor de la pared craneana ya que es muy fina y puede romperse causando un problema mayor del inicial.

En cuanto a las presentaciones de los dispositivos BAHA se tienen:

Percutáneos

Es el sistema clásico en el cual cuenta con un tornilla que se inserta dentro del hueso, se espera a que quede fijo el implante luego de la osteointegración y cuando se encuentra fija recién se atornilla el dispositivo. Se tiene un ligero riesgo de infecciones peri-implante debido a que se protruye la piel.

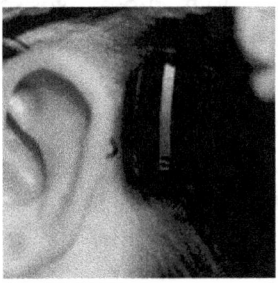

Figura 103: Sistema BAHA – Percutáneo
http://earcommunity.org/wp-content/uploads/2011/12/306424_10150332274846475_700921474_8616270_615135985_n2-150x150.jpg

Transcutáneo

Esta presentación el dispositivo consiste en dos partes, una interna y otra externa. La interna queda debajo la piel, el tornillo queda fijo y no se mueve cada vez que el usuario quiera removérselo ya sea para bañarse o jugar al futbol. Por medio de un imán se conecta al componente externo que va a ser el encargado de receptar los sonidos y transferir las señales para que vibre la fijación.

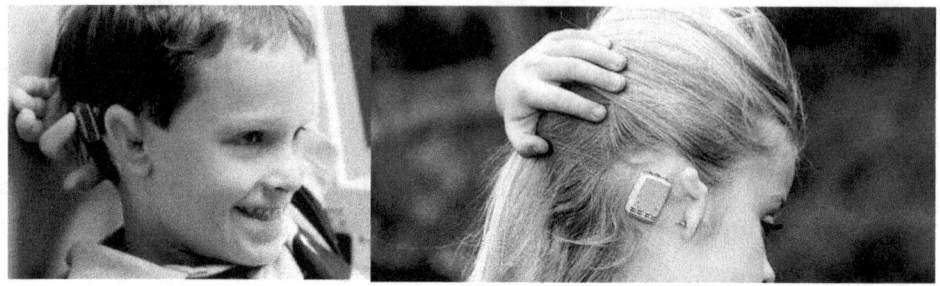

Figura 104: Sistema BAHA – Transcutáneo
http://tecnosalud.com.ar/wp-content/uploads/2014/12/En-Baha-5-Attract-200x200.jpg

Implante de oído medio

Antes de comenzar a hablar de implantes, vamos a definir lo que se llama implantes activos y pasivos. Los implantes pasivos son aquellos no utilizan energía para poder cumplir su función, mientras que los activos necesitan energía.

Ahora volvamos a los implantes de oído, estos consisten en el reemplazo o reconstrucción de la cadena osicular, para que esto funcione de manera correcta y óptima el espacio aéreo dela caja del tímpano debe estar libre y tener una membrana timpánica cerrada.

Implantes pasivos

Los implantes de oído medio pasivos son aquellos que simplemente hacen de nexo ente el tímpano y la ventana oval, vienen en dos tipos, los tímpano-platina y los tímpano-estribo

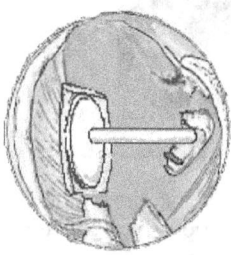
Figura 105: Tímpano-Platina
Sensory Organ Replacement and Repair.
Gerald E. Miller

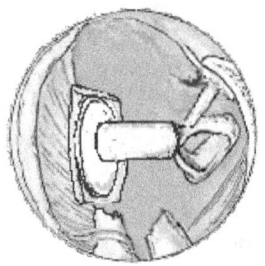
Figura 106: Tímpano-Estribo

Existen implantes de una gran variedad de materiales, podemos encontrar los plásticos como por ejemplo de Esponja de polietileno de alta densidad (HDTS, *High Density polyethilene sponge)*, que al ser poroso permite que las fibras de tejido crezcan en su interior brindando una muy buena biocompatibilidad y biointegración. Otro plástico muy usado es el PTFE, politetra-flour-etileno, si no se pueden usar composites, estos nacen de la mezcla de los distintos tipos de elementos, polímeros, cerámicos o metales. El composite que tiene uno de los mejores resultados es el de hidroxiapatita y polietileno, siendo la hidroxiapatita un biocerámico que compone en su mayoría los huesos del cuerpo y el polietileno el sostén de la estructura.

Los materiales biológicos son los más biocompatibles dentro de este tipo de implante, este tipo de injertos pueden derivar de *tejido autogénico*, es decir el mismo individuo es quien dona el material para elaborar el implante, *tejido alogénico*, el individuo donador es de la misma especie que recibe el implante, este es el caso de los trasplantes. Y por último los tejido pueden ser *xenogénico*, es decir la fuente del injerto es de una especie distinta que el receptor.

La principal desventaja de este tipo de implantes es la falta de naturalidad anatómica y la falta de una respuesta correcta en las muy altas y bajas frecuencias.

Implantes activos

En cuanto a implantes activos tenemos una gran variedad, elegir el correcto para cada ocasión depende 100% de la disponibilidad y la comodidad de cada usuario.

Vibrant Soundbridge®

Esta implante está compuesto de dos partes, la parte externa que es un procesador de audio y que magnéticamente se adhiere con la parte interna. Esta se inserta quirúrgicamente y comprende de 3 elementos:
- El módulo de recepción, va debajo de la piel y su función es transformar la señal eléctrica que envía la parte externa en una señal mecánica,
- Un cable
- Un vibrador que se fija quirúrgicamente al nivel de la cadena osicular. Este consiste en una masa flotante que vibra cuando el procesador de audio manda la señal.

Entonces la señal es recibida por el micrófono, se procesa la señal y en enviada al módulo de recepción que la va a transformar en una señal mecánica, la cual va a viajar por un cable hasta el vibrador, que va a vibrar a la misma frecuencia que envía la señal del procesador.

La idea es saltar el oído externo y prácticamente el oído medio, pero aprovechar la amplificación propia de la cadena osicular

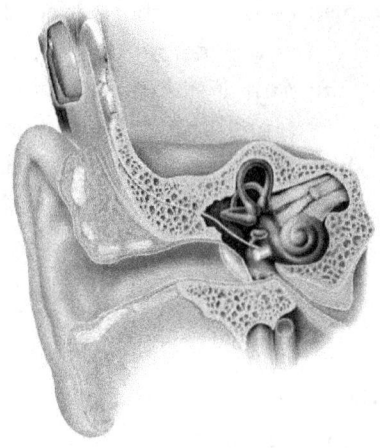

Figura 107: Vibrant Soundbridge
http://microtiaaustralia.org.au/wp-content/uploads/2010/04/VSB_atresia.jpg

En cuanto a la aceptación del usuario, aquellos que lo usen todo el día, aproximadamente 16 hs, informan una calidad sonora natural, se encuentran satisfechos con el aparato y obtienen un mejor entendimiento del lenguaje hablado especialmente en ambientes ruidosos.

En cuanto a las indicaciones para la selección de los pacientes, deben tener una hipoacusia de percepción media a severa, tiene que haber una diferencia máxima de 20 dB entre las dos audiometrías, ausencia patológica del oído medio, mayor de 18 años y paciente no satisfecho de audífonos convencionales.

Envoy Esteem® Totally Implantable Hearing System

El sistema Esteem es un dispositivo 100% implantable, usado para tratamiento de hipoacusia neurosensorial de moderada a severa. Entre las condiciones para su indicación tenemos que el usuario debe ser mayor de 18 años, tener una hipoacusia neurosensorial estable, anatomía de la trompa de Eustaquio y oído medio normal, por lo menos 30 días de experiencia previa con audífonos y no presentar mejoras o que el paciente se encuentre insatisfecho con esta.

Este implante está formado por tres partes, la primera es un sensor, el cual cumple las funciones de un micrófono, su estructura básica es un cristal piezoeléctrico. La segunda parte es un procesador de sonido con una batería interna no recargable y por último un *Driver* que su funcionamiento es un segundo cristal, con las misma propiedades del primero.

> **Efecto piezoeléctrico**
> Es un fenómeno que ocurre en determinados cristales que al ser sometido a vibraciones, la transforma en energía eléctrica. Y al aplicar energía eléctrica sobre el cristal, este vibra.

El sensor piezoeléctrico cuando se conecta con el yunque, es capaz de sensar las vibraciones de los sonidos provenientes de la membrana timpánica. Estas vibraciones mecánicas son convertidas en impulsos eléctricos que son conducidos al procesador de sonido, donde son procesados de acuerdo a programas específicos y personalizados del usuario para luego ser enviado al driver que va a hacer vibrar el estribo.

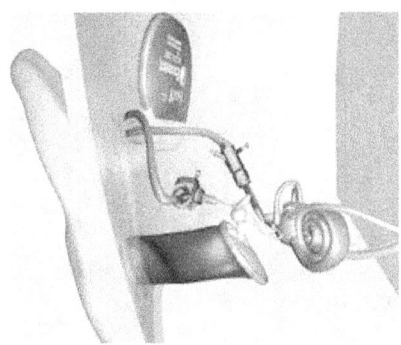

Figura 108: Envoy Esteem Totally Implantable Hearing System

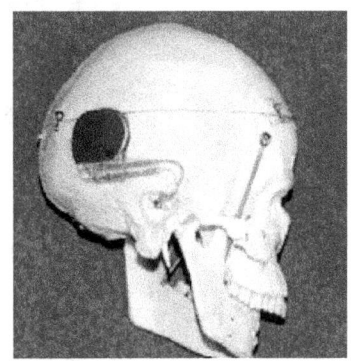

Figura 109 : Esteem System - ubicación Envoy Esteem Totally Implantable Hearing System: Phase 2 Trial, 1-Year Hearing Results

El programa personalizado por el usuario es transmitido al procesador de voz por medio de un control remoto que envía las señales de manera inalámbrica.

Ototronix MAXUM®System

Es un dispositivo semi implantable que amplifica el sonido usando energía electromagnética transferida de un molde externo dentro del canal auditivo a un imán interno implantado quirúrgicamente.

El implante incluye un micrófono situado en la parte más distal del dispositivo que recibe las señales, luego estas son procesadas, transducidas y transmitidas a una bobina electromagnética ubicada en el canal auditivo. Esta bobina cuando se encuentra cargada produce un campo electromagnético que estimular el imán anclado a la unión yunque-estribo y transmite la señal a la cóclea. La señal que llega al imán es síncrona a la señal original que ingresó por el micrófono.

El implante interno está compuesto de una pieza de neodimio, alojada en un cilindro de titanio.

En cuanto a las indicaciones, el usuario tiene que ser mayor de 18 años, tener una pérdida auditiva neurosensorial de moderada a severa, con anatomía del oído medio normal y no tener evidencia de otitis media o lesión retrococlear, y no haber recibido beneficio de audífonos convencionales.

En cuanto a los beneficios que brinda Ototronix tenemos la amplificación del sonido, como la parte externa se ubica en el canal auditivo no se amplifica los ruidos ambientales ni el sonido del viento, ni ningún tipo de sonido que cause el *feedback* en el oído y al no tener altavoz, el sonido es claro y fresco, se obtiene una mejor calidad y amplificación del sonido, reduciendo o eliminando el *feedback*.

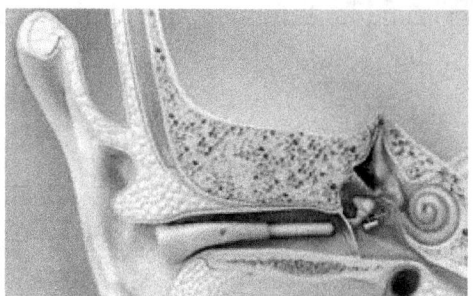

Figura 110: Ototronix maxum®system
http://www.earcentergreensboro.com/hearing-implants/
maxum-device/images/Maxum_graphic_pshp.jpg

Implante coclear

El implante coclear es el reemplazo prostético para el oído interno. Es una solución cuando lo que falla es la estimulación sonora del órgano de Corti. Está indicado a personas con sordera grave a profunda o total, con pérdida auditiva en la audiometría superior a 90 dB HL en frecuencias del lenguaje, que no obtengan beneficios del uso de auriculares convencionales y por sobretodo que el nervio auditivo sea funcional.

El principio de funcionamiento del implante coclear consiste en la estimulación directa del nervio auditivo por medio de electrodos. El sonido entra por el micrófono, luego es procesado por el procesador de voz, convirtiendo la señal análoga en señal digital, de esta manera se sabe que electrodo va a ser activado y cual no. Esta señal viaja por un transmisor que va adherido por un imán y se comunica inalámbricamente con el receptor interno implantado quirúrgicamente, que finalmente activa los electrodos y estimulan la porción correspondiente del nervio auditivo.

El diagrama en bloques de un implante coclear es relativamente simple, cuenta con dos partes bien diferenciadas, una externa y una parte que es implantada o interna.

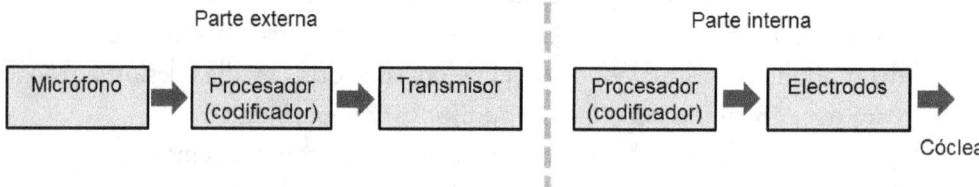

Figura 111: Diagrama de bloques del IC.

Inicialmente el micrófono era direccional, ya que históricamente, el objetivo principal de este implante era el poder escuchar los registros del habla de la persona que se tiene en frente, actualmente recoge mayor cantidad de sonido de distintas direcciones, es decir sonidos de la voz, del ambiente, música, etc.

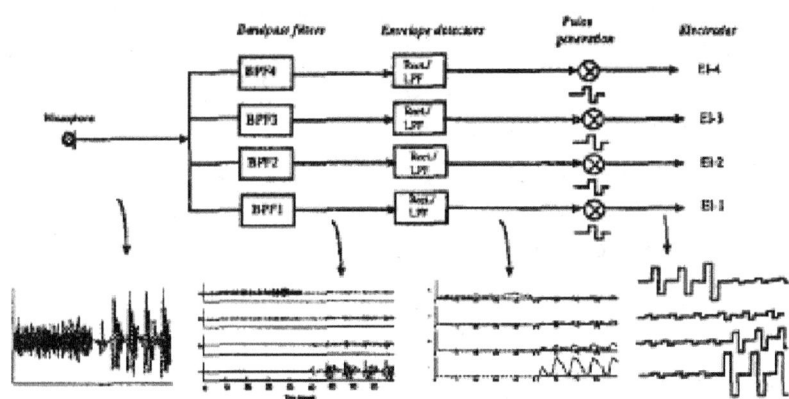

Figura 112: Procesamiento de señal
http://www.engineering.uco.edu/~mbingabr/SeniorDesignProject/CochlearImplant/tutor_SpeechStreategy.pdf

El procesador de voz tiene como función determinar que electrodo debe ser activado, para eso debe realizar un procesamiento de la señal análoga de entrada, se realiza un filtrado en distintas bandas de frecuencias, esta división de las bandas es relativa a la cantidad de electrodos, con distintos factores de ponderación, los cuales son ajustados en el proceso de calibración del implante. Luego se busca tener una especie de envolvente de la señal, para determinar cuándo se realiza un pico de determinada forma de onda. Y por último pero no menos importante se digitaliza la señal para poder determinar la serie de impulsos que activa cada electrodo.

El transmisor y receptor funcionan como antenas que se comunican inalámbricamente para poder enviar y recibir la señal de activación de los electrodos. Esto funciona con radiofrecuencia, una tecnología muy parecida al WiFi. La diferencia entre el transmisor y el receptor es que el transmisor es externo y el receptor está implantado en el interior del cuero cabelludo.

Este receptor se comunica con el set de electrodos por medio de un cable conductor que viaja por el medio del hueso temporal hasta desembocar por la ventana redonda en la cóclea. Este set se acomoda a las 2,5 vueltas de la cóclea para tratar de poder estimular a lo largo del nervio auditivo.

En cuanto a los electrodos vamos a tener dos tipos dentro del mismo conjunto, el electrodo de referencia y los electrodos activos. El electrodo de referencia por lo general es uno si el implante coclear es monopolar, si es bipolar, va a haber uno por cada electrodo activo. La función de este electrodo es imponer una referencia eléctrica entre el usuario y el dispositivo. Este suele ser ubicado usualmente en el músculo temporal.

Para los electrodos activos, su función es la estimulación del nervio y estos disparan un nivel de energía en cada cala de frecuencia, lo que da más naturalidad en la audición, pueden haber desde 16, 24 o incluso hasta 32 electrodos. Los nuevos diseños del arreglo de electrodos buscan que los electrodos se encuentren más cerca entre ellos y la pared interna de la rampa timpánica, esto no sólo mejora la especificidad espacial de la estimulación si no también reduce la intensidad de la energía que se utiliza para estimular.

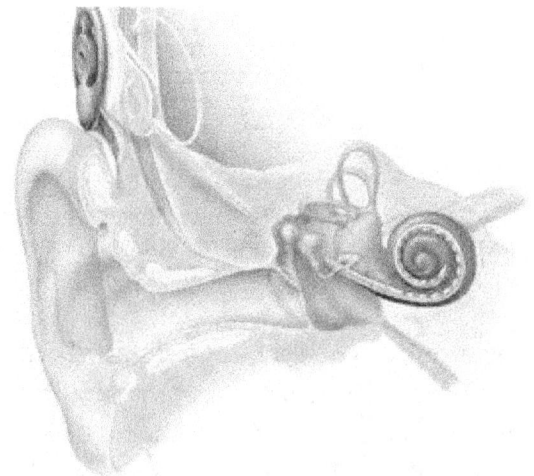

Figura 113: Implante coclear
http://www.acoustichearingclinics.com.au/upload/images/
Cochlear-Implants.jpg

A modo de reflexión...

Este es un pequeño, pero muy pequeño resumen que resulta del *brainstorming* interdisciplinar entre la fonoaudiología, la ingeniería, la medicina y demás carreras. Que al fin y al cabo el beneficiado de todo este proceso es el usuario que es quien se merece tener la mejor atención de parte del equipo de salud, y es nuestro deber como profesionales poder brindárselo.

A pesar de que son ramas distintas y que vienen de distintos orígenes, es nuestra obligación forzar esta unión y crear un eje transversal entre estas disciplinas para poder obtener los resultados más óptimos para poder beneficiarnos entre todos y por sobre todo el beneficio principal sea para el paciente.

¡Ojo! Con esto no quiero decir que hay que ser profesionales para hacer cosas, quizás es una expresión mal utilizada en este texto, pero lo más deseable es involucrarse desde alumnos, desde ayudantes, desde personas, o miembros de la comunidad donde vivimos. E ir desarrollando esta interacción para poder tener la cabeza más abierta y así poder ver las cosas desde más lejos, ver *the big picture*.

Las buenas ideas se nos ocurren a diario, capaz que hasta sin darnos cuenta, o simplemente decimos "esto estaría genial si..." pero siempre creemos o que es una muy tonta idea, o es extremadamente difícil. Es un pensamiento obvio cuando no se conoce en totalidad las herramientas que están a la mano para poder desarrollar la solución. La forma correcta de proceder es pensar bien, tanto en la idea como en el entorno del problema y sentarse con un café en el medio con otras disciplinas, y sólo tienen que ver cómo llegan los distintos puntos de vistas, los *brainstorming* y los niveles inusuales de innovación surgen espontáneamente listos para ser implementados. Cómo decía mi profesor de Ingeniería Legal:

"Las buenas ideas no son las millonarias... son las que se hacen"

Capítulo 17

después de la hipoacusia...¿qué? El paciente hipoacúsico o sordo

Gabriela Bonelli

El estado contempla la organización de la Salud bajo programas que colaboran para resolver el control universal de niños y la sospecha de hipoacusia. Esta posibilidad se da en el Servicio de Neonatología y Controles de Niño Sano que pueden realizarse previos al ingreso escolar o durante la escolaridad. En el caso de los adultos la detección se puede dar por medios preventivos o consulta espontánea como así también controles laborales.

La evaluación diagnóstica se realiza a través de los siguientes exámenes:
- Recién nacidos y niños pequeños (hasta 3 años): Otoemisiones Acústicas, Potencial EvocadoAuditivo de Tronco Cerebral e Impedanciometría.
- Niños, adolescentes y adultos: Audiometría tonal, Logoaudiometría e Impedanciometría.

Cuando el diagnostico ya es efectivo y certero comienza otra etapa de la tarea fonoaudiológica, la de asesorar y asistir al sujeto con hipoacusia o sordera y a su familia. En el caso de que el paciente sea un niño, las decisiones en las que se pueda intervenir profesionalmente son fundamentales para el desarrollo posterior y la integración social del paciente. Es por ello, que en pertinente desandar todos los aspectos involucrados en este sentido. Uno de ellos es la detección precoz. Desde la mirada de la salud pública y frente a las oportunidades de educación de un niño con hipoacusia y sordera se suele dar por seguro que la detección y la intervención tempranas tendrán efectos positivos en cuanto a un mejor funcionamiento en el niño con deficiencia auditiva. En este sentido, la meta es lograr permeabilidad que la detección posibilite la adaptación protésica u ortésica auditiva que garantice un canal auditivo portador de información para la adquisición, el desarrollo y el desempeño lingüísticoverbal del sujeto con hipoacusia. Esto no siempre es posible desde el equipamiento, es preciso acompañar también con procesos de estimulación y habilitación o rehabilitación auditiva.

Algunas investigaciones muestran el impacto de estas intervenciones profesionales en niños con déficit auditivo. Lutterman et al. (1999) propone un raconto interesante al respecto. Menciona a Greenstein (1975) quien estudió a treinta niños sordos. Informó que los niños que comienzan un tratamiento antes de los dieciséis meses muestran mayor competencia lingüística que los que comienzan más tarde. Mankowitz y Larson (1990) estudiaron a 646 niños en programas de educación especial, y descubrieron que los niños que comenzaban esos programas a menor edad sacaban más provecho que los que empezaron más tarde.

Watkins (1987), realizando un informe sobre un programa de intervención en el seno familiar en el que participaban 21.000 niños, descubrió que los niños con discapacidad auditiva, que habían comenzado precozmente a participar en los programas de intervención para familias, obtenían resultados significativamente mejores en varias áreas del lenguaje y educativas que aquellos niños que no recibieron dicha atención.

El único estudio que disiente es el de Musselman et al. (1988). Él observaba a niños que participaban en programas de intervención temprana descubrió que los resultados en la comprensión y en el lenguaje hablado no estaban relacionados con la edad en el momento de la intervención. Yoshinaga-Itano (1997), sin embargo aportó datos preliminares indicando que los niños a los que se les descubría la pérdida auditiva antes de los seis meses mostraban cocientes de expresión lingüística significativamente más altos que los niños a los que se les descubría con posterioridad a los seis meses. La dificultad que comparten estos estudios es tratar de igualar a las familias y a los niños. Las familias que descubren las pérdidas auditivas de sus hijos precozmente y que participan en los programas de intervención temprana son probablemente diferentes de aquéllas que no lo hacen y cualquier estudio retrospectivo debe tener en cuenta esta diferencia.

Carney y Moeller (1998), en su análisis exhaustivo de la eficacia del tratamiento precoz, concluyeron que:

La identificación precoz de la pérdida auditiva y la inscripción en un programa de intervención es la primera línea defensiva para poder reducir las consecuencias de esta pérdida. Los resultados más recientes de los programas de intervención temprana han demostrado ser efectivos en reducir el retraso que experimenta el niño y en aliviar las reacciones de estrés de la familia.

Ésta me parece una valoración justa del pensamiento actual en relación a la intervención temprana. Los fonoaudiólogos que estudian la audición en general han organizado una campaña para realizar el screening auditivo neonatal, un elemento vital para los programas de intervención temprana.

El razonamiento lógico es que si se identifica la pérdida pronto y se comienza la rehabilitación, el resultado mejorará. A lo largo de los pasados treinta años, se han usado e investigado varios procedimientos diferentes de screening neonatal. El más común en vigencia es el uso de estudio por otoemisiones acústicas en el recién nacido en forma universal y el seguimiento durante el primer año, en especial en niños con factores de riesgo.

Factores de riesgo en recién nacidos:

- Antecedentes familiares de pérdida auditiva neurosensorial congénita o de aparición durante la infancia.
- Infección congénita conocida o asociada con la pérdida auditiva neurosensorial:
- citomegalovirus, rubeola, herpes, toxoplasmosis, sífilis.
- Anomalías craneofaciales, incluidas las deformaciones del pabellón auricular o del conducto auditivo, línea del pelo baja y labio leporino.
- Peso en el nacimiento inferior a los 1.500 gramos.
- Hiperbilirrubinemia, a niveles que excedan las indicaciones para exsanguíneo transfusión.
- Sustancias ototóxicas incluidas, aunque no únicamente, los aminoglucósidos (por ejemplo, gentamicina, estreptomicina) usados durante más de cinco días y combinados con ciertos diuréticos durante estos días.
- Meningitis bacteriana.
- Depresión severa en el nacimiento, que incluye a los recién nacidos que obtengan resultados en el test de Apgar de 0-3 en cinco minutos, aquellos que no comienzan una respiración espontánea a los diez minutos o aquellos con hipotonía persistente hasta las dos horas desde el nacimiento.
- Respiración asistida durante diez días o más.
- Estigmas u otros datos asociados con un síndrome que provoque pérdida auditiva neurosensorial.

Estos factores son parte de los alertas asistenciales. Existen pues la posibilidad de detectar sólo la mitad de los recién nacidos con pérdida auditiva si se los atiende según estos factores, porque algunos de los bebés con discapacidad auditiva no registran ningún riesgo conocido y por tanto no están incluidos en estos criterios.

También está presente que puede existir la sospecha de un número de niños no identificados como parte de la implementación de programas universales de screening ineficiente ya sea por desconocimiento o falta de recurso. La ejecución inadecuada del registro o incluso la indicación de los estudios para la detección de la hipoacusia por parte del personal de salud llevan a que no siempre se informe a los pacientes.

Los estudios que son parte de los programas de estudio universal y detección de déficit auditivo son la respuesta auditiva del tronco cerebral y las mencionadas Emisiones Otoacústicas Evocadas (EOAE). Ambos se pueden realizar rápidamente por los fonoaudiólogos en el ámbito incluso del servicio de neonatología. Es rápido, sencillo y económicamente posible. Estas prácticas llevan a que a través del screening universal se vea aumentado el número de niños identificados con problemas auditivos. Esto aporta mayores precisiones en los diagnósticos y pertinencias en los seguimientos adecuados, así como servicios para el tratamiento.

¿Qué aspectos incluye un programa de detección y orientación en salud auditiva?

Hay variadas formas de sostener y enriquecer las acciones profesionales en este tipo de programas, en especial en lo relacionado con la detección de la hipoacusia es preciso considerar los siguientes:

Eliminar o reducir los falsos positivos: a través de un desarrollo y optimización de un procedimiento mejor de screening. Profesionalización de las acciones de detección en profesionales de salud y educación.

Eficiencia en la logística del screening: requiere disminuir los tiempos de los turnos asignado, la efectivización del screening neonatal, el informe a los padres de los resultados y el nuevo testeo posterior.

Comunicación efectiva de los profesionales: del fonoaudiólogo con los demás profesionales y los padres. Capacidad de orientación y asesoramiento.

Qué lugar tiene la familia en la logística asistencial del niño hipoacúsicos o sordo?

La familia es vital en la toma de decisiones para el presente y el futuro del paciente. Por tanto se considera según muchos investigadores que la administración de los programas para los niños con discapacidad auditiva recién diagnosticados deben estar centrados en los padres y la familia. Qué informar y cómo dar lugar a la familia en la participación de las intervenciones profesionales, es vital para el progreso del niño.

Desde la perspectiva profesional en el campo de la discapacidad auditiva, la familia debe decidir no solo el alcance de las acciones protésicas sino también las acciones terapéuticas y el tipo de educación que el niño tendrá.

Desde el punto de vista fonoaudiológico, des-oír lo que el paciente quiere de sí mismo u omitir su necesidad en la toma de decisiones hace padecer al profesional de una hipoacusia más perjudicial que la que padece el paciente en cuestión.

Al respecto es pertinente conocer algunas de las posibilidades disponibles.

Capítulo 18

Ayudas auditivas

SILVANA V. SERRA

Existen dispositivos varios para ofrecer en el ámbito de la hipoacusia a los pacientes y transformarlos en un usuario de ellos.

Por un lado están los audífonos o otoamplífonos que captan, amplían modulan y trasmiten señales acústicas.

Por otro lado está el implante colear que son dispositivos de alta tecnología que estimulan eléctricamente las fibras nerviosas remanentes y que remiten información auditiva desde el exterior a través de un dispositivo externo e interno.

En otros casos las ayudas anteriores son insuficientes o inviables y existe un dispositivo que estimula en forma directa los núcleos del bulbo en la segunda posta del nervio auditivo. Es útil en agenesia coclear. Es el implante de tronco cerebral.

Otro dispositivo viable en malformaciones congénitas de CAE, hipoacusia conductivas por problemas de cadena osicular o inoperables, etc., Es el Bone Anchored Hearing Aid o BAHA. Es u implante osteointegrado de titanio que se coloca retroauricularmente.

Los audífonos

En el ámbito de las ayudas o dispositivos con distinto grado de desarrollo tecnológico existe una denominación que es preciso distinguir. Se denomina ortésis a un aparato ortopédico que ayuda, a ejecutar una función dada, corrigiendo o mejorando las posibilidades del sujeto. Están vinculadas al sistema musculoesquelético. Pero en la esfera de las ayudas auditivas es aplicable a la función con la que se prescriben un audífono.

Una prótesis es una extensión artificial que reemplaza o sustituyeuna parte del cuerpo que se encuentra ausente o deficitaria por diversas razones. Entonces se denomina prótesis al dispositivo que reemplaza una parte del cuerpo y que permite ejecutar la función de éste. Este es el caso del implante coclear.

Los audífonos son aparatos electroacústicos que pueden amplificar el sonido que reciben en su entrada, de manera que el mismo sea mayor en la salida del dispositivo. La ASHA (American Speech-Language and Hearing Asociation) define al audífono como un componente crucial de la rehabilitación aural y como una ayuda para facilitar la adecuada comprensión y expresión en los procesos de comunicación, en individuos con pérdida auditiva.

Es un dispositivo electrónico en miniatura, que lleva el sonido en forma más eficiente al oído del usuario. Puede simplemente captar más energía sonora del aire o proveer energía adicional a través de una batería y un circuito eléctrico.

El aumento de la eficiencia en la recepción del sonido se logra adecuando las características de éste al rango dinámico residual del hipoacúsico. Este concepto es fundamental, el dispositivo se debe adaptar a las posibilidades remanentes de audición y las condiciones clínicas del sujeto.

Al tratarse de pérdidas auditivas, es lógico pensar que el audífono debe proveer un aumento en la amplitud de la señal acústica que recibe. Este aumento debe ser variable con la frecuencia, de forma tal de compensar la pérdida.

Pero no sólo la frecuencia debe influir sobre las características del audífono, sino que también es necesario que el nivel de la señal acústica del medio ambiente, al superar ciertos límites, reduzca la amplificación o limite la señal de salida para proteger al paciente contra sonidos demasiado intensos.

Debe adaptarse un audífono a todo paciente que presenta hipoacusia social u ocupacional. Este criterio tan amplio responde a la realidad cotidiana, pudiéndose agregar que audiométricamente es candidato a usar un audífono aquel paciente que presenta una pérdida auditiva de 25 dB, promedio de ambos oídos, en las frecuencias conversacionales. Este criterio es muy amplio y se requieren más consideraciones a la hora de que se indique una selección de audífonos.

Tipos de audífonos

Los avances de la medicina y la ciencia moderna han permitido la aparición de diversos tipos de ortesis y prótesis, cada una de ellas diseñadas para cubrir necesidades específicas.

Para la elección del tipo de audífono el fonoaudiólogo no solo deberá considerar las características tecnológicas sino también las consideraciones personales subjetivas, tales como: cualidades del sonido amplificado (si es confortable o no), capacidad del paciente para la manipulación de los controles del audífono aconsejado. También es oportuno tener en cuenta las expectativas estéticas que mejoran la aceptación del usuario.

Para clasificar los diferentes tipos de audífonos, se debe tener en cuenta el modo de presentación de la señal acústica, la ubicación de estos en el oído del usuario y la tecnología que utilizan.

Señal acústica	
Audífonos de conducción aérea	Es un dispositivo que procesa la señal amplificada enviándola al conducto auditivo externo. La mayoría de los audífonos son de este tipo.
Audífono de conducción ósea	Está diseñado para convertir la energía acústica amplificada en vibración mecánica impactando a nivel coclear por la estimulación de los huesos del cráneo).

Ubicación en el oído del usuario	
Audífono de bolsillo (de caja)	Se aloja en el bolsillo o se sujeta en la ropa del usuario, contiene el micrófono, el amplificador y la fuente de energía. Dicha caja se conecta a un auricular externo por medio de un cordón. Uso recomendable para personas mayores con dificultades motrices.
Retroauricular	Se ubica detrás del pabellón de la oreja. Forma una cadena electroacústica con el oído del usuario a través de un "codo" plástico que se ensambla con un molde al oído. Es un modelo muy popular que cubre rango de variadas pérdidas auditivas de leves a profundas. Existen de varios tamaños. Si se colocan de manera incorrecta pueden producir ruido de fondo, un molesto "silbido", en el oído.
Audigafa	El audífono se ubica en la pastilla del anteojo.
Intraauricular	Ocupa la concha auricular y el conducto auditivo externo. Debido a su tamaño reducido puede resultar difícil realizar los ajustes. Responde a equipamiento en diferentes pérdidas auditivas.
Intracanal:	Se coloca en el conducto auditivo sobresaliendo aproximadamente 3 mm fuera del mismo. Requieren que su usuario tenga buena motricidad y visión por su pequeño tamaño. Responde a equipamiento en el rango de hipoacusias leves a moderadamente severas.
Intracanal de inserción profunda (CIC):	Se coloca completamente adentro del conducto auditivo, a una profundidad que casi no se nota. Es de gran preferencia estética por su disimulada presencia. Presenta una tanza o hilo plástico para facilitar su colocación y extracción del oído.

Tecnología que utilizan	
Analógico	Es el audífono con ajustes electroacústicos manuales como control de regulación. Esto permite modificar la respuesta del audífono y adaptarla a la hipoacusia de cada paciente.
Programable digitalmente	Los parámetros electroacústicos se ajustan en forma digital, conectando el audífono a una computadora. Es más confiable y permite mayor rango de ajustes, lo cual posibilita una mejor compensación de la pérdida auditiva del paciente.
Digital	Contiene en su interior sistemas similares a computadoras en miniatura. Otorga pues innumerables opciones de ajustes y calidad del sonido. Disminuye así la posibilidad de distorsión y optimiza la relación señal ruido en situaciones de escucha adversa. Permite la modificación de las señales lo que mejora la adaptación a la audición del usuario.

Funcionamiento y componentes del audífono

El audífono está constituido por unos componentes básicos entre los que se destacan el micrófono (un transductor), un transistor, una batería, elemento que provee al circuito la energía necesaria para su función y el receptor que convierte la energía eléctrica amplificada en energía sonora. Los audífonos con circuitos de compresión tienen además, doble amplificador de entrada y salida y los digitales tienen convertidores de energía análoga a digital y de digital a análoga.

La operación que realizan los audífonos para amplificar el sonido puede resumirse de la siguiente manera:

El transductor de entrada capta la señal sonora. Es una señal acústica debe ser convertida en señal eléctrica para ser procesada, amplificada y finalmente reconvertida en señal acústica para llevarla al oído. Pero sintéticamente que representan estos tres bloques.

Bloque 1:

El micrófono como lo muestra el esquema es uno de los posibles dispositivos llamados transductores. Se encarga de transformar un tipo de energía en otro. Cumple la función de convertir la señal acústica en eléctrica. Lo esperable es que no altere en la captación la señal. Son los transductores de entrada. Existen dos tipos de transductores uno es el micrófono y el otro es la bobina de inducción. Los micrófonos convierten la señal acústica en eléctrica realizando un pasaje intermedio a energía mecánica. Las bobinas de inducción, están presentes en la mayoría de los audífonos. Es utilizado en situaciones como las conversaciones telefónicas o en la escucha de la radio o televisión o en espectáculos con sistema de aro magnético. Convierten la energía magnética en energía eléctrica. La gran mayoría de los audífonos presentan la posibilidad de alternar entre los diferentes tipos de transductores (micrófono y bobina) a fin de utilizar el más adecuado según sea la situación.

Hasta aquí el sonido es transformado en señal eléctrica para que pueda ser ampliado por los diferentes dispositivos que tiene un audífono.

Bloque 2:

Lo componen los circuitos que integran el procesamiento de la señal eléctrica especialmente el amplificador. Su función es procesar la respuesta en frecuencia, ganancia y salida máxima del mismo, permitiendo además variaciones en estas características mediante calibraciones. El amplificador recibe una señal del micrófono y entrega otra señal eléctrica al auricular (ésta es la señal de entrada amplificada); además toma energía eléctrica de una fuente (batería o acumulador). Dentro de este bloque de circuitos encontramos un dispositivo que entonces provee de energía para que estos funcionen. Es la fuente de energía o batería.

Hay dos tipos una que se recarga mediante la conexión a una fuente exterior de energía y se la clasifica como acumuladora y otra no recargable.

Bloque 3:

Para completar el proceso se reconvierte la señal eléctrica, ya ampliada y optimizada, nuevamente en sonido a fin de ser comprendida por el oído humano. Para esta función existen los transductores de salida. Existen dos tipos de transductores de salida: auricular y pastilla ósea. El auricular convierte la energía eléctrica en acústica, en sonido. La pastilla ósea convierte en vibraciones la energía eléctrica en la que fue convertido el sonido. Es decir, no la convierte nuevamente en sonido sino en movimientos. Este tipo de elementos es utilizado por personas hipoacúsicas con severas pérdidas auditivas y buena conducción coclear. Su acople prevé el apoyo en contacto con zonas óseas por ejemplo la mastoides.

Estos tres bloques cuentan con dispositivos que los integran cuentan con las siguientes características electroacústicas definidas. Una de ellas es la potencia acústica de entrada (input) que es la intensidad sonora aplicada sobre el micrófono del audífono, en general está expresada en dB. También está la ganancia acústica (gain) que es la cantidad en dB que se le suma o adiciona a la intensidad que ingresa al micrófono. Por tanto la intensidad que sale por el auricular del audífono excede a la intensidad sonora aplicada sobre el micrófono. Asimismo está la potencia acústica de salida (output): se define como la suma en dB de la intensidad sonora aplicada sobre el micrófono en dB SPL, más la ganancia acústica provista por el audífono en dB.

Otros aspectos son el nivel de presión sonora de saturación (SSPL) o sobrecarga o máxima potencia de salida. Se puede producir independientemente a la potencia de entrada. También está la respuesta en frecuencia donde se variabiliza la amplificación y comportamiento de la misma para las frecuencias que procesa el audífono. Existe un efecto no deseado pero que puede ocurrir y es la distorsión que se da cuando el amplificador modifica o altera las características de la señal ingresada en forma distorsiva entregando una señal que no guarda relación con la ingresada. La alteración es una adición o diferencia en las características de la señal procesada que no es prevista en la calibración. Otro aspecto más de los circuitos propios que componen el audífono es los niveles de ruido inherente al audífono y se menciona como la relación entre la señal y el ruido producido en el sistema. También se lo menciona como distorsión por ruido.

El molde de oído

El rendimiento de un audífono está determinado por la interacción del micrófono, el amplificador y las características del sistema auricular – molde, modificados por las propiedades acústicas del cuerpo, la cabeza y el conducto auditivo externo (CAE) del paciente.

El molde de oído es una parte integral de la cadena electroacústica que comienza en el micrófono del audífono y termina en el conducto auditivo del paciente. Es el dispositivo individualmente fabricado que encaja en el oído externo, y conduce el sonido amplificándolo a través del CAE en dirección al tímpano.

El molde tiene varias funciones:
1. Lazo físico: unión entre el audífono y el oído del paciente actúa dirigiendo el sonido reproducido por el audífono, desde el auricular hacia la membrana timpánica.
2. Sostén del audífono en el oído: asegura la correcta fijación.
3. Sello acústico del CAE.: obtura o sella el conducto auditivo externo e impide el escape del sonido amplificándolo, para evitar la retroalimentación del micrófono y los silbidos consiguientes (feedback acústico o efecto Larsen). Debe minimizar dicho feedback acústico para aumentar la ganancia usable del audífono.
4. Modificación acústica de la señal producida por el audífono: varía el rendimiento del audífono en frecuencia e intensidad, modifica su curva de respuesta en frecuencia. Por lo tanto, la elección del tipo de molde dependerá de las características acústicas que se deseen lograr en la salida del audífono.

Partes de un molde de oído

Para entender mejor los diferentes tipos de moldes, es necesario conocer sus partes más importantes. Ellas son:

- Conducto: parte que se introduce en el CAE del paciente
- Aro de sostén: parte delgada y semicircular del molde de skeleton que sigue el contorno posterior de la concha auricular.
- Puente: porción extendida entre el conducto y la unión del aro de sostén al hélix.
- Hélix: segmento que se ubica en el hélix del oído.
- Concha o bowl: parte del molde receptor que cubre la concha auricular.
- Tubería plática: tubo para la conexión del molde al codillo del audífono retroarticular, o a la audiagafa.
- Perforación central: perforación que se extiende a lo largo del conducto, y que constituye un canal para el paso del sonido.
- Arandela de sostén: arandela metálica o plástica que se encuentra en la base del molde receptor, y que sirve para la articulación con el auricular del audífono

Tipo de molde según las características del material:
- **Moldes rígidos o duros:** Son generalmente de acrílico duro. Muy utilizados. Se caracterizan por su durabilidad, modificabilidad (rellenados, ventilado, etc.) y no tóxicos. Como desventajas: inseguridad en el sellado acústico por tanto feedback y ante traumatismo pueden dañar el conducto auditivo externo.
- **Moldes blandos o semiblandos:** Son de acrílico y PVC. Son confortables y seguros, siendo útiles en niños y adultos mayores. Presentan menor riesgo de daño de conducto auditivo externo por caídas o golpes. Mejor adaptación en gerontes, quienes tienen menor elasticidad de CAE. Tienen mejor sello acústico que los moldes rígidos. Son muy útiles en pérdidas auditivas severas. Como desventajas presentan menor durabilidad, pueden deformarse o endurecerse. Renovación útil en niños (cambio entre 3-6 meses), pero desventajosa para los adultos.
- **Moldes duros y blandos combinados:** Combinan la porción externa del acrílico duro (mayor duración) y la extremidad de material blando (máximo confort). Son moldes ideales para los niños.
- **Moldes hipoalergénicos:** Son de silicona, y polietileno que no producen reacciones alérgicas. Se utilizan en pacientes con antecedentes de eczema o irritación del conducto auditivo externo. No son de buena apariencia cosmética.

Tipos de Moldes según las características físicas:

Moldes de acoplamiento directo: Estos moldes se aplican al audífono directamente, sin tubería plástica de conexión. Los hay tipo receptor o regular o también denominado molde estándar. Utilizados en los audífonos de caja. Es un molde sólido que obtura totalmente el C.A.E. y la concha auricular. Presenta una anilla metálica o plástica que permite la conexión a presión con el auricular del audífono de caja. Otro tipo son los moldes diseñados para sostener en el oído al audífono intrauricular que se subdividen en modular cuando el molde y el audífono son dos módulos separados que se unen en el oído del paciente constituyendo una unidad. El otro es el custom Shell que aloja en un molde ahuecado los elementos del audífono. Utilizados en audífonos intracanal.

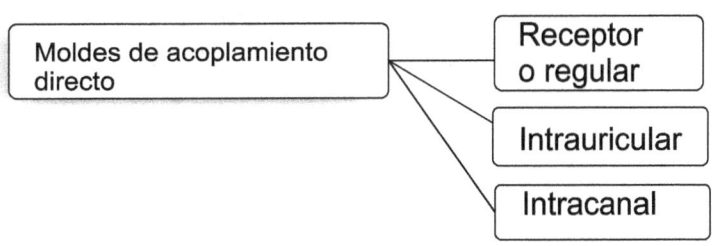

Moldes con tubería plástica: Permiten la conexión acústica entre el audífono y el molde se hace por medio de una tubería plástica llamada vulgarmente "spaghetti". Se usan en audífonos retroauriculares. Pueden ser moldes ocluyentes o cerrados, y no ocluyentes o abiertos.

Ocluyentes o cerrados: ocupan totalmente el CAE.	
Skeleton	Muy es el más usado de todos los moldes. Consta de la porción que se introduce en el conducto auditivo externo, puente, hélix y de un anillo semicircular delgado que sigue el contorno posterior de la concha auricular. El aro de sostén ayuda a la retención del molde en el oído. Proporciona buen sello acústico y es bastante disimulado.
¾ Skeleton	Es un modelo skeleton al que se le ha quitado la parte central del aro de sostén que rodea la concha auricular. Solo tiene una pequeña porción y otra inferior para proveer la fijación en el oído. Se usa cuando el cartílago que está en la parte posterior de la concha auricular es rígido, o cuando el paciente tiene dificultades para insertar el molde skeleton. Como las dos partes de este molde se rompen fácilmente dejando a menudo una extremidad desigual o puntiaguda, este molde no es recomendable para niños.
Semi Skeleton	Consta de la porción del conducto, puente y hélix. No posee aro de sostén. Proporciona menor retención en el conducto auditivo y un sello acústico más pobre que los moldes descriptos previamente, pero es más fácil de insertar y de quitar. Es aconsejable solamente para pérdidas auditivas leves y moderadas.
Cierre de conducto	Consta de la porción del conducto, más ¼ o 1/3 del aro de sostén extendido alrededor de la parte inferior de la concha auricular. Puede indicarse solamente si la pérdida auditiva es leve a moderada, pues proporciona un sello acústico más pobre que los moldes anteriores. El conducto auditivo externo debe tener curvatura suficiente como para proporcionar retención. La impresión del oído hay que tomarla con extremo cuidado, para mostrar la profundidad del CAE.
Conducto o canal	Consta solamente de la porción que se introduce en el conducto auditivo externo. Es muy disimulado y confortable de usar. El sello acústico y la retención en el CAE son mínimos, y hay frecuente retroalimentación acústica.
	Por lo tanto puede indicarse solamente en pérdidas auditivas leves, y si el conducto tiene suficiente profundidad y contorno como para mantenerlo en su lugar. El uso de este molde no es muy recomendable.

Shell	Consta de la porción del conducto, hélix y de una delgada cubierta de material que ocupa la concha auricular. Es el que proporciona mejor sello acústico de todos los moldes con tubería, por lo que se indica en las pérdidas auditivas más severas.
½ Shell	Formado por la porción del conducto y de una delgada capa de material que ocupa la mitad de la concha auricular. El hélix está ausente. Indicado en hipoacusias severas que puede usarse el molde shell debido a falta de destreza manual, o bien cuando la zona de la concha auricular es rígida. Produce alteraciones en la señal acústica dificultando la discriminación del lenguaje

Moldes no ocluyentes o abiertos: mínima oclusión al CAE, sin bloquear el paso natural del sonido hacia el tímpano, permitiendo una adecuada ventilación del conducto, por lo que se utilizan en perforaciones timpánicas y otitis externas crónicas	
Aro	Delgado aro semicircular de material duro que se adapta alrededor de la concha auricular y adentro del CAE. Una tubería plástica encaja en la porción del conducto, la cual es de muy escaso diámetro
Molde skeleton	Sostén de una pieza de tubería plástica que se introduce en le CAE. Pieza de tubería más gruesa que se proyecta dentro del conducto. Se aconseja solamente con audigafas, ya que los anteojos no se mueven fácilmente de posición.
Molde oto o skeleton	Conducto completo pero totalmente hueco en su interior. Ofrece mayor seguridad, y está específicamente indicado en niños.

Ilustraciones De Audioprotesis -Pasik Y. Edit. Mutualidad Argentina De Hipoacúsicos. 2004. 152-197.

El tipo de material usado en la confección de un molde es una de las consideraciones importantes en una correcta adaptación. Los materiales varían en duración por ejemplo los blandos o semiblandos son menos durables que los duros.

Para ello se toma en consideración el requerimiento de la ganancia del audífono, saber: si la ganancia promedio requerida es de es de hasta 50dB SPL, se deben elegir moldes de material duro por ser más durables. Si los requerimientos exceden ese valor es mejor un molde de material blando para reducir las posibilidades de feedback acústico. Otro aspecto es la edad del usuario. En niños es conveniente el uso de materiales blandos y semiblandos. Esta decisión es por los golpes y caídas que pueden afectar la concha auricular y al CAE.

Otro aspecto a tener en cuenta son los antecedentes de alergia tales como dermatitis, en cuyo caso se usan materiales hipo alergénicos. También como en todo el proceso de selección la opinión y aceptabilidad del usuario es determinante.

Capítulo 19

Proceso de selección de audífonos

Silvana V. Serra

Existen en el proceso de selección de audífono decisiones que deben tomarse luego de haber sido prescripta la selección. Una de ellas refiere acerca de si se equiparan ambos oídos en caso de hipoacusia bilateral o que oído equipar.

Otra refiere sobre cuál es el audífono útil para ese paciente, no solo tipo (retroauricular, canal etc.) sino también marca y modelo. Para ello se debe contar con varias opciones para ofrecer al paciente.

Por tanto se pueden establecer algunas prioridades dependiendo del cuadro clínico y de la edad y características del paciente. Ellas son desde el punto de vista auditivo propender a la binauralidad es decir que el paciente logre obtener información acústica de ambos oídos. Esto se vuelve relativo y requiere que sea una expectativa paulatina y progresiva para la mejor adaptación del paciente. También esta prioridad ofrece mejoras sustanciales en la discriminación del habla y la localización de sonidos del ambiente mejorando al estar ambos canales auditivos permeables y útiles las comparaciones e interpretaciones de diferencias interaurales de tiempo e intensidad. También es asertivo usar el oído con menor reclutamiento.

De allí se puede proponer un equipamiento monoaural protésico, biaural mono protésico, biaural biprotésico.

Para iniciar la selección se debe contar con la siguiente información:

Información del paciente lograda a través de la historia clínica y entrevistas personales a fin de cotejar expectativas acerca del equipamiento.

Información auditiva del paciente donde se cuenten con los resultados de pruebas audiométricas audiometría, umbral de disconfort, logoaudiometría, campo libre tonal, campo libre verbal.

También es pertinente observar los resultados de una logometría en diferentes formatos y entornos sonoros adversos y favorables previo a la selección y como testigo de la misma con cada audífono de prueba.

También el rendimiento del test de Ling

Con esta información se debe determinar -según los prescriptivos de la ganancia-, la transformación de la pérdida auditiva del paciente en cuanto al umbral liminar de la audiometría en ganancia adecuada y necesaria de un audífono, y la transformación de los umbrales de molestias en las máximas salidas necesarias que debe tener esa prótesis auditiva. En la actualidad con los audífonos digitales esto se logra gracias a un software.

Datos de estudio audiométricos necesarios para la selección de audífonos	Correspondencia de parámetros para la selección
Umbral liminar de la audiometría para la vía área	Valores de ganancia según frecuencia
Umbral de molestia de prueba Watson y Tolan	Valores de potencia o salida máxima según cada frecuencia

- Si se dispone se puede realizar una comparación subjetiva del audífono audiometría tonal campo libre audiometría vocal campo libre
- Opinión del paciente o usuario acerca de los audífonos probados y su confort es decir la comprobación subjetiva del audífono definitivo
- Luego se procede a la adaptación del audífono toma de impresión del molde.
- Entrega del informe audio protésico al profesional médico que prescribió el audífono a fin que formule un informe al médico. Además el usuario deberá anexar la documentación necesaria para obtener su ayuda auditiva.
- El fonoaudiólogo formula un plan de adaptación enseñanza y consejos de uso seguimiento exhaustivo durante el primer mes revisiones semestrales.

Sesiones de prueba de los audífonos

Serán los encuentros de prueba de los audífonos. Las sesiones posibilitarán el reconocimiento de distintas prótesis y una calibración in situ, que podrá ser modificada por las indicaciones del mismo paciente. Son de gran interactividad. En el caso de niños pequeños las sesiones deben permitir la actividad lúdica a fin de registrar las conductas auditivas previa y con cada audífono. Es prudente realizar el procedimiento en cada oído individualmente.

Registrar entonces en la logometría los siguientes parámetros
Por ejemplo a un metro de distancia determinar % en

OD sin equipar----% con lectura labial; ----% con ruido de fondo
OI sin equipar   ----% sin lectura labial   ----% con ruido de fondo
OI sin equipar   ----% con lectura labial   ----% con ruido de fondo
OI sin equipar   ----% sin lectura labial   ----% con ruido de fondo
OI y OD sin equipar----% sin lectura labial   ----% con ruido de fondo

Luego dar estipular con las variantes de distancias. Este procedimiento se repite con cada audífono probado en cada oído.

Por lo general en estas sesiones se utilizan moldes de prueba y posteriormente a la selección definitiva, es decir, de elegir el audífono adecuado, se realiza la impresión del molde.

Impresión del molde a partir del oído externo del paciente

El molde se prepara a partir de una impresión del oído externo. La obtención de la misma constituye una parte muy importante en la adaptación de audífonos.

Es fundamental explicar al paciente el procedimiento que se va a seguir, así como informarle que si la primera impresión no es buena, se realizara una segunda o tercera para garantizar la comodidad posterior del molde.

El examen del oído externo es un factor crítico en la toma de la impresión, pues proporciona datos importantes tales como: comprobar el tamaño de la impresión que se obtendrá, observando la longitud, diámetro y orientación o dirección del CAE. También cuenta la forma y contorno de la concha auricular y del conducto auditivo. La detección de problemas como la acumulación de cerumen, inflamación, perforación timpánica, infección, presencia de un cuerpo extraño, etc.

En cuanto a los materiales utilizados para la toma de impresión y la fabricación de los moldes, se evolucionó en cuanto a los métodos incómodos y poco higiénicos que se basaban en la utilización de yeso empleados en los años 50. A éstos, le siguieron los materiales basados en dos sustancias: polvo y líquido que se mezclaban y daban como resultado una pasta de aplicación manual dentro del conducto.

Más adelante, con el surgimiento de los materiales basados en siliconas con mejoras sustanciales en todo el proceso. En la actualidad se utilizan fundamentalmente dos tipos: material de impresión tradicional que se compone de un polvo y de un agente líquido catalizador. Lamentablemente las impresiones obtenidas con este material se deforman con los cambios de temperatura y de humedad, el paso del tiempo y otros agentes. El otro material es a base de silicona que se compone de dos sistemas de pasta, un material base en una de ellas y un agente activador o catalizador en la otra. El uso de este material determina una mejor fidelidad y mayor estabilidad en el molde que se vuelve más indeformables.

Formas de ventilar los moldes

El bloqueo del sonido dificulta escuchar a los demás. Las válvulas de ventilación colocadas en el oído suelen resolver este problema. Es común ajustar estas válvulas varias veces para obtener el efecto deseado.

Ventilación paralela	
Es un conducto de ventilación que corre paralelo a la perforación central del molde, terminando en el extremo del mismo. Reduce la ganancia en las frecuencias graves, sin modificar la ganancia de las frecuencias agudas.	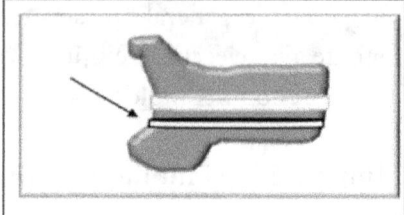
Ventilación diagonal u oblicua	
Se introduce en la perforación central del molde. Similar a la ventilación paralela sobre las frecuencias graves. Desventaja en la respuesta de frecuencia aguda. Mayor riesgo de feedback acústico.	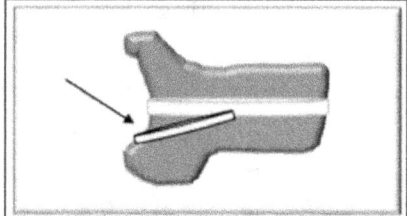
Ventilación externa	
Surco o acanaladura hecha en el borde inferior del molde y extendida a lo largo del conducto. Utilización escasa. Aumenta feedback acústico.	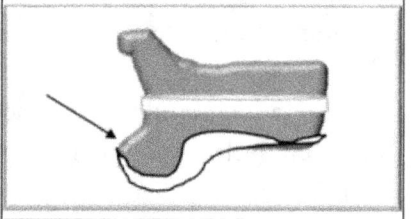

Otras ventilaciones posibles son la ventilación las válvulas de ventilación. Consisten en pequeñas perforaciones de distintos tamaños en el conducto de ventilación del molde.

En todos los casos la fonoaudiología debe hacer pruebas para determinar cuál es la opción más favorable para cada paciente en particular.

Culminado este proceso se realiza un informe detallado de todo el proceso de selección, se consignarán los aspectos que debe tener el molde definitivo, si llevará o no ventilación, filtro, etc.

Audífonos y moldes en el niño

El niño necesita ser provisto, a la mayor brevedad posible, de la mejor amplificación de la señal.

La selección del tipo de audífono estará siempre condicionada por el criterio de máxima versatilidad. La observación de este criterio es tanto más importante cuanto más pequeño sea el niño y cuanto menos "establecidos" estén los umbrales auditivos.

Selección del tipo de audífono

El modelo de elección para la mayoría de los niños es el retroauricular. Los propósitos de estética no deberían comprometer la provisión de la mejor amplificación posible de la señal de habla. Si existieran problemas de feedback debido al tamaño del conducto o pabellón sería importante considerar moldes blandos. Los audífonos intraauriculares no están recomendados para el uso en niños pequeños debido a su tamaño pequeño y al rápido crecimiento del conductoauditivo externo (hasta los 10 años aproximadamente).

Los audífonos para la mayoría de los niños deberán incluir características de seguridad como cierres del compartimento de las baterías a prueba de niños y coberturas, en su caso, para el control de volumen.

Adaptación y control

Luego de obtener el audífono, el paciente deberá volver con su fonoaudiólogo para que se calibre y que éste le indique cómo serán los primeros tiempos de adaptación, y la rutina de control pertinentes. La calibración estará de acuerdo con la tecnología del audífono. Actualmente conviven en el mercado tres tecnologías.

Ellas son audífonos analógicos que se calibran por medio de una minúscula herramienta similar a un destornillador a través de controles externos que posee el aparato. Su uso actualmente es limitado por la utilidad que le provee en la claridad de vida al paciente. Otra tecnología vigente es el audífono programable que se calibra a través de un ordenador. La tecnología vigente y más moderna y sin dudas más ventajosa para los pacientes es la digital, donde el audífono procesa señales sonoras con digitalización de la misma y es calibrado por medio de software, proponiendo programas diferentes de escucha en un mismo audífono según los ambientes donde lo use el paciente.

La adaptación es necesaria como período de asimilación de un elemento extraño al individuo. No sólo en cuanto a lo auditivo en sí, sino también a las rutinas de cuidado e higiene de su prótesis.

A pesar de que el paciente esté bien predispuesto y haya en él y en su entorno próximo (su familia), un adecuado nivel de aceptación de la audioprótesis, es menester, por la salud y calidad de vida del paciente, como así también del impacto que le genera su nueva realidad auditiva, realizar un tiempo de adaptación que no implique comprar el audífono y comenzar a usarlo de manera indiscriminada.

Una de las maneras artesanales, y quizás no compatibles con los avances tecnológicos de audífonos digitales y programables, es la que a continuación se detalla:

- El paciente recibe el audífono de la entidad encargada, que puede ser un comercio habilitado y autorizado por la cobertura de salud.

- Asiste a la consulta para que el profesional a cargo de-termine si la presentación y entrega es compatible con los registros e indicaciones del informe de selección, en cuanto al tipo, modelo y molde indicado.
- En esa instancia, el fonoaudiólogo calibrará según los registros realizados en la instancia de selección, y cotejará los niveles de confort, ganancia y salida máxima del rendimiento del audífono.
- Luego, elaborará un plan de adaptación que tendrá en cuenta las características de la pérdida auditiva, si recluta o no, tipo de equipamiento realizado (en uno o en ambos oídos) edad, actividad y ambientes en donde el paciente acostumbra a estar.

Una rutina posible sería, a manera de ejemplo: usar la prótesis los tres primeros días en ambientes tranquilos dentro de su casa, media hora a la mañana y media hora a la tarde. Luego, añadir horas de uso sin variar las características del ambiente. Posteriormente, se pueden incluir, en el mismo ambiente, algunas alternativas de mayor ruido y tiempo de uso y, por último, darle la posibilidad de un uso del audífono para mirar televisión o escuchar la radio y para el tránsito en la calle.

En el caso de los controles, contemplarán el seguimiento y la vigilancia de la pérdida auditiva y el funcionamiento y calibración de la audioprótesis. Luego del equipamiento, en el caso de los niños, es conveniente asesorar, gestionar y realizar rutinas de habilitación auditiva o rehabilitación donde es pertinente trascender los espacios del consultorio, con tareas de extensión en el ámbito escolar, apoyando la integración del niño al espacio de la escuela común.

A pesar que el fonoaudiólogo asista al paciente en el ámbito de la salud, deberá contenerlo también, en el ámbito educacional con proyectos curriculares que reconozcan y posibiliten sus aprendizajes en ese medio.

La finalidad de equipar auditivamente a un paciente ha superado la idea de compensar la pérdida auditiva, es decir de completar lo que tienen disminuido de la audición. Actualmente, y teniendo en cuenta la plasticidad cerebral, se piensa en el equipamiento como medio de estimulación para favorecer nuevos vínculos neuronales y la posibilidad de fomentar el enriquecimiento de redes neuronales que nutran de calidad lo que se procesa y a pesar del déficit auditivo y la privación sensorial que éste genera. Es decir que el carácter compensatorio del equipamiento con audioprótesis, ha sido reemplazado de manera superadora por la idea de estimulación intrínseca del equipamiento en sí.

Consideraciones sobre adaptación, ajuste y mantenimiento del molde

En vista de la indudable importancia del molde es imprescindible su confección a medida del paciente. Lo óptimo es efectuar con él la prueba de selección de audífonos.

Cómo habituarse a los moldes auriculares:

Al principio puede sentirse extraño al tener colocado el molde auricular en el oído. Tardará algún tiempo hasta habituarse a la nueva sensación. Sin embargo, el molde no siempre es perfecto, por lo que suele ser normal la realización de varios ajustes en él antes de que se adapte y funcione adecuadamente.

Es fundamental la información q se debe proporcionar al nuevo usuario de audífonos sobre su molde. Los puntos más importantes son los siguientes:

Colocación: explicar meticulosamente al paciente la forma de ubicarlo en el oído. Un molde mal colocado ejerce presiones indebidas, produce retroalimentación del micrófono al no obturar correctamente el CAE y su entrada, y puede caerse fácilmente.

Aseo: indicar al paciente la necesidad de conservar el molde limpio y libre de cerumen. Explicarle la forma de higienizar tanto la parte externa como el interior de la perforación para el paso del sonido. La acumulación de cera puede producir una disminución o anulación de la amplificación real, y provocar feedback acústico. Coloque los audífonos en un lugar fresco y seco. Se recomienda guardarlos en su envase original o en un deshumidificador de audífonos. Para limpiarlos, frote suavemente su superficie con un trapo seco y suave, o con toallitas húmedas especiales para audífonos. No deje que el agua o líquidos entren por las aberturas de los audífonos.

Inspeccione la punta de la porción del canal del oído de los audífonos en busca de cualquier acumulación de cera. Utilice la herramienta especial suministrada o un cepillo suave, y extraiga con cuidado la cera que pueda haber alrededor de la salida de sonido, tal como se lo indique el profesional. Tenga mucho cuidado de no empujar cera hacia la abertura o de no insertar la herramienta demasiado profundamente en ella.

Reemplazo de la tubería plástica: enseñar al usuario de audífono q debe renovarla cuando se vuelva amarilla, rígida y/o quebrada. Debe conservarse transparente, flexible y sin ningún tipo de retorcimiento o quebradura. El grado en el q se reduce la amplificación depende de cuánto este retorcida.

Renovación periódica: explicar al paciente que debe renovar cada tanto su molde, para mantener un correcto ajuste y/o para conservar las características del material que le fuera aconsejado. Varias condiciones indican esta necesidad: modificaciones o cambio en el peso y talla corporal del paciente/usuario y en el CAE, más aun en niños. En el nivel de audición. También obviamente en las situaciones de deterioro del molde por incontingencias o largo tiempo de uso.

En líneas generales, el molde debe ser renovado cuando está flojo o si produce frecuentemente feedback acústico. Comúnmente los niños requieren su cambio cada 3-6 meses en los primeros años de vida, y más adelante cada 6 meses. Los adultos, en cambio, cada 1-1 1/2 año. Es necesario un examen otológico previo para eliminar el cerumen del oído.

¿Qué pasa si el audífono no es la solución al problema auditivo?

Existe otra alternativa vigente para dar respuesta a las hipoacusias de nuestros pacientes. Es la del implante coclear. Como su nombre lo indica no es la solución para todos los pacientes, pues muchos padecen otro tipo de hipoacusia, que no puede obtener respuesta si se le sustituye o modifica la recepción coclear de los sonidos. Aquí el procedimiento se da por vía quirúrgica, implantándose un dispositivo en la cóclea del paciente. Se debe considerar al candidato a implante desde aspectos psicológicos, médicos, fonoaudiológicos para realmente justificar el procedimiento. El éxito del mismo radica en la rehabilitación o habilitación posterior. Es decir que una alter-nativa para muchos pacientes pero no para todos.

Lehnhardt M, se analiza que en las hipoacusias o sorderas se da una ausencia o deterioro de las células ciliadas de la cóclea que lleva a una desconexión entre el procesamiento periférico y el central.

En la fisiología de la audición reconocemos que las células ciliadas es transformar la información acústica en estímulos eléctricos.

En el paciente hipoacúsico con un oído sordo, se carece de esta estimulación eléctrica es por eso que se puede colocar una implante coclear que estimulando las neuronas directamente sobre el nervio auditivo.

El audífono a diferencia del implante coclear amplifica el sonido y necesita que lo procese un mínimo de células ciliadas en la cóclea para la transmisión sonora que será trasformada en señales eléctricas.

Existen criterios de selección, que han cambiado a lo largo de los años, tanto por cuestiones médicas, legales y de posibilidades tecnológicas que predeterminan el éxito del implante coclear: la motivación del paciente y/o su familia y el acceso a la rehabilitación, la edad de los candidatos. Los aspectos médicos de cuadros clínicos de los pacientes hipoacúsicos como discapacidades múltiples, la epilepsia y otros. Las consideraciones anatómicas y quirúrgicas. El nivel de audición residual y de discriminación del habla empleando listas abiertas de palabras.

Lehnhardt M, propone que las principales contraindicaciones para recibir implantes cocleares actualmente son: la audición residual es demasiado buena y los audífonos permiten una percepción adecuada del lenguaje hablado. Otra es la sordera profunda durante un periodo de tiempo prolongado el nervio auditivo no es capaz de transmitir la información sonora al cerebro. La cóclea no es la causa principal de la pérdida de audición. Hay pocas probabilidades de que la intervención quirúrgica se realice con éxito porque la cóclea se encuentra en muy mal estado, el nervio auditivo está dañado o bien no existe, y el paciente no es considerado médicamente apto. Expectativas poco realistas y falta de apoyo de la familia o cuidadores.

Se debe analizar al paciente candidato a implante coclear por medio de un examen que incluye una valoración otorrinolaringológico, una audiometría de tonos puros, un estudio de las emisiones otoacústicas, de los potenciales evocados del tronco cerebral y de la función vestibular, una logoaudiometría (con o sin audífono) en campo libre, una electrococleografía, una prueba del promontorio, estudios por imágenes (RNM, Resonancia Magnética y TAC, Tomografía Computada), pruebas fonoaudiológicas, pedagógicas y psicológicas, entre otras.

La edad de implantación, el modo de comunicación y el tiempo transcurrido desde la implantación impactan en el desarrollo de aptitudes comunicativas en los niños con sordera pro-funda y determinan el éxito de la decisión y el procedimiento.

Existen otros implantes auditivos que se dan en el tronco cerebral. Se proponen como tratamiento para pacientes con neurofibromatosis de tipo 2, que quedaron completamente sordos como consecuencia de la aparición de tumores vestibulares o de la cirugía utilizada para extirparlos. Es un procedimiento en desarrollo.

El universo del paciente hipoacúsico es complejo y nos lleva a reflexionar en sus intereses. En muchos casos el paciente defiende su derecho a no oir y se consideran una minoría lingüística por su manejo de lengua de señas. Es una realidad que debe ser contemplada a la hora de atender a un paciente. Esto exige mucho más que realizar procedimientos audiológicos.

Accesorios para la vida cotidiana de pacientes hipoacúsicos

Dentro de la tarea del asesoramiento de la tarea fonoaudiológica en muchos casos es necesario ampliar el radio de acción profesional optimizando la organización y disposición de los artefactos de la casa del paciente con hipoacusia, incluso después del equipamiento audio ortésico o protésico. Si bien existe un gran avance tecnológico es conveniente considerar estas opciones para quienes tienen algunas posibilidades o todas ellas.

También es necesario comprender que el equipamiento es parte de la aceptación de la hipoacusia por parte del paciente o de la familia y el uso naturalizado del mismo colabora con ello.

Como parte de la tarea profesional fonoaudiológica es pertinente intervenir con la armonización de las limitaciones sociales que el paciente enfrenta en especial en su vivienda.

Para ello es preciso entender las dificultades en la vida cotidiana que puede enfrentar el paciente hipoacúsico. La integración de un bio-ingeniero en el equipo puede optimizar los recursos disponibles y adaptarlos aún más a las necesidades el paciente y transformarlo en un usuario de ayudas acústicas.

Una llamada telefónica, el timbre de la puerta, la alarma de la casa y un paciente hipoacusico profundo sin su audio-ortesis o audífonos puesta o con las baterías descargadas, hace de un hecho cotidiano un barrera propia y definida por el modelo construccionista de lo que es realmente la discapacidad. Es por ello, y a favor de la independencia del paciente que se pueden operar modificaciones habitacionales que la permitan y favorezcan.

Es preciso reconocer como percibe la hipoacusia el paciente, como la transita y qué limitaciones enfrenta para así ergonomizar su vida cotidiana.

Trasformar el timbre de la puerta en una luz que se enciende en la casa, o una plataforma que vibra son algunas de las opciones que pueden respetar la dificultad del paciente, y compensarla. Cada señal de la vida cotidiana que arrojan mensajes sonoros puede ser modificada por receptores vibrotáctiles y luminosos le permitirán escuchar sin problemas los sonidos y alarmas del hogar cuando el paciente no lleve su ayuda o bastón auditivo. Pueden existir receptores ubicados en determinados lugares de la casa, o receptores portátiles que el paciente lleva consigo en el deambular de la casa cuando no lleva su prótesis auditiva. Algunos de los dispositivos pueden ser: dispositivos para oír/ver el timbre de la puerta, para oír el llanto del bebé, para la detección de incendios: Este dispositivo es útil tanto en la casa como en el lugar de trabajo del paciente. Otro es un dispositivo para oír las voces en una llamada telefónica por modificadores de la intensidad. Vibrador de almohada que despierta al usuario con vibraciones o el cargador para el receptor vibro táctil son algunos ejemplos. También dispositivos para la amplificación de TV y sistemas de audio. Otro dispositivo es sistema Bluetooth para audífonos o la utilización en especial en aulas o la misma casa del paciente de un aro magnético para hipoacúsicos y que permite que se pueda escuchar disminuyendo o minimizando los tan molestos ruidos ambientales. Los sistemas FM, muy utilizados en las escuelas que integran a niños con problemas de audición, constan de un micrófono que en general usa el maestro y un receptor que se encuentra dónde está el niño con problemas.

Capítulo 20

Acciones terapéuticas fonoaudiológicas

Gabriela Bonelli

Rol de la familia

La hipoacusia y la resolución con alguna estrategia terapéutica de ella es solo parte de la decisión que la familia deberá asumir. Como lo que se espera es parte del desarrollo del niño la familia deberá elegir que programa terapéutico y que diseño educativa desea que el niño integre.

El programa de aprendizaje audio-oral con un implante coclear es una decisión que deben tomarla los padres, no los abuelos, ni los profesionales. Los valores de la familia, las expectativas y su realidad serán los fundamentos de la decisión. Los profesionales deben acompañar y asesorar esa toma de decisión. No es idéntica la decisión que tomen dos padres sordos que tienen un hijo con sordera que dos padres oyentes que se encuentran que el niño no escucha. Este será uno de los aspectos a considerar, las habilidades auditivas y su sobrevaloración en el espacio familiar. También la vinculación con la posibilidad de adquirir y expresarse oralmente.

Los padres como figuras más importantes en la vida de sus hijos resignifican el accionar profesional pues si bien el paciente es el niño los padres también lo son. Contemplar las necesidades y reducir los conflictos de los padres es sin duda vital para ayudar a los niños.

La clave de la habilitación de los niños hipoacúsicos o sordos radica en sus padres y el éxito en la habilitación o realización auditiva no reside únicamente en la metodología o la tecnología. Ni las pericias profesionales más avezadas ni la mayor tecnología sustituye la comunicación entre padres y los profesionales es por tanto vital aprender a escuchar y a responder a la altura de lo que los consultantes demandan.

Es importante hacer hincapié en la relación casi simbólica que existe entre el niño y sus padres, más claramente con la madre. Ya que los padres actúan a través de sus propios sentimientos hacia su hijo, el impacto en el niño puede no sólo ayudar sino favorecer y, probablemente, dar resultados positivos en la evolución del niño. Por supuesto, la consecuencia natural de este razonamiento es que la mejoría en la evolución del niño a través de la correcta selección y utilización de la amplificación, puede disminuir la ansiedad de los padres. La reciprocidad de la relación entre padres e hijo es una constante en el trabajo con las familias de los niños con discapacidad auditiva.

La participación activa de estos padres en la escena terapéutica y educativa es una necesidad innegable. Pues el niño pasara algunas horas en esas escenas pero todo el día en la interacción familiar. Tiene que poder ser entendido y contenido en ese medio.

Existen escuelas para niños con déficit auditivo que son con orientación oralista en las que el niño debe verbalizar sus producciones y en las que antiguamente se le impedía la formulación de mensajes con lengua de señas. Existe otras bilingües donde se permite la lengua de señas por considerarla natural para el niño y luego se le suma la lengua fónica oral. Cualquier orientación o incluso la escuela regular con y sin asistencia de traductor de lengua de señas, maestro integrador o técnico docente integrador es posible solo si la familia puede integrarse a esa comunidad también.

Existen normas o guías, todas propuestas muy buenas pero fracasan si la integración familiar lo hace. Para la mayoría de los padres y también para los educadores, es fácil sentirse abrumados por la complejidad de las normas que se les supone deben observar. A los programas y, por extensión, a los niños a menudo se les juzga por su cumplimiento de esas normas y no por su calidad o progreso educativos. Los niños se pierden en el terreno pantanoso de los trámites burocráticos. Por tal motivo es indispensable nuestro acompañamiento de manera responsable.

La mayor debilidad de un programa itinerante es la falta de contacto entre los padres. Como apunta el estudio sobre los padres de niños sordos, la mayor necesidad de los padres, cuando se diagnostica a sus hijos, es tener contacto con otros padres. Hay elementos en la relación de padre a padre que no se pueden replicar en la relación entre los padres y el profesional. El contacto con otros padres atenúa la soledad que sienten los padres de los niños recientemente diagnosticados; el apoyo emocional que reciben en casa por su familia y amigos está generalmente dirigido a intentar que los padres se sientan mejor, lo cual sólo sirve para invalidar sus sentimientos y aislarlos emocionalmente. Un padre entusiasta de un niño sordo puede validar los sentimientos de otro padre cuyo hijo con discapacidad auditiva ha sido recientemente diagnosticado. Un programa itinerante no sirve por sí mismo, debe usarse en combinación con programas intensivos a corto plazo o realizados en un centro.

Los programas intensivos a corto plazo están divididos normalmente en aquellos con fuertes componentes de diagnóstico y aquellos que proporcionan más modelos terapéuticos integrales para la familia. Los programas intensivos a corto plazo sirven para complementar los programas existentes, pero no son suficientes por ellos mismos.

La hipoacusia sordera es principalmente un tema familiar y los programas tienen que proporcionar opciones para la participación de toda la familia.

Los programas más completos suelen realizarse en un centro. Normalmente tienen un equipo de profesionales y pueden ofrecer una amplia serie de servicios a la familia o bien mediante un equipo de profesionales bien constituido. Normalmente incluyen pruebas audiológicas así como servicios psicológicos y educativos.

Los programas completos proporcionarán enseñanza diagnóstica para determinar la mejor opción educativa para el niño, con un grupo de apoyo experto para los padres. Un buen programa de intervención temprana necesita ser independiente de la escuela y dar enseñanza diagnóstica a los niños mientras se da poder a los padres. Los padres deben sentirse libres para ir donde lo necesiten cuando sus hijos terminen el programa de intervención temprana. Administrativamente, la intervención temprana de un programa no debe verse como una extensión de la escuela, debe ser un complemento. Normalmente los padres acuden, pero el resto de la familia de tías, tíos y abuelos también está incluida. Esto les da a todos la oportunidad de ver al niño, de participar en el acompañamiento durante las sesiones individuales y una oportunidad para hablar con el equipo. Los padres suelen centrarse en los aspectos prácticos de la sordera.

Capítulo 21

Ante un diagnóstico de hipoacusia sensorioneural severa a profunda bilateral

Berenice Curtó, Valeria Emanuel

Este diagnóstico por su severidad y complejidad implica protocolos de asistencia ya muy definidos que a continuación se describe.

El niño con este diagnóstico es candidato a un Implante Coclear por tanto es preciso que sea evaluado en el equipo que lo puede llevar a cabo.

Previo a la cirugía es pertinente que el otorrinolaringólogo (ORL) derive a una selección de audífonos y equipamiento posterior para iniciar la estimulación temprana de la vía y corteza auditiva. Mientras el equipo que realizará el Implante Coclear hará evaluación multidisciplinaria. La misma contempla las siguientes áreas: imagenológica, audiológica, fonoaudiológica, psicológica y social. Los exámenes en cada caso son: Tomografía (TAC) y Resonancia Nuclear Magnética (RNM). Las pruebas audiológicas a realizar según candidato son Impedanciometría, OEA, PEATC, Audiometría Tonal, Logoaudiometría y Audiometría a Campo Libre con y sin audífonos. La Evaluación fonoaudiológica objetivará la funcionalidad auditiva y describirá las habilidades comunicativo/lingüísticas. En el caso de las evaluaciones psicológica y social la finalidad es describir la condición cognitiva, afectivo – social, motivacional y socio – económica tanto del candidato como de su familia. Es también fundamental que determine el nivel de compromiso de estos con el proceso Implante Coclear pues con la cirugía se empieza un proceso que puede fracasar si no se continúa con los apoyos, controles y terapéuticas posteriores.

Luego de la cirugía se realizarán controles donde el primer control post – operatorio de ORL se efectúa dentro de los primeros 10 días luego de la intervención quirúrgica. La activación y primera calibración del implante se realiza a los 30 días luego de la cirugía o posterior a ellos una vez resuelta la inflamación postquirúrgica. La re/habilitación con enfoque auditivo – verbal se inicia dentro del primer mes luego de la activación del Implante en la localidad de origen de la persona implantada.

Durante el primer año post Implante Coclear se realizan cuatro controles de ORL, calibraciones y estados de avance de re/habilitación. Se realizan dos o tres controles de ORL, calibraciones y estados de avance de re/habilitación durante el segundo año post Implante Coclear. Para el tercer año post Implante Coclear es esperable realizar por lo menos un control de ORL, calibración y estado de avance de re/habilitación. Se indica una Audiometría a Campo Libre previo a cada calibración. El alta puede darse luego del tercer año posterior al Implante Coclear y si no existen dificultades médicas o técnicas del implante. Obviamente con avances en la re/habilitación y determinando controles futuros según necesidades. El audiólogo, luego del tercer año posterior al Implante Coclear determinará sesiones de calibración según necesidad. La re/habilitación continúa hasta que el terapeuta, en acuerdo con la persona implantada y/o su familia, estimen necesario.

Implante coclear

Durante las últimas tres décadas se han producido innumerables avances tecnológicos que permitieron una mirada diferente de aquellos pacientes con problemas auditivos. Los Implantes Cocleares (ICs) han supuesto una revolución en el tratamiento de las hipoacusias severas/profundas, y junto con las distintas posibilidades de abordaje terapéuticas han permitido mejorar considerablemente la calidad de vida de las personas con problemas auditivos. La finalidad del IC en los pacientes con hipoacusia no se limita al aspecto auditivo, sino que contempla la adquisición del sistema lingüístico como uno de sus objetivos primordiales y la integración del paciente hipoacúsico a la sociedad.

El concepto de estimulación eléctrica para producir sensaciones auditivas en un paciente con hipoacusia profunda, tiene un largo recorrido. Quien abre paso a la investigación de éste fenómeno fue Alessandro Volta en 1790, cuando se insertó en ambos oídos dos láminas de metal conectadas a una batería de 50V. Tras recuperarse de la pérdida de conocimiento, refirió haber escuchado un ruido similar a un burbujeo. Este experimento, sirvió para confirmar el concepto de que la estimulación eléctrica es capaz de desencadenar sensaciones auditivas en el individuo.

En los 50 años posteriores se llevaron a cabo diferentes investigaciones con el objetivo de poder producir una estimulación auditiva eléctricamente.

El primer IC fue realizado por A. Djurno y C. Eyries en Francia en 1957, implantaron una bobina de inducción con un electrodo insertado en el nervio auditivo y un electrodo indiferente en el músculo temporal, en un paciente que padecía sordera total, logrando éste percibir diferencias entre pulsos de distinta duración e intensidad.

En las décadas de los 60 y 70 diversos grupos en EUA, Europa y Australia dieron un gran impulso al desarrollo de los ICs. Entre estos pioneros cabe mencionar a House, Doyle, Simmons Schindler, Merzenich y Michaelson en EUA,

Chonard en Francia, Banfai en Alemania, Burian en Austria y G.M. Clark en Autralia.

A partir de estas investigaciones es que fue posible entender cada vez mejor el funcionamiento de la cóclea y la forma en que es percibido el lenguaje, demostrándose que una estimulación multicanal proporcionaba mejores resultados en la inteligibilidad del lenguaje.

Es por ello, que en 1981 G.M. Clark desarrolló el primer IC multicanal Nucleus de 22 electrodos, aprobándose en 1985 por la FDA (Food and Drug Administration) la utilización en pacientes sordos adultos postlinguales.

En Mayo de 1987 el Dr. Jorge Schwartzman realizó en nuestro país el primer IC de Latinoamérica junto con el equipo de audiólogas Norma Pallares, Graciela Brik y Mónica Matti.

En la actualidad, niños y adultos sordos o con graves dificultades auditivas pueden ser candidatos para recibir un IC. Según datos del año 2012 de la FDA, han recibido IC alrededor de 324,200 personas en todo el mundo.

Estos dispositivos electrónicos constituyen hoy en día una solución eficaz para la mayoría de las hipoacusias severas y profundas que no obtienen suficiente beneficio mediante el audífono, proporcionando una representación de las principales características del sonido. Aun así, el éxito de un IC está ligado a diversas condiciones que afectan tanto la selección de las personas que pueden beneficiarse de dicha técnica como la propia implantación del dispositivo y el necesario proceso de rehabilitación de la función auditiva después de su adaptación. Afortunadamente se ha ido evolucionando, tanto en los métodos diagnósticos como en el desarrollo de estrategias de estimulación del oído, permitiendo que el número de candidatos a recibir un IC se incremente con el tiempo. En la actualidad y gracias a estos avances es posible intervenir pacientes con audición residual y con porcentajes de comprensión más elevados, al igual que la implantación de niños cada vez de menor edad y con anomalías cocleares asociadas.

¿Qué es un Implante Coclear?

Graeme Clark define así el Implante Coclear:

"Un IC es un dispositivo que restaura parcialmente la audición en personas con pérdida auditiva severa a profunda estimulando eléctricamente las fibras nerviosas residuales de la cóclea. Es necesario cuando el órgano de Corti no se ha desarrollado o ha sufrido enfermedad o lesión en tal dimensión que ya no es posible obtener una audición satisfactoria con audífonos".

El IC es un transductor que transforma las señales acústicas en señales eléctricas, estimulando el nervio auditivo. Éste dispositivo electrónico sustituye al oído externo, medio e interno, siendo capaz de recoger los sonidos, procesarlos a través de las diferentes partes del mismo, y estimular directamente el nervio acústico mediante corrientes eléctricas, restableciendo el flujo de información auditiva que llega al cerebro.

Pero la técnica del IC, no consiste simplemente en la realización de una intervención quirúrgica. Tanto la Comisión de Expertos del Comité Español de Audiofonología -2005-, como la Agencia de Evaluación de Tecnologías Sanitarias -2003- consideran que la puesta en práctica de dicha intervención exige la organización de un programa que asegure: la correcta elección del candidato, la efectiva ejecución de la cirugía y de la programación, una adecuada y suficiente rehabilitación, la estrecha coordinación entre los especialistas que integran el programa y el apropiado seguimiento del paciente implantado junto al mantenimiento del dispositivo. A esto, deberá sumarse la motivación de los candidatos y de sus familias, agentes siempre a considerar en un programa de IC.

Clarck G sostiene que para poder atender a todos estos aspectos, sería preciso contar con un equipo multidisciplinar, que de forma coordinada sea capaz de cubrir cada una de las etapas que conforman un programa de IC:

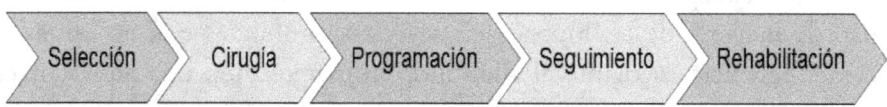

Figura 114: Fases de un programa de IC.

Componentes Principales de IC

Podríamos diferenciar dos elementos fundamentales del IC: (Figura 1)

- <u>Parte Externa</u>: incluye el Procesador o unidad de control, diferentes sistemas o configuraciones de alimentación (batería o portapilas), Bobina transmisora y cables necesarios para la conexión de los diferentes elementos.

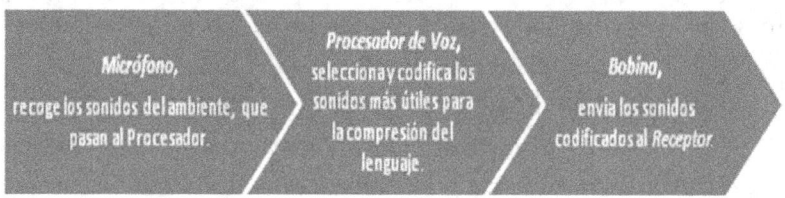

- <u>Parte Interna</u>: se implantan mediante una intervención quirúrgica debajo de la piel, por detrás del pabellón auricular, conformado por:

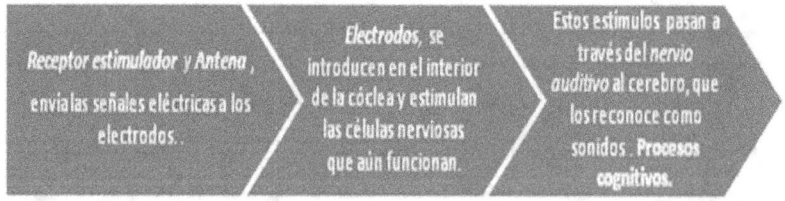

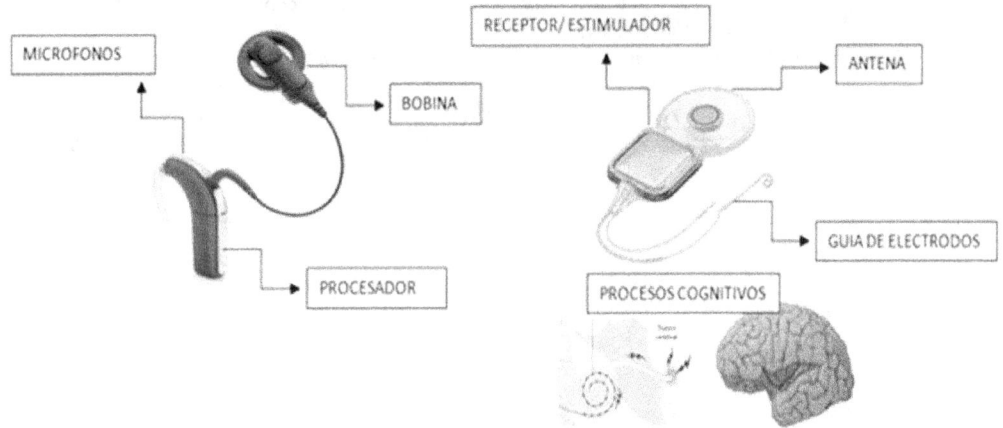

Figura 115: Elementos del IC: Parte Externa y Parte Interna. Imágenes de Implante Nucleus Profile y procesador CP810 de Cochlear.

¿Cómo funciona un Implante Coclear?
- Los sonidos del ambiente son percibidos por el micrófono,
- Desde el micrófono son enviados al procesador, el cual tendrá como función filtrar, analizar y digitalizar los sonidos, y transformarlos en señales eléctricas codificadas. Las operaciones realizadas por el procesador dependen de la estrategia de codificación utilizada (varían según la marca), y actualmente todos los procesadores tienen en común la separación de la señal de audio en distintas bandas de frecuencia, con el objeto de asociar cada banda espectral a un electrodo y por tanto a una región de la cóclea. El procesador calcula con qué intensidad de corriente deberá ser estimulado cada uno de los electrodos en cada instante de tiempo.
- Estas señales codificadas son llevadas desde el procesador a la bobina mediante un cable.
- La bobina envía señales a través de la piel a la antena y de aquí al receptor/estimulador implantado a través de una señal de radio de frecuencia modulada.
- El receptor/estimulador recibe la señal radio, la decodifica obteniendo los niveles de estimulación eléctrica en cada electrodo y en cada instante de tiempo, y genera los estímulos cocleares, estableciendo una diferencia de potencial entre el electrodo de referencia y cada uno de los electrodos alojados en la cóclea.
- Los estímulos eléctricos producidos en la cóclea dan lugar a la generación de potenciales de acción en el nervio auditivo, que son transmitidos al cerebro y percibidos e interpretados como sensaciones auditivas

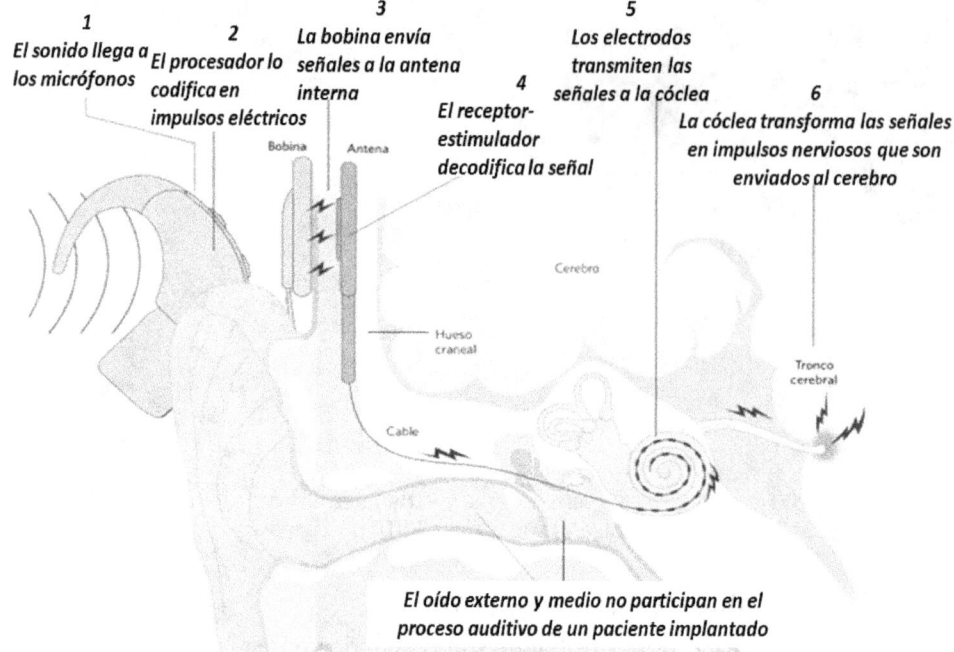

Figura 116: Programa de IC e implantes auditivos de tronco cerebral- Clínica Universidad de Navarra. pag 8-9. Madrid, 2011.

Existen modelos de IC diferentes en función de los siguientes criterios:
1. Según la ubicación de los electrodos: Extracocleares o Intracocleares
2. Según el número de canales de estimulación: Monocanales o Multicanales
3. Según la estrategia de codificación (forma de tratar la señal sonora):
- Basadas en la forma de la onda: Analógica comprimida (CA), Analógica simultánea (SAS), Muestreo secuencial continuo (CIS), Pulsátil en pares (PPS).
- Basadas en la extracción de formantes: F0/F1, F0/F1/F2 , MPEAK , SMSP y SPEAK, - Mixtas: ACE, Estimulación pulsátil híbrida (HAP).

Todos estos sistemas tienen ventajas e inconvenientes, pero ha quedado demostrado que la estimulación multicanal-intracoclear produce una mayor capacidad de comprensión de la palabra hablada que la estimulación monocanal o extracoclear (Brimacombe, Danhaver, Mecklenburg, Prieto, 1985).

Percepción del sonido con un Implante Coclear

En la actualidad, el IC constituye la única solución eficaz en los casos de hipoacusias neurosensoriales severas o profundas. El principio básico de los ICs consiste en la estimulación eléctrica del nervio auditivo. De este modo, insertando corriente eléctrica a través de los electrodos en las proximidades del nervio auditivo, el implante sustituye la generación de potenciales de acción de las células ciliadas, haciendo posible la percepción de estímulos auditivos.

La cóclea sana realiza un proceso de análisis del sonido que permite extraer información relativa a la intensidad, la distribución espectral y la distribución temporal de la energía acústica. Esta información queda representada en forma de potenciales de acción en el nervio auditivo, y es transmitida al cerebro donde es procesada e interpretada.

En una cóclea dañada, el IC trata de imitar el mecanismo de conversión del sonido en potenciales de acción, proporcionando al paciente implantado una representación del sonido lo más parecida posible a la que tendría con una cóclea sana.

Aun así, existen algunas diferencias entre la generación de los potenciales de acción y la estimulación eléctrica del nervio auditivo mediante electrodos. La conexión sináptica en un oído sano, entre las células ciliadas y las fibras nerviosas, permite que la vibración de la membrana basilar en un punto determinado de la cóclea produzca potenciales de acción únicamente en las terminaciones que inervan las células ciliadas en ese punto de la cóclea. En lo que respecta a la estimulación eléctrica mediante electrodos, ésta produce un campo de corriente en una región no confinada, que da lugar a la generación de potenciales de acción en una zona relativamente extensa de la cóclea, por lo que la estimulación con IC lleva implícita una pérdida importante de resolución espectral tonotópica.

El proceso de "darle sentido" a los sonidos que están disponibles a través del implante, se denomina desarrollo de habilidades auditivas efectivas y es individual para cada candidato en particular. No es realista pensar que un niño va a entender lo que escucha apenas el implante sea activado. Aún los niños que fueron oyentes antes de la cirugía enfrentarán un proceso de aprender a escuchar "electrónicamente" contrario a "acústicamente". Aprender a escuchar es secuencial, una habilidad luego de la otra. El avance a lo largo de esta secuencia puede resultar más rápido para algunos niños que para otros. Dichas jerarquías son un ejemplo de los niveles de competencia que un niño puede obtener con su implante, el proceso de avanzar a través de las mismas requiere entrenamiento por parte de los terapeutas, la familia, y los maestros que saben cómo facilitar el aprendizaje de estas habilidades.

La experiencia auditiva a través de un IC la conocemos gracias a los pacientes adultos postlocutivos que pueden contarnos bajo su propia experiencia cómo se percibe. Existen varios simuladores que reflejan y nos acercan al conocimiento de cómo escucha un implantado pero, oír de propia voz del paciente qué es lo que sienten y perciben antes y después del implante, con audífonos y con implante, es sin duda la mejor información.

Por lo general, cuando se implanta a un sordo post-locutivo o postlingual, que ha oído antes de quedarse sordo y que conserva una buena memoria auditiva, a los pocos días de utilizar el implante es capaz de reconocer las palabras de una conversación.

Hay pacientes que afirman sentir una voz más metalizada o robótica, mayormente durante el periodo de habilitación, comienzan oyendo soplidos o siseos que se corresponden a la percepción auditiva de golpes silábicos. La rehabilitación en estos momentos es fundamental, ya que las expectativas que tenían no son realidad y es ahí donde entra en juego el papel de la Fonoaudióloga/Rehabilitadora que realizará la rehabilitación auditiva, y es quien enseñará al paciente a detectar, identificar, interpretar y localizar cada uno de los sonidos tanto instrumentales como ambientales, y sobre todo los sonidos del habla.

Beneficios y Limitaciones de los Implantes Cocleares

Los niños con IC demuestran niveles variados de beneficio que van desde la simple detección del sonido a la compresión del lenguaje en formato abierto. En donde se ubica un niño particular en este continuo de habilidades depende de muchos factores complejos que interactúan entre sí y que deben ser tenidos en cuenta.

El desempeño de los niños con IC está condicionado, como se menciona anteriormente, por una serie de variables como la edad cronológica, la duración de la sordera, las habilidades auditivas previas, el desarrollo cognitivo y lingüístico, la dinámica y participación de su familia en el tratamiento, la disponibilidad de servicios de asistencia, el ambiente educacional, la presencia de otras patologías y los resultados de los estudios médicos y radiológicos.

Debe considerarse que el IC proporciona únicamente una percepción del sonido (con mayor o menor calidad); permitiendo la habilitación del input auditivo para la correcta detección del habla. Para 'oír' en sentido estricto, no basta con 'percibir'; es necesario además ser capaz de analizar lo que se ha percibido y extraer información, y esto requiere un aprendizaje. De este modo, el rendimiento obtenido por el paciente implantado va a depender fuertemente de la capacidad que ha desarrollado para extraer información de lo que percibe.

Los resultados obtenidos en pacientes implantados *pre-locutivos*, dependen básicamente de la edad a la que son implantados; se sabe concretamente que la edad es el mayor predictor de resultados de audición, desarrollo e inteligibilidad del lenguaje en esta población. En general, cuanto más precoz sea la implantación los resultados alcanzados serán mejores, ya que influye directamente en el desarrollo del lenguaje, al coincidir la estimulación aportada por el IC con el período natural de maduración del sistema auditivo que comienza antes del nacimiento y alcanza su desarrollo alrededor de los 6 años.

Waltzman S, publicó un trabajo donde plantea que, después de cuatro o cinco años de uso de IC, los niños implantados menores de 3 años de edad obtienen la mejor performance en producción e inteligibilidad del habla. Lo anterior se debe a la plasticidad de la vía auditiva, esto es, a la habilidad de las conexiones neurales a ser modificadas por crecimiento de las sinapsis como efecto de la transmisión de estímulos adecuados. Este proceso de plasticidad neuronal comienza a limitarse rápidamente a partir de los 6 años de vida, por lo que hasta esa edad se considera que es el período crítico para el implante coclear y para el desarrollo de la vía auditiva post-implante.

Respecto a los implantados *post-locutivos* los resultados alcanzados por este grupo son altamente satisfactorios. Estos pacientes, en el momento de la implantación, ya tienen aprendidas las habilidades lingüísticas, conocen un vocabulario más o menos extenso, saben utilizar correctamente las reglas gramaticales. De este modo, el problema principal de la sordera es la pérdida de la capacidad de percepción. El IC les devuelve esta capacidad de percepción y cuando son capaces de relacionar la forma nueva de percibir con los sonidos tal y como los oían cuando desarrollaron el lenguaje, son capaces de desarrollar plenamente las habilidades comunicativas. Generalmente en todos los test de elección cerrada y abierta se observa una rápida y favorable evolución en los primeros seis meses post-implantación. Son capaces de comprender como media un 80% de las palabras sin el apoyo visual de la labiolectura, y pueden así mantener una conversación interactiva. Un 75% de ellos llegan incluso a utilizar el teléfono. Todo ello hace que estos pacientes se sientan más seguros e independientes, mejorando su integración en el entorno familiar, social y laboral.

Según el Comité de Expertos en IC y dispositivos implantables de la Federación Argentina de Sociedades de O.R.L -FASO, 2016-, los beneficios que se obtienen con IC son:

Beneficios de la audición binaural y del IC Bilateral:
- Al implantarse en forma bilateral se suprime el efecto sombra del cráneo que se ve en las sorderas unilaterales por el cual se atenúan las frecuencias graves en 5 a 7 dB y las agudas en 20 dB, con mayor ganancia auditiva.
- La sumación binaural se produce cuando a ambos oídos les llega una señal similar por el procesamiento del sistema nervioso central. La misma es percibida con un incremento de intensidad de 3 a 10 dB, mejorando la performance en silencio y en ambientes ruidosos.
- La binauralidad permite una mejor localización sonora con beneficio para calcular espacios y distancias. En normo oyente bilateral diferencia sonidos en el plano horizontal que van de 1 a 2 grados; versus 90

grados en el implantado coclear unilateral, mejorándose a solo 10 grados en el implantado coclear bilateral.
- Efecto Squelch: es un proceso central que permite discriminar las diferencias en tiempo e intensidad del sonido que estimula a ambos oídos por separado.
- Beneficios funcionales del IC Bilateral:
- Mayor seguridad por mejor localización auditiva y mejor percepción de sonidos.
- Mayor interacción social por una mejor percepción del habla en ambientes cotidianos complejos que redunda en una mayor participación en las conversaciones y actividad social.
- Incremento de la performance escolar, por menor esfuerzo auditivo para el aprendizaje, menos estrés escolar y aprendizaje incidental.
- El I.C. Bilateral permite captura usar el oído con mejor relación señal-ruido.
- Los I.C. bilaterales realizados antes de los 2 años de edad, desarrollan habilidades auditivas en un rango similar a niños normoyentes, de acuerdo a la experiencia internacional.
- Los mejores pacientes en localización del sonido tenían los mayores resultados en la discriminación del lenguaje y en el aprendizaje

Limitaciones de un Implante Coclear

Las limitaciones de la tecnología actual hacen que sea imposible reproducir el modelo coclear fisiológico de audición con un IC. Recordemos que una cóclea sana cuenta con 3.500 células ciliadas internas, 3 células ciliadas externas por cada célula ciliada interna con 40.000 terminaciones nerviosas y una adecuada conexión sináptica, sin interacción entre canales.

En lo referente a características acústicas o de procesamiento de la señal del sonido, se pueden observar restricciones respecto a la audición normal, que a continuación detallaremos.

En primera instancia debemos considerar que en los pacientes implantados no hay conexión sináptica, sino que los electrodos suministran una corriente eléctrica que va a hacer que las terminaciones nerviosas que hay en sus proximidades originen los potenciales de acción, resultando difícil controlar cuáles de estas terminaciones van a ser estimuladas. Esto genera que los campos eléctricos no estén limitados y se produce un solapamiento en el campo eléctrico producido por los distintos canales del implante. Cuanto mayor sea el solapamiento de campos, más difícil resulta percibir de qué canal procede la estimulación, por consiguiente, menor es la resolución espectral.

Para comprender mejor esto, debemos tener en cuenta que una cóclea sana permite la percepción de las frecuencias a través de los mecanismos tonotópico y de codificación temporal, consiguiendo una resolución espectral próxima a 1/10 de tono, con un rango espectral de 20 Hz a 20.000 Hz. Dicho de otro modo, un oído entrenado sería capaz de diferenciar un tono de 400 Hz de un tono de 405 Hz.

En contraste con el IC, nos encontramos con que presenta a lo largo de la cóclea un número muy reducido de canales: entre 8 y 22 según modelo y fabricante. Estos números son muy bajos comparados con los 3.500 canales de los que se podría hablar en el caso de un oído normal. Por tanto, la gran limitación técnica que nos vamos a encontrar en los ICs, es la escasa resolución espectral, la cual se encuentra reducido a la banda entre 250–300 Hz y 5000–8500 Hz, según cada modelo y fabricante, impidiendo al paciente implantado percibir los detalles del espectro, proporcionándole únicamente una percepción de la envolvente de la onda sonora.

En palabras de Gorospe, Muñoz y Garrido, 2016, el reducido número de canales efectivos, la mala correspondencia entre bandas frecuenciales y zonas cocleares asignadas, la escasa información temporal, la falta de información sobre las frecuencias de armónicos graves y la posible existencia de zonas cocleares muertas determinan una limitación significativa de la definición espectral.

Estos aspectos condicionan las posibilidades y limitaciones de la audición con IC. En la actualidad estos dispositivos permiten una percepción auditiva con calidad suficiente para la comprensión del habla cuando es pronunciada en ausencia de ruido. Generalmente en condiciones de ruido la comprensión de la voz se dificulta mucho más que en el caso de la audición normal.

Los pacientes usuarios de IC demandan mayor riqueza espectral de audición, mejor percepción en ambientes de ruido y calidad en la escucha de música; gracias a la innovación y desarrollos tecnológicos como diseños de nuevas estrategias de codificación y la incorporación de sistemas de conectividad inalámbricos (bluetooth, wireless 2.4 GHz) se pretenden satisfacer de manera exitosa estos requerimientos.

También se deben tener en cuenta algunos factores que de alguna manera limitan o repercuten en la vida diaria del paciente implantado:

<u>Tiempo</u>: Los pacientes deben aprender a interpretar los sonidos que reciben; para esto se necesita tiempo.

<u>Deportes</u>: Se pueden practicar deportes, siempre que se cuiden los golpes en la cabeza. Respecto a las actividades acuáticas, actualmente los procesadores disponen de accesorios para proteger la parte externa del Implante del agua.

<u>Aeropuertos</u>: Al contener en su interior materiales metálicos y magnéticos que pueden ser detectados por los sistemas electrónicos de control, hay que pasar

por fuera de los detectores de metales de los aeropuertos o aduanas.

<u>Resonancia Magnética:</u> Debido al potente campo magnético que genera este estudio, los usuarios de IC deben tener precauciones, ya que su dispositivo interno contiene un imán, y pueden verse afectados durante la RM. Algunos modelos de IC deben ser intervenidos a través de cirugía para extraer el imán, pero actualmente las empresas fabricantes de IC han diseñado sistemas con imanes extraíbles o de alineación automática como mecanismo de seguridad para esto casos.

Identificación del paciente candidato a Implante Coclear

Para determinar la selección de candidatos para recibir un IC se considera una variedad de requisitos. Es preciso categorizar la hipoacusia, descartar ciertas contraindicaciones y analizar una serie de factores de valor pronóstico que influyen, en mayor o menor medida, en los resultados posteriores a la implantación. Este proceso de selección tendrá diferentes peculiaridades según se trate de adultos o niños, hipoacusias prelocutivas o postlocutivas, y pacientes con hipoacusias aisladas o asociadas a otras discapacidades.

En 1990 la FDA aprobó el IC en niños mayores de 2 años sin reconocimiento del habla, y desde entonces los criterios de inclusión fueron modificándose a la misma velocidad con que progresó la tecnología del IC, tanto en su software como en su hardware, como así también, la sustancial experiencia clínica alcanzada en los últimos años.

Actualmente se implantan niños con mayor capacidad auditiva, con mejores niveles de percepción auditiva del habla, niños de menor edad, niños con cócleas osificadas y con diferentes grados de malformación coclear y niños con patologías asociadas a la hipoacusia. El primer año de vida es un período crítico, ya que el desarrollo del lenguaje depende de la estimulación auditiva antes de los 18 meses de edad; la carencia o déficit puede condicionar daños importantes, ya que al no existir una señal sensorial la morfología y propiedades funcionales de las neuronas se pueden alterar. Por lo tanto los niños implantados más tempranamente pueden adquirir el lenguaje de una manera más incidental, si cuentan con el tratamiento apropiado.

El proceso de candidatura debe realizarse a partir de un enfoque en equipos que incluya a la familia y a los profesionales médicos y educativos que están involucrados con el paciente. La mirada interdisciplinaria y conjunta asegurará que cada persona implantada sea un buen candidato, que cada familia posea expectativas realistas en relación a la operación y que haya componentes de entrenamiento y educativos en su lugar para ayudar al candidato a maximizar los beneficios del implante.

Los criterios audiológicos definitivamente no son los mismos en la actualidad que hace dos décadas atrás; los protocolos han evolucionado en relación directamente proporcional con la experiencia obtenida, y varían de un lugar a otro dependiendo de factores como el número de pacientes implantados y sobre todo los resultados obtenidos con dichos casos en cada centro de implantación.

Para Waltzman, 2006, una de las causas de que los criterios de selección hayan ido cambiando es que los resultados han sido cada vez mejores, no solo motivado por el evidente desarrollo tecnológico, sino también por la mejoría de las técnicas quirúrgicas.

Protocolo Latinoamericano de IC- Cochlear 2000-

Con el objetivo de unificar criterios de evaluación y selección de pacientes, establecer un protocolo básico de evaluación en Español y consolidar un grupo Latinoamericano de investigación en IC es que se reunieron profesionales de la Audiología y Fonoaudiología dedicados al tema de los ICs en Argentina, Brasil, Colombia, México, Paraguay y Venezuela. Las profesionales de Argentina que participaron en la elaboración del mismo son: Fga. Hilda Furmanski, Fga. Marcela Garrido, Fga. Norma Pallares y Fga Diana Sandford.

<u>Criterios de Selección en Pacientes Pediátricos</u>
<u>Criterios de Inclusión</u>

1. 12 meses a 17 años de edad.
2. Los pacientes deben demostrar una pérdida auditiva neurosensorial bilateral profunda (para 12 a 24 meses de edad) o severa a profunda (para niños entre 25 meses y 17 años).
3. Falta de progreso demostrado en el desarrollo de habilidades basadas en audición, en conjunto con adecuada amplificación y participación en un programa intensivo de habilitación oral aural.
4. Beneficio limitado de amplificación convencional correctamente adaptada.
5. Para niños entre 12 y 24 meses, se define beneficio limitado como el no progreso en el desarrollo auditivo (valorado a través de la prueba IT-MAIS). Para niños entre 25 meses y 4 años, 11 meses, se define beneficio limitado cuando hace una meseta en el desarrollo auditivo (valorado a través de la escala MAIS) o cuando obtiene un puntaje en palabras y oraciones < 30% en la mejor condición de amplificación. Para niños de 5 años a 17 años, 11 meses, se define como beneficio limitado un puntaje en palabras y oraciones < 30% en la mejor condición de amplificación.
6. No debe haber contraindicaciones radiológicas para colocar el recep-

tor/estimulador o la cadena de electrodos.
7. No debe haber contraindicaciones médicas para la cirugía de implante y la rehabilitación.
8. Las familias y (si es posible) los candidatos deben estar bien motivados y tener expectativas apropiadas.
9. Los candidatos, las familias y las instituciones educativas deben estar bien preparados y deseosos de participar y cooperar con el entrenamiento postoperatorio y los programas de evaluación.
10. Los candidatos deben estar en un ambiente educativo que enfatice el entrenamiento oral/aural.
11. Los candidatos deben haber recibido consistente exposición a la información proveniente de una ayuda sensorial (ej., audífono, ayuda vibrotáctil o implante coclear).
12. Los adolescentes deben demostrar algo de habla y lenguaje oral funcional.

La evidencia radiológica de osificación coclear progresiva (postmeningitis) califica el candidato pediátrico para implantación, y puede obviar otros indicadores audiológicos.

Criterios de Exclusión
- Condiciones médicas o psicológicas que puedan contraindicar la cirugía
- Pérdida auditiva de origen neural o central.
- Infección activa de oído medio.
- Expectativas irreales de parte del candidato pediátrico o de la familia, con respecto a los posibles beneficios, riesgos, y limitaciones que son inherentes al procedimiento quirúrgico y al dispositivo protésico.

El IC antes de los 12 meses aumenta las probabilidades de mejor desarrollo del habla y lenguaje a largo plazo, pero handicaps agregados en relación al lenguaje pueden estar presentes, siendo necesario orientar previamente sobre resultados posibles y expectativas.

Criterios de Selección en Pacientes Adultos con Sordera Post-Locutiva

Criterios de Inclusión
1. 18 años de edad o mayor.
2. Los pacientes deben tener hipoacusia neurosensorial bilateral severa a profunda. Los pacientes adecuados típicamente tendrán audición residual en las frecuencias graves en un rango de moderado a profundo, y pérdida auditiva profunda (< 90 dB HL) en las frecuencias medias y agudas.

3. Los pacientes deben recibir beneficio marginal o ningún beneficio de los audífonos. Usando audífonos adecuadamente adaptados, los puntajes solo-auditivos en pruebas de oraciones en formato abierto deben dar un < 50% en el oído a ser implantado y < 60% en el oído opuesto o en forma binaural.
4. Los pacientes deben ser psicológicamente adecuados y tener una motivación adecuada.
5. No debe haber contraindicaciones radiológicas para la colocación del receptor/estimulador o de la cadena de electrodos.
6. No debe haber contraindicaciones médicas para realizar la cirugía de implante y para la rehabilitación.
7. Los pacientes con un implante coclear existente son candidatos si tienen: a) un dispositivo dañado, b) un sistema monocanal funcional, o c) un implante multicanal funcional sin soporte.
8. En los casos en que esté indicada la estimulación del promontorio, los pacientes deberán tener un resultado positivo a la estimulación eléctrica del promontorio o ventana redonda.

Criterios de Exclusión:
- Condiciones médicas o psicológicas que pudieran interferir en la cirugía.
- Hipoacusia de origen neural o central.
- Expectativas irreales por parte del paciente, en relación con los posibles beneficios, riesgos, y limitaciones, que son inherentes al procedimiento quirúrgico y a un equipo protésico.

Los pacientes con hipoacusia postlocutiva, fueron los primeros autorizados por la FDA para recibir un IC en el año 1985. Esta población alcanza rápidamente su máxima realización auditiva al volver a percibir el habla utilizando estímulos eléctricos a través de un IC.

Criterios de Selección en Pacientes Adultos Prelocutivo / Perilocutivos

Debido a la temprana aparición de la sordera, los individuos con sordera prelocutiva / perilocutiva han tenido experiencias auditivas muy limitadas y no poseen en general habilidades de habla y lenguaje apropiadas para la edad. Como grupo, los beneficios postquirúrgicos que reciben del dispositivo son limitados y tienen menor probabilidad que los adultos postlocutivos para obtener reconocimiento del habla en formato abierto.

Los adultos con sordera prelocutiva que no utilizan el habla y lenguaje oral con fines de comunicación funcional (lengua de señas) y que no tienen una alta motivación para participar en un intensivo y extenso programa de rehabilitación auditiva tienen mayor probabilidad de convertirse en no usuarios del IC que cualquier otro paciente adulto. Los pacientes y familias en prospecto deben tener una amplia asesoría con respecto a la naturaleza limitada de los beneficios postquirúrgicos esperados y deben entender que los pacientes adultos con sordera prelocutiva están en más alto riesgo de ser no usuarios del dispositivo.

Criterios de Inclusión
1. Los pacientes deben tener una pérdida auditiva neurosensorial bilateral profunda.
2. Los pacientes deben tener 18 años de edad o más
3. Los pacientes deben recibir poco o ningún beneficio de los audífonos. Se define poco o ningún beneficio como umbrales de detección con amplificación iguales o mayores que 65 dB HL en las frecuencias del habla y ejecución a nivel chance en las pruebas de percepción del habla en formato cerrado.
4. Los pacientes deben haber tenido una rehabilitación oral previa con aprovechamiento de restos auditivos
5. Los pacientes deben haber hecho un uso consistente de audífonos
6. Los pacientes deben haber desarrollado habilidades orales que les permitan tener algo de fluidez en la lengua oral.
7. Los pacientes deben ser psicológica y motivacionalmente adecuados.
8. Para maximizar los beneficios postoperatorios del implante, los pacientes deben estar deseosos de participar en una rehabilitación auditiva extensa.
9. No debe haber contraindicaciones radiológicas para la colocación del receptor/estimulador o de la cadena de electrodos.
10. No debe haber contraindicaciones médicas para la cirugía de implante y para la rehabilitación.
11. En casos donde se indique la prueba de estimulación del promontorio, debe haber resultados positivos a la estimulación del promontorio o de la ventana redonda.

Como mencionamos anteriormente, las indicaciones de los ICs están en constante evolución y cambio. En la actualidad existe la posibilidad de preservar tanto restos auditivos como estructuras, gracias a las nuevas técnicas quirúrgicas, diseño y tecnología de los electrodos. También se ha evolucionado en los métodos diagnósticos y en el desarrollo de nuevas estrategias de estimulación. Todo esto trajo como consecuencia que el número de pacientes candidatos de percibir un IC se haya incrementando con el tiempo y hayan variado los criterios de inclusión.

A continuación se describen las recomendaciones del Comité de Expertos en IC y dispositivos implantables de la Federación Argentina de Sociedades de O.R.L (2016):

Edad para realizar un IC:

a. Edad mínima: a partir de los 10 meses de edad de vida a excepción de paciente con osificación coclear post meningitis u otra causa.

b. Edad máxima: No hay una edad tope, pero serán excluidos aquellos adultos que por su condición clínica, psicológica y anatómica del oído interno u VIII par, impidiesen el procedimiento quirúrgico.

Indicaciones del IC bilateral simultáneo

a. Todo paciente que no pueda tener rendimiento con audición binaural – bimodal (IC + Audífono) Se sugiere evaluación laberíntica previa

b. Niño menor de 5 años de edad con HNS (hipoacusia neurosensorial) profunda bilateral sin discapacidades asociadas del sistema nervioso central.

c. Paciente post meningitis de cualquier edad

d. Paciente con pérdida profunda súbita bilateral de cualquier edad

e. Neuropatía auditiva genética

Indicaciones de IC bilateral sucesivo o secuencial

a. Paciente sordo ciego de cualquier edad

b. Malformación coclear bilateral con posibilidad de ser implantado

c. Paciente implantado coclear de un oído y usuario de audífono en el oído contralateral cuyo rendimiento decrece en el tiempo o con mal rendimiento en ruido

d. Neuropatía auditiva adquirida.

e. Paciente con hipoacusia severa profunda ya implantado en oído con discapacidades asociadas.

Indicaciones de IC unilateral con audición normal en el oído contralateral

a. HNS profunda unilateral con acúfeno discapacitante refractario al tratamiento

b. HNS súbita profunda unilateral; con menos de 10 años de deprivación auditiva (oído no estimulado).

IC en paciente con HNS profunda en el oído a implantar; y moderada/severa del oído contralateral que equipado con audífono presente mala discriminación en ruidos.

Estimulación electroacústica con IC y audífono en el mismo oído

- Ambos oídos deben presentar una HNS severa para las frecuencias agudas y con restos auditivos utilizables en los graves para ser amplificados con audífono

- El mejor oído deberá discriminar con audífono cerca del 80% y que presente deterioro en la discriminación en ambiente ruidoso

- y el oído a implantar deberá discriminar entre el 30 y 60 %.

Contraindicaciones para la colocación del IC: (Agencia de Evaluación de Tecnologías Sanitarias, 2003; Secretaría de Salud, 2010).

En la actualidad se consideran contraindicaciones temporales o definitivas las siguientes situaciones: -Malformaciones congénitas que cursan con una agenesia bilateral de la cóclea - Ausencia de funcionalidad de la vía auditiva o presencia de enfermedades que originen una hipoacusia de tipo central - Alteraciones psiquiátricas o neurológicas con dificultad intelectual grave. - Enfermedades que contraindiquen la cirugía bajo anestesia general - Ausencia de motivación hacia la implantación - Habilidades de aprendizaje nulas o muy reducidas - No cumplimiento de los criterios audiométricos. - Personas con restos auditivos importantes que se beneficiadas con audífonos digitales de última generación.

Consideraciones sobre la cirugía

Para poder someterse a una cirugía de este tipo es necesario realizar una serie de exámenes para confirmar la pérdida auditiva y verificar que las condiciones anatómicas permitan recibir el implante. Además, se debe seguir el protocolo de evaluaciones necesarias para dicha operación.

Antes de la Cirugía

Es imprescindible confeccionar una historia médica y otológica completa, donde se identifiquen las condiciones generales del paciente, haciendo especial énfasis en su historia otológica. Tendrá como objetivos determinar la etiología de la pérdida auditiva, identificar las características radiológicas del oído interno y establecer si existen condiciones que no permitan abordar una cirugía o implantar el dispositivo. El estudio radiológico es definitivo para la elección del oído a implantar.

Evaluación Médica-Otológica: entrevista inicial y examen preliminar. El otorrinolaringólogo debe realizar una historia clínica precisa y completa (etiología, aparición de la hipoacusia, duración de la misma, uso de amplificación) y determinar los factores de riesgo. Examinará el oído medio e interno para asegurar que no exista una infección activa o alguna anormalidad que contraindique la cirugía. Asesoramiento.

Test de promontorio: para determinar si la estimulación eléctrica del nervio auditivo produce sensaciones auditivas y el grado de discriminación (cuando sea apropiada)

Evaluación Audiológica: tendrá como objetivo determinar o confirmar el tipo y grado de pérdida auditiva y definir a través de pruebas específicas el beneficio obtenido con la amplificación convencional (audífonos o ayudas vibrotáctiles). Sus resultados son determinantes para decidir la candidatura a IC y ayudar a la elección del oído a implantar. El/la audiólogo/a realizará las siguientes pruebas de audición:

- Audiometría tonal con auriculares (en niños menores, audiometría por Refuerzo Visual (VRA) o audiometría por juego condicionado)
- Logoaudiometría.
- Impedanciometría.
- Otoemisiones acústicas, son importantes porque determinan el estado de las CCE (células ciliadas externas) y valoran posibles neuropatías auditivas que influyen en la evolución del posible candidato.
- Potenciales Evocados Auditivos de Tronco Cerebral, pueden complementarse con Potenciales de Estado Estable, SN10 o Potenciales por Tono para poder determinar la audición en un rango frecuencial más amplio y así tener un perfil más certero de cada oído, especialmente en bebés o niños pequeños.
- Umbrales con audífonos en campo libre y medición de ganancia de inserción con audífonos.
- Período de prueba con audífono y/o sistema vibrotáctil (cuando esté indicado)
- Evaluación de la percepción del habla, objetiva la funcionalidad auditiva y describe las habilidades comunicativo/lingüísticas.

Procedimiento recomendado para Evaluación de la Percepción del Habla, según Protocolo Latinoamericano:

Niños con edades de 12 a 24 meses:
- IT-MAIS (entrevista a los padres). Es un cuestionario, creado para asesorar sobre las respuestas espontáneas del niño frente a los sonidos cotidianos del medio ambiente.
- Prueba de detección de sonidos: - Alerta al nombre - Detección de los Sonidos de Ling

Todas las mediciones de percepción del habla se deben administrar en campo libre a viva voz monitoreada (excepto cuando se indique), a 70 dB SPL.

Niños con edades de 25 meses a 4 años, 11 meses:
- MAIS (entrevista a padres) o IT-MAIS

Formato Cerrado a) Pruebas de detección de sonidos: - Alerta al nombre y sonidos ambientales -Detección de los Sonidos de Ling.
Evaluación de la lectura labial
b) Pruebas de percepción de aspectos suprasegmentales del habla: - ESP, versión verbal baja o estándar -i) Subprueba de Patrones - Prueba PIP-S (puede

aplicarse en lugar de la subprueba de Patrones del ESP)

c) Pruebas de percepción de aspectos segmentales del habla: - Matriz de Vocales aisladas - Matriz de Consonantes - Prueba PIP-C - Prueba DAV-C

<u>Formato Abierto</u>:
- Palabras Bisílabas
-Oraciones en silencio

<u>Evaluación de la lectura labial</u>: - Prueba E.C.L.L

Las pruebas en *formato abierto* implican que el paciente no tiene ninguna pista del material de evaluación, en cambio en *formato cerrado* al paciente se le presenta el material en forma visual y debe elegir entre esas opciones la que escucha sin lectura labial.

Niños con edades de 5 años a 17 años, 11 meses:
- MAIS (entrevista a padres)

<u>Formato cerrado</u>

a) Pruebas de detección de sonidos: - Alerta al nombre y sonidos ambientales - Detección de Sonidos de Ling

b) Pruebas de percepción de aspectos suprasegmentales del habla: - ESP, versión verbal baja o estándar. i) subprueba de Patrones - Prueba PIP-S (puede aplicarse en lugar del subprueba de Patrones del ESP)

c) Pruebas de percepción de aspectos segmentales del habla: - Matriz de Vocales aisladas - Matriz de Consonantes - ESP: i) Subprueba de Bisílabos, ii) Subprueba de Monosílabos - Prueba PIP-C - Prueba DAV-C

<u>Formato abierto</u>: - Palabras Bisílabas - Lista de Tato (administradas a viva voz) - Oraciones en silencio

<u>Evaluación de la lectura labial</u>: - Prueba E.C.L.L.

Pacientes Adultos Post-locutivos:

Todas las pruebas de percepción del habla se deben realizar en la mejor condición de amplificación. En individuos quienes reciben un beneficio limitado de la amplificación, puede ser necesario evaluar tanto en condición monoaural como binaural usando materiales de oraciones en formato abierto para determinar la mejor condición de amplificación. Después de que se determine la mejor condición de amplificación, se recomienda que se administre la siguiente batería de pruebas:

<u>Formato abierto:</u> - Oraciones en silencio - Oraciones en ruido - Palabras Bisílabas - Palabras Monosilábicas

<u>Formato cerrado:</u>- Bisílabas en Elección Múltiple - Identificación de vocales en elección múltiple - Identificación de consonante medial - Matriz de vocales

- Prueba DAV-C - Prueba MTS
　　Evaluación de la Lectura Labial:- E.C.L.L.

Pacientes Adultos Prelocutivos / Perilocutivos

Todas las pruebas de percepción del habla se deben realizar en la mejor condición de amplificación. Después de que se determine la mejor condición de amplificación, se recomienda que se administre la siguiente batería de pruebas:

Formato cerrado: - ESP, versión Estándar - Bisílabas en Elección Múltiple - Identificación de vocales en elección múltiple - Identificación de consonante medial

Formato abierto:- Reconocimiento de bisílabos (lista de Tato) - Oraciones comunes

Evaluación de la Lectura Labial: - E.C.L.L.

Con dichas pruebas podremos evaluar y categorizar las habilidades de discriminación del habla en cada uno de los pacientes, como así también monitorear y medir el progreso auditivo una vez que se haya equipado.

A continuación se describen las categorías de Percepción del Habla (Geers y Moog 1995):

Cat 0: No detecta el habla.

Cat 1: Detecta el habla.

Cat 2: Percepción de patrones suprasegmentales del habla.

Cat 3: Comienzo de identificación de palabras con múltiples diferencias espectrales.

Cat 4: Identificación de palabras a través del reconocimiento de vocales.

Cat 5: Identificación de palabras a través del reconocimiento de consonantes.

Cat 6: Reconocimiento de palabras en formato abierto.

Finalmente, y no menos importante, antes de la cirugía debemos completar la batería de pruebas con:

Evaluación Radiográfica: Tomografía Computada (TAC), Resonancia Magnética (RNM) o ambas, que confirmen que la cóclea puede alojar la guía de electrodos y la presencia del nervio coclear.

Evaluación Psicológica: En esta instancia se tendrá en consideración la estabilidad emocional, el coeficiente intelectual, motivación y expectativas realistas del paciente y su familia. Juega un papel muy importante en la asesoría del paciente y su familia respecto al proceso de IC, con la finalidad de que el paciente esté perfectamente enterado tanto de las características del tratamiento como de la situación en que quedará una vez implantado. De esta manera, no se crean falsas expectativas que puedan ser un impedimento para su adaptación posterior.

Luego de realizar dichas valoraciones, el equipo de implante, debe reunirse para determinar la candidatura. Todos los miembros del grupo involucrados en el proceso de evaluación deben discutir con los padres y el niño (cuando sea apropiado) los resultados de sus evaluaciones y la candidatura para el IC.

Durante la Cirugía:

El procedimiento quirúrgico se lleva a cabo bajo anestesia general y dura aproximadamente dos horas, durante el mismo se deben alcanzar los siguientes objetivos:

– Implantación de los componentes internos del IC (Receptor/Estimulador, guía de electrodos)

– Verificación de la correcta posición y funcionalidad del sistema implantado, a través de radiología.

– Obtención de respuestas que indiquen la estimulación de la vía auditiva, a través de medidas electrofisiológicas (telemetría), y puedan ser posteriormente utilizadas en la activación y programación del IC.

Después de la Cirugía:

La recuperación postoperatoria en promedio toma 4 a 6 semanas. Incluye aproximadamente uno o dos días en el hospital y un tiempo adicional de recuperación y cicatrización de la incisión.

La parte externa del dispositivo se colocará alrededor de 3 a 4 semanas después de la cirugía, para dar tiempo a que cicatrice la incisión. Algunas semanas después de la cirugía, la porción externa del IC se asegura magnéticamente al estimulador-receptor que se implantó detrás del oído y en este momento se efectúa el encendido. De esta manera los pacientes comenzarán a trabajar en la rehabilitación o habilitación auditiva.

Las evaluaciones postoperatorias típicamente serán conducidas al mes, 3 meses, 6 meses y 12 meses post-activación.

Riesgos o complicaciones de la cirugía

Los riesgos en intervenciones de IC son los mismos que en una cirugía y anestesia general del oído. Otro de los riesgos asociados puede ser perder la audición residual en el oído implantado. Las complicaciones se pueden clasificar, según Hoffman y Cohen, 1988, en mayores y menores, dependiendo de su gravedad y de si hubo o no necesidad de practicar una re-intervención.

- Complicaciones menores: son aquellas que pueden, o no, producir una disminución en el funcionamiento del implante, que se resuelven de

manera espontánea o con tratamiento conservador, sin necesidad de realizar una nueva intervención quirúrgica (paresia facial transitoria, alteraciones gustativas, inestabilidad, perforación timpánica, acufenos, seromas, etc)
- Complicaciones mayores: cualquier tipo de complicación que precisa cirugía, ingreso hospitalario, meningitis y parálisis facial.

Ajuste del procesador- Programación

Antes de proceder a la activación del IC es preciso que médico ORL compruebe el normal estado del oído y examinar el área de la herida, constatando una buena cicatrización. Pasado un período de 3-4 semanas tras la operación se procede al encendido y primer ajuste del procesador. En ésta instancia se procede a adaptar los elementos externos del implante, constituidos fundamentalmente por micrófono-procesador y transmisor-bobina. Para ello serán necesarios ciertos requisitos técnicos (figura 3) que permitan la conexión de las diferentes partes intervinientes para iniciar la activación. En en esta primer activacion como durante el seguimiento del paciente implantado se debe examinar siempre la zona del implante y ajustar la antena y el imán.

Las sensaciones que presentará el paciente al momento de realizar el encendido estarán en relación dependiendo si: han tenido experiencia previa o no con el sonido, cantidad de años de privación auditiva, presencia de lenguaje (oral o señado) o no, si utilizaban audífonos o no, cuántas horas diarias los utilizaban. Evidentemente, para aquellos pacientes que han tenido experiencia con equipamiento previo, por mínimo que hayan sido sus restos auditivos, ésta etapa de encendido será más sencilla y placentera.

Objetivos de la Programación:
- Activación del IC.
- Comprobar el correcto funcionamiento del dispositivo implante.
- Crear un mapa auditivo seleccionando diferentes parámetros: modo y tasa de estimulación, ancho de pulso, estrategia de estimulación.
- Activar los diferentes electrodos integrados en dicho IC.
- Adaptar la estimulación a los valores particulares de cada paciente.
- Proporcionar la máxima calidad de audición.
- Requisitos técnicos para activación y programación del IC:

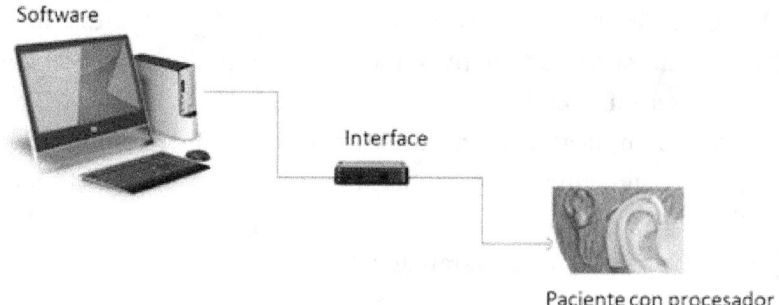

Figura 117: Requisitos técnicos para activación y programación del IC: Computadora con software de programación correspondiente al implante a encender, interface de programación que conecta la computadora con procesador del habla y cable de programación adecuado.

Una vez que se realiza la conexión de éstos elementos, comenzará la programación propiamente dicha.

Tenemos dos técnicas de programación del dispositivo o dos maneras de obtener datos referidos a la función de la vía auditiva y funcionamiento del IC:

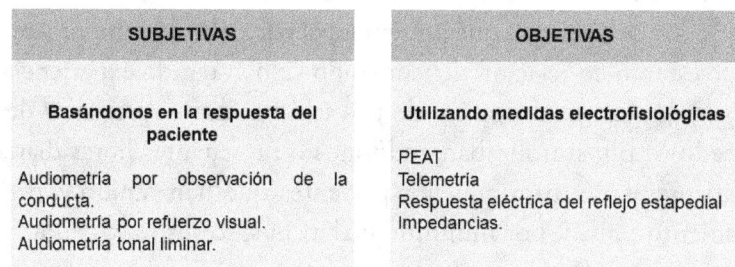

Figura 118: Técnicas subjetivas y objetivas de evaluación de función auditiva.

En cuanto a las medidas electrofisiológicas objetivas como los potenciales evocados auditivos de tronco cerebral, respuesta eléctrica del reflejo estapedial, valoración por telemetría de la respuesta neural y medida de las impedancias eléctricas, son las que van a permiten verificar el correcto funcionamiento del implante, la función de la vía auditiva; son especialmente valiosas porque ayudan a programar los implantes cuando el feedback del paciente es limitado (población pediátrica, alteraciones visuales, psíquicas, motoras etc.).

En IC, la Telemetría es la información que el dispositivo interno puede mandar al exterior, esto puede ser para controlar su correcto funcionamiento o para saber la respuesta provocada por la estimulación eléctrica en forma objetiva. Se produce una comunicación bi-direccional de datos entre el software de programación y el implante utilizando el código de radio-frecuencia. Por medio de ésta podremos realizar una serie de mediciones:

- Impedancias de electrodos,
- Registro y análisis del potencial de acción compuesto evocado mediante estímulos eléctricos (ECAP) y
- Registro y análisis del reflejo estapedial evocado mediante estímulos eléctricos (eSRT)

Estas técnicas pueden realizarse antes, durante, o después de la cirugía. Cada una de las técnicas aporta información sobre los umbrales del mapa auditivo, pero ninguna de ellas sustituye a las técnicas subjetivas, sino que las complementan.

Medición de la Impedancia de los electrodos: es un test que se realiza para verificar si hay algún electrodo dañado. Consiste en medir la resistencia a la electricidad entre dos puntos: el electrodo activo y el de referencia. Es entonces la medición del voltaje a lo largo de los electrodos durante la estimulación y se mide en kilo ohms (Ω). Los estímulos eléctricos procedentes de los electrodos deben pasar a través de fluidos, huesos y tejidos blandos antes de llegar a las células nerviosas auditivas (neuronas ganglionares). Estas medidas se verán afectadas por el electrodo-tejido interfase, la resistencia en el medio fluidos/ tejido y la resistencia del contacto del electrodo y la guía. Las alteraciones que se suelen encontrar tienen relación con: baja impedancia -1 KΩ o menos- (circuito corto) o alta impedancia -1 KΩ o menos- (circuito abierto). De acuerdo a la causa posible y al nivel de voltaje reflejado se determina la conducta a seguir con ese electrodo, generalmente si se presenta alguna alteración se suele solucionar clínicamente inhabilitando dichos electrodos en los programas de procesamiento del habla. Esta medición se debe realizar en todas las sesiones antes de comenzar la programación.

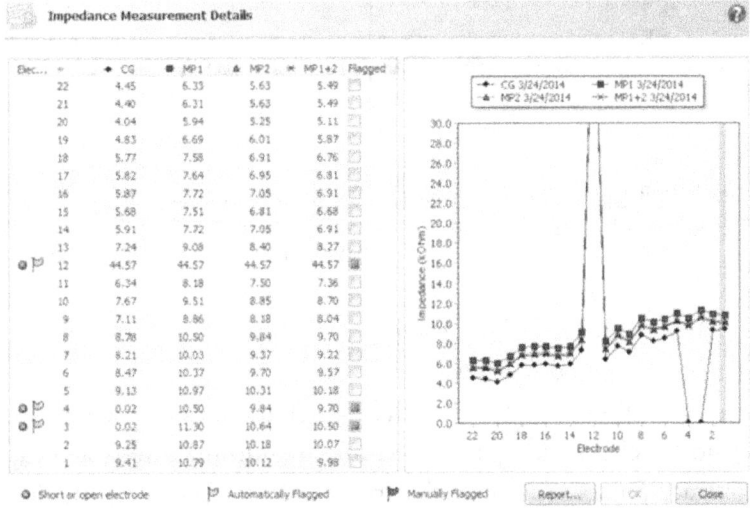

Figura 119: Medición de Impedancias en programa Custom Sound de Cochlear,.

Medición de la Respuesta Neural: la telemetría de respuesta neural (NRT) permite visualizar el potencial de acción eléctrico evocado (ECAP) que es el análogo eléctrico de la onda 1 del BERA, permitiendo una medición periférica y objetiva de la respuesta eléctrica sincrónica de las fibras nerviosas auditivas al ser estimuladas eléctricamente. La obtención de esta medida es rápida y no se ve afectada por artefactos de movimiento, dando al sujeto libertad de movimiento durante la grabación. Durante la cirugía nos brinda información sobre la capacidad de respuesta a la estimulación eléctrica inmediatamente después de la inserción intracoclear del electrodo, confirmando la respuesta fisiológica del paciente a dicha estimulación. En la programación inicial nos ayuda para complementar las pruebas de comportamiento, especialmente con bebés o niños muy pequeños y en otras poblaciones de pacientes difíciles de programar. Los estudios clínicos confirman que el umbral NRT (T-NRT) se encuentra entre los niveles T -umbral de audición- y niveles C -umbral de confort-. El ECAP se registra como un pico negativo (N1) que acontece a 0,2-0,4 ms después del inicio del estímulo, seguido por un pico positivo (P1), mucho más pequeño que ocurre a aproximadamente 0,5-0,9 ms. La amplitud del ECAP puede ser tan grande como 1-2 mV, y disminuye conforme desciende la carga eléctrica del pulso que la evoca.

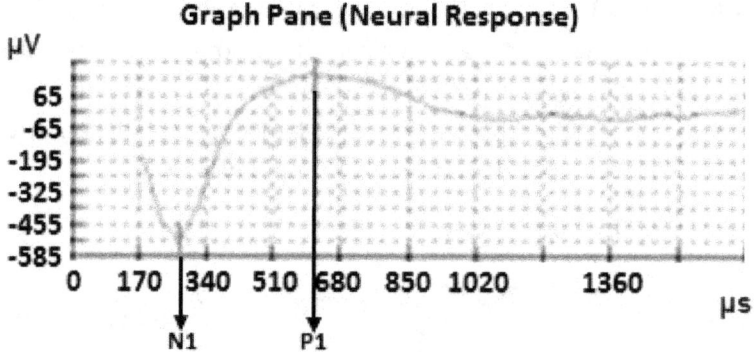

Figura 120: Registro y características del ECAP. Onda negativa inicial (N1) con una latencia entre 02-0,4 ms, seguida de una positiva de menor amplitud (P1) con una latencia entre 0,5-0,9 ms.

Medición Reflejo Estapedial (eSRT): este reflejo puede ser determinado en pacientes implantados a nivel de su umbral con el estímulo eléctrico a través del implante. Se mide estimulando individualmente cada electrodo, manipulando la intensidad del estímulo para determinar la mínima intensidad capaz de producir la contracción del músculo del estribo. Durante la cirugía puede ser medido con la observación directa de la contracción del músculo del estribo ipsilateral. Postoperatoriamente se detecta usualmente midiendo los cambios de inmitancia en el oído no implantado usando un timpanómetro clínico. Los niveles del reflejo se correlacionan bastante bien con los niveles máximos de confort del mapa del paciente.

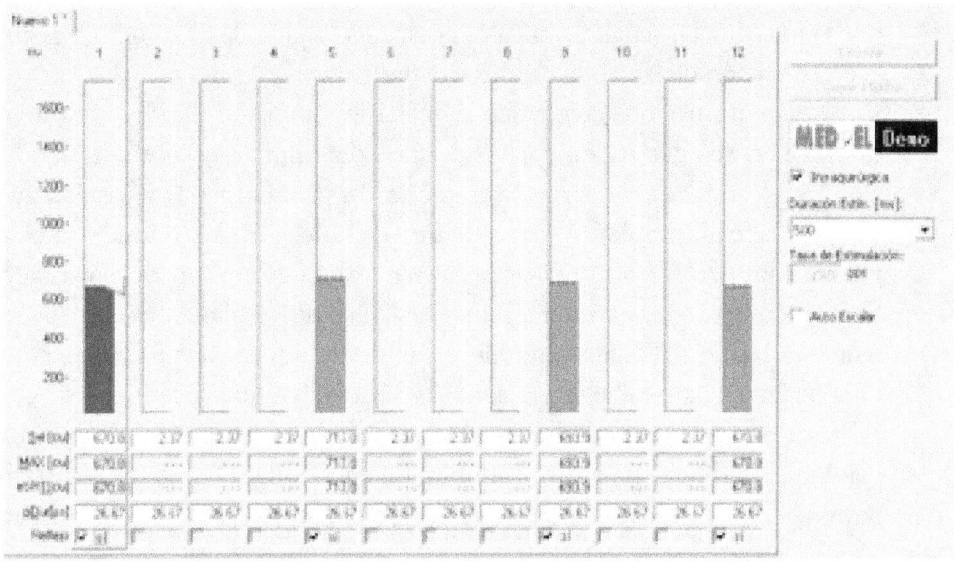

Figura 121: Medida intraquirúrgica del umbral del reflejo en unidades de corriente tomada en 4 electrodos con el programa CIStudio+ de Medel.

Retomando la instancia de encendido y programación, lo primero que se debe realizar entonces, es la medición de las impedancias de cada uno de los electrodos colocados dentro de la cóclea, así como la de los electrodos de referencia ubicados en una posición fuera de la cóclea (extracoclear), para verificar el correcto funcionamiento del receptor y de los electrodos del IC. Es oportuno en esta instancia conocer el número de electrodos que están funcionando correctamente y que serán, por ende, activados para la programación.

Antes de seleccionar los electrodos que serán activados es preciso conocer el número de ellos que se encuentran en una posición intracoclear. Al inicio de la programación es conveniente la realización de una radiografía de control que confirme que la guía de electrodos se encuentra en la cóclea y permita contabilizar el número de electrodos presentes en la cóclea, dado que la activación de electrodos situados fuera de la cóclea puede dar lugar a efectos no auditivos, hecho importante en la programación de niños.

Luego se seleccionan los diferentes parámetros para crear el mapa auditivo que se van a introducir en el procesador. Estos son: modo y tasa de estimulación, ancho de pulso y la estrategia de estimulación.

Como refiere Huarte A., el modo de estimulación determina el flujo de corriente entre el electrodo activo/electrodo inactivo o de referencia. La tasa de estimulación o velocidad de estimulación es el número de pulsos por segundo liberados en cada electrodo y viene determinada por la estrategia de estimulación y número de electrodos. La estrategia de estimulación es el tratamiento de la señal, desde que esta es recogida como señal acústica a través del micrófono hasta que convertida en señal eléctrica es enviada a la guía de electrodos y se produce la estimulación de las fibras del nervio auditivo.

A continuación, crearemos el mapa auditivo, en donde registraremos el campo eléctrico del paciente, el cual estará determinado por el umbral de audición "T" (cantidad de microvoltios necesarios para despertar sensación auditiva) y el umbral confortable "C", en cada uno de los electrodos activados. Los valores establecidos para los umbrales y máximos niveles de confort deben ser revisados frecuentemente en las primeras semanas de uso del implante, ya que pueden presentar variaciones. Dichos umbrales serán diferentes en cada paciente, por lo que cada programación debe ser personalizada debido a que la cantidad de corriente eléctrica requerida para despertar sensación auditiva varía para cada persona implantada. La diferencia entre el umbral de audición y el umbral confortable determina el rango dinámico de estimulación o el campo auditivo de ese paciente.

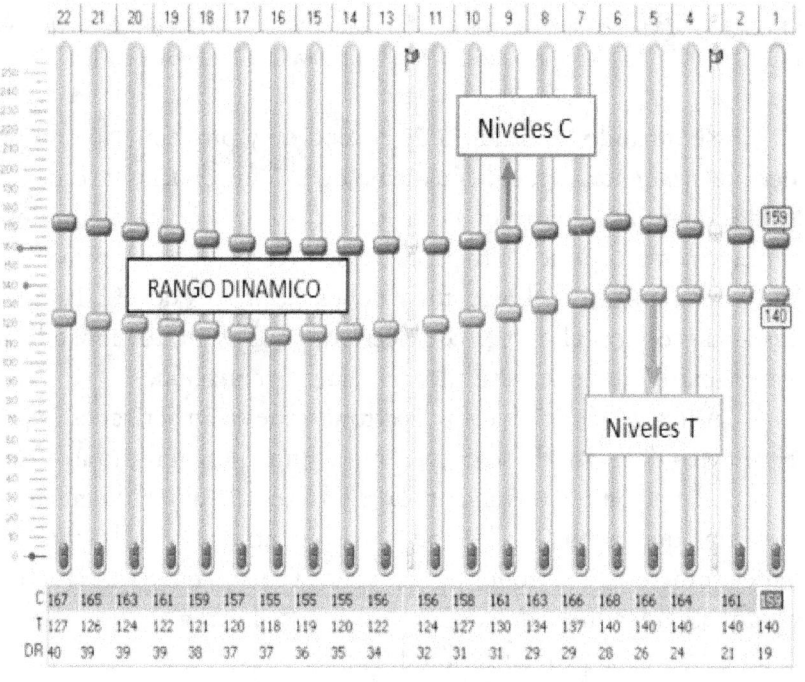

Figura 122: Mapa auditivo: parámetros en Custom Sound de Cochlear, en donde se visualizan los niveles de audición mínima (niveles C) y los niveles de máximo confort (niveles T), conformando entre ambos el rango dinámico de audición del paciente.

Una vez definidos los umbrales y antes de proceder a la creación del mapa auditivo, se debe balancear los diferentes electrodos. El objetivo es que el propio implantado tenga la misma sensación auditiva en cada uno de los electrodos consecutivos, aspecto que contribuye a que el paciente consiga una óptima percepción y producción de la palabra hablada. En niños de corta edad no es posible la realización del balanceo, ni tampoco resulta ser imprescindible para obtener unos resultados satisfactorios, tal y como lo describe Waltzman et al. A partir de los umbrales conductuales obtenidos en las primeras programaciones, junto con los resultados determinados en las pruebas de telemetría neural durante el acto quirúrgico, se conformará el mapa auditivo y se procederá a activar el sistema.

A partir del encendido del procesador comienza la estimulación de las células ganglionares, y en poco tiempo las terminaciones nerviosas, relativamente funcionales, toleran mayores niveles de estimulación (suben los máximos niveles de confort) y mejoran la sensibilidad ante estímulos débiles (bajan los umbrales de audición), consiguiéndose un rango de estimulación eléctrica cada vez más amplio, lo que además mejora la resolución en intensidad del paciente implantado (puede distinguir con más facilidad variaciones de intensidad de los sonidos). Estos cambios fisiológicos requieren el ajuste de los parámetros de estimulación del IC. Es importante tener en cuenta, especialmente en los pacientes pediátricos, que en la medida en que adquieren experiencias auditivas, sus respuestas a las mediciones psicofísicas serán más precisas, facilitando así el proceso de elaboración de un mapa.

El hecho de que el paciente implantado pueda detectar sonidos del habla a niveles casi normales no nos asegurará su futuro desarrollo lingüístico, especialmente si se trata de un niño muy pequeño. La familia debe saber y comprender (antes de comenzar el encendido) que el tener "cantidad de audición" no significa "calidad de audición", "calidad en el procesamiento central auditivo", o que simplemente podrá superar algún trastorno relacionado con el área del lenguaje, sólo por tener buena audición.

En cuanto al proceso de adaptación a la información auditiva aportada por un IC, los padres deben conocer, que al conectar el procesador, la persona con una sordera prelingual ya implantada, se introduce en un entorno sonoro que desconoce, donde los diferentes sonidos carecen de significación para él, y por tanto necesita tiempo para madurar y otorgarles significado. Si la implantación es tardía, fuera del periodo crítico auditivo, los resultados serán menores y probablemente no se alcance una total comprensión del mensaje hablado.

En esta instancia de programación, tanto el usuario de IC como su familia deben recibir el asesoramiento pertinente respecto al manejo de los componentes externos del dispositivo. También se les brindará información sobre los posibles inconvenientes derivados de su uso y cómo podrían resolverse.

Vigilancia y Seguimiento

El seguimiento de los pacientes permite coordinar la actividad rehabilitadora, y es fundamental para la detección y resolución de los problemas y dificultades que aparecen durante la rehabilitación. El programa de seguimiento va a depender de las necesidades de cada niño o adulto, pero durante el primer año deberá ser revisada periódicamente, pues a lo largo de la evolución se irán produciendo cambios que precisarán nuevos ajustes en la forma de estimulación de los electrodos del implante. Generalmente el periodo de seguimiento luego de la colocación del dispositivo se realiza al mes, a los 3 meses, 6 meses y 12 meses. En los niños continuarán cada 6 meses y en los adultos se realizarán revisiones anuales.

En cada una de las sesiones se examinarán las áreas del implante, se verificará el funcionamiento del dispositivo, se analizarán los resultados auditivos, a través de pruebas objetivas y subjetivas, se estudiará la evolución del lenguaje y, dependiendo de los resultados obtenidos en estas pruebas, se modificarán los diferentes parámetros del mapa auditivo. Además estos controles permitirán detectar y diagnosticar fallos técnicos del equipo, facilitando así su pronta reparación.

Factores que influyen en los resultados

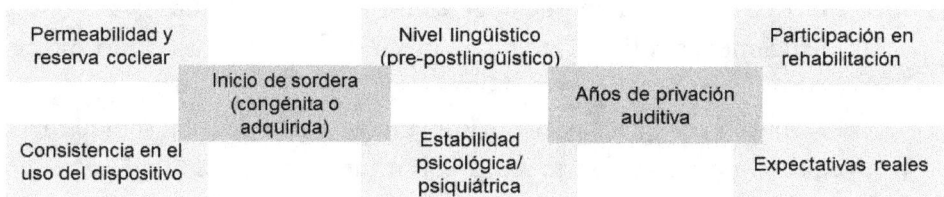

Figura 123: Factores que influyen en los resultados.

Además de estos predictores de resultados, es fundamental que exista una comunicación fluida entre el/la rehabilitador/a y la persona encargada de la programación de los ICs, para poder optimizar de manera efectiva los resultados del paciente. La función que deberá tener el/la rehabilitador/a en este caso, es suministrar al programador/a la información pertinente sobre lo que el paciente es capaz o no de escuchar. En cuanto al audiólogo/a que realice la programación tendrá la responsabilidad de informar, tanto a la familia como al rehabilitador/a sobre cada ajuste que se realice en las programaciones y tomar en cuenta las sugerencias que realice el resto del equipo.

Seguimiento del paciente Pediátrico

Es aconsejable que durante el período inicial de la programación en ésta población se realicen visitas con mayor frecuencia, ya que tendremos cortos periodos atencionales y necesitaremos de varias interrupciones para lograr un mapa de programación confiable. Por lo que puede tomarnos varios días durante la primera semana de encendido reunir la información apropiada. Es importante tener en cuenta que en la medida en que el niño adquiere experiencias auditivas, sus respuestas a las mediciones psicofísicas serán más precisas, facilitando así el proceso de elaboración de un mapa.

Pasados los primeros seis meses, generalmente pueden distanciarse las citas de control a períodos de tres meses, hasta completar el primer año. Posteriormente se deben realizar controles audiológicos tanto de programación como de evaluación del desempeño en habilidades auditivas, en intervalos semestrales.

Durante las revisiones de seguimiento, se debe evaluar el mapa de programación del niño y hacer los cambios según lo necesario. Se deben administrar los cuestionarios de seguimiento a los papás, y se debe dejar un tiempo aparte para asesoramiento.

Protocolo Postoperatorio Recomendado (según Protocolo Latinoamericano)

- Umbrales de detección de tonos modulados y de habla con IC (en campo libre)
- Pruebas de Percepción del Habla a 60 dB SPL:
- Formato cerrado: ESP - PIP-C - DAV-C.
- Formato abierto: Bisílabos de Tato-Oraciones en silencio-Lectura Labial - E.C.L.L.

Seguimiento del paciente Adulto

Adultos Post-locutivos: el procedimiento inicial de ajuste típicamente requiere de cuatro a seis horas de contacto clínico. Dos días con una sesión de dos a tres horas, permite al paciente ganar experiencia con el dispositivo en la casa (durante la noche) antes de programar el implante para uso de largo plazo. Posterior al ajuste inicial, los adultos pueden ser vistos según necesidad para reprogramación. Requieren de una mínima cantidad de entrenamiento auditivo formal.

Adultos Pre-perilocutivos: requerirán de un extenso entrenamiento auditivo para maximizar su potencial con el implante coclear. Los pacientes y los miembros de la familia deben estar conscientes de que las habilidades auditivas se desarrollarán en un largo período de tiempo y que el uso consistente del implante es crítico para el desarrollo de las habilidades auditivas.

Respecto al seguimiento se recomiendan revisiones de postoperatorio a los tres meses, seis meses, un año y posteriormente en intervalos anuales. Si el paciente lo requiere deberá tener más entrenamiento. Durante las citas de seguimiento, se obtienen las mediciones psicofísicas básicas asociadas con la programación y ajuste del procesador del habla y se valoran las habilidades de reconocimiento del habla.

<u>Protocolo Postoperatorio Recomendado</u> (según Protocolo Latinoamericano)
- Umbrales de detección de tonos modulados y habla en campo libre
- Pruebas de Percepción del Habla:

<u>Adultos Post-locutivos</u>	<u>Adultos Pre/perilocutivos</u>
<u>Formato cerrado</u>	<u>Formato cerrado</u>
Bisílabas en Elección Múltiple	ESP: subprueba de bisílabos y monosílabos
Vocales en elección múltiple	Bisílabas en elección múltiple
Consonante medial –elección múltiple	Matriz de vocales y consonantes
Matriz de vocales y consonantes	Prueba DAV-C
Prueba DAV-C	PIP-C
<u>Formato abierto</u>	<u>Formato abierto</u>
Oraciones en silencio	Bisílabos de Tato
Oraciones en ruido	Oraciones en silencio
Palabras Bisílabas	
Palabras Monosilábicas	
<u>Lectura labial</u>	<u>Lectura labial</u>
Prueba E.C.L.L.	Prueba E.C.L.L.

En referencia al dispositivo técnico, en cada visita del paciente para realizar programación, se deben cumplir los siguientes objetivos, según Huarte A. et al., 2014:

- Verificar las condiciones del conducto auditivo y membrana timpánica.
- Comprobar que físicamente los dispositivos se ajustan correctamente a la anatomía del paciente.
- Supervisar el correcto funcionamiento del dispositivo.
- Realizar mantenimiento y cambios de piezas que puedan estar obstruidas y/o dificultar la transmisión del sonido.
- Verificar las horas de uso.
- Objetivar si es necesario cambios en los adaptadores o moldes anatómicos.

Comentario Final

La tecnología y desarrollo de los ICs en estos últimos 30 años ha avanzado a pasos agigantados. Esto ha significado una evolución en los criterios e indicaciones permitiendo que muchas personas con hipoacusia severa/profunda puedan hoy en día acceder a la información acústica del habla a niveles de intensidad y distancia impensados años atrás. Los pacientes que han adquirido estos dispositivos refieren poder comunicarse con mayor facilidad y de forma efectiva en conversaciones cara a cara, en grupos pequeños de gente e incluso mediante el teléfono. Y aquellos que no logran llegar a ese nivel, debido a una implantación más tardía o condiciones anatómicas del oído a implantar (cócleas osificadas y malformaciones congénitas), igualmente consiguen beneficios sustanciales, difíciles o hasta imposibles de lograr con audífonos convencionales.

Estos avances también incluyen la incorporación de sistemas de conectividad inalámbricos (bluetooth, wireless 2.4 GHz), sistemas de micrófonos multidireccionales, accesorios resistentes al agua y adaptación a entornos complejos, permitiéndole al usuario adecuarse a diferentes situaciones, aumentando de esta manera la seguridad y libertad del paciente.

En un futuro no muy lejano, contaremos con dispositivos totalmente implantables, sin procesadores externos; pero la visión de los investigadores y profesionales dedicados al mundo del IC sigue evolucionando. En la actualidad se realizan experimentos con células madre y se trabaja en el diseño de nuevas guías de electrodos que además de proporcionar estímulos eléctricos puedan vehiculizar fármacos para "reparar" el oído interno. Por esto es de suma importancia cuidar cada paso en el proceso de cirugía, apuntar a intervenciones atraumáticas, actuando quirúrgicamente sobre las estructuras sin dañar su funcionamiento, para que de esta manera no se interfiera en la aplicación de futuros tratamientos de la hipoacusia.

Capítulo 22

Tratamiento fonoaudiológico
Tipos de intervenciones fonoaudiológicas: habilitación y rehabilitación

Berenice Curtó, Valeria Emanuel

El objetivo principal del tratamiento será el desarrollo de la percepción del habla, con el objetivo de incrementar las posibilidades de decodificación de los procesos de análisis y síntesis del lenguaje y la correspondiente aplicación en la producción del habla.

En palabras de Nevins y Chute, 1996, si esperamos que el niño aprenda a procesar la información del habla y el lenguaje, los estímulos que debe recibir son estímulos del habla y el lenguaje. Aun cuando los niños adquieren información acústica de manera espontánea, sólo la habilitación o rehabilitación específica va a permitir que se aproveche de manera óptima la información provista por el dispositivo implantado

Hilda Furmanski, 2003, considera que para desarrollar el plan de trabajo de cada niño con implante coclear, es preciso definir inicialmente el tipo de intervención que se va a implementar. De este modo, se deben establecer las habilidades auditivas a trabajar para la percepción del habla y el lenguaje, los estímulos que van a utilizarse, determinando el nivel de dificultad con que éstos se presentan para estructurar las actividades en orden de complejidad creciente. También considera la modalidad de comunicación y la escolaridad entre otros.

Para organizar el plan de trabajo de cada niño es sumamente necesario contar con la información sobre la evaluación diagnóstica realizada previa la cirugía y considerar las diferencias correspondientes a los niños con sordera prelingual y poslingual, dado que el punto de partida para cada uno de ellos será completamente diferente atendiendo a sus habilidades auditivas previas.

Se distinguen dentro de la intervención fonoaudiológica, dos tipos o modalidades: habilitación y rehabilitación auditiva.

La habilitación auditiva es adecuada para las personas con hipoacusia prelocutiva, (presente al nacer o antes de los dos años) que se implantan a edades mayores ya que se instaura una capacidad que no estaba desarrollada hasta ese momento.

El proceso de evolución estará condicionado por las habilidades comunicativas y auditivas previas. Aquí se debe aprender a incluir la audición como complemento al canal visual, lo que permite mejorar la capacidad para la decodificación de la lengua oral y producción de los sonidos del habla sumando información auditiva a la información visual con lectura labial. Esto les permitirá aprender a utilizar la información acústica de los sonidos del habla para mejorar la comunicación, las características de la voz y la inteligibilidad del habla. La habilitación auditiva funciona como un programa complementario.

Con respecto a la rehabilitación auditiva, el objetivo es la recuperación de una capacidad que ya estaba desarrollada y de poder adaptar la información acumulada en la corteza auditiva a las nuevas características del input proporcionado por el implante. Se produce en el caso de los niños y adultos con hipoacusia postlocutiva (después de la adquisición del lenguaje oral). El término de rehabilitación se reserva para los niños con sordera poslingual, dado que han perdido la audición después de adquirir el lenguaje y el implante vuelve a habilitar el canal auditivo.

Los niños con sordera perilingual, adquirida entre los 3 y los 5 años aproximadamente y los niños con hipoacusia progresiva, posiblemente requieran de una combinación entre la terapia orientada a la adquisición del lenguaje y la rehabilitación auditiva una vez implantados. Ciertas habilidades se restituyen a partir del implante coclear, pero se trata de niños en plena edad adquisición del lenguaje que no han consolidado aún muchas de sus habilidades para la comunicación.

Además de la Habilitación y la Rehabilitación, existe como modalidad de intervención la Terapia Auditiva Verbal, que tiene como objetivo la comunicación empleando la audición como vía principal de recepción de los estímulos del habla y el lenguaje y a los padres como principales modelos para el lenguaje. A través de este abordaje el niño aprende a utilizar la audición para comunicarse verbalmente y emplea el canal auditivo para la decodificación y para el monitoreo de sus producciones.

Hilda Furmanski, 2003, sostiene que son los bebés y niños en edades tempranas, antes de los tres años, los que están en condiciones de iniciar con un programa para la adquisición del lenguaje como la Terapia Auditiva Verbal; en cambio los niños que inician su tratamiento y su estimulación auditiva en edades escolares, sobre todo después de los 6 años se incluyen en un programa de habilitación o rehabilitación auditiva dependiendo del momento de la aparición de la sordera.

Si se espera que el desarrollo de las habilidades auditivas se aplique a la producción del habla, es preciso orientar el tratamiento a vincular la percepción con la producción desde el inicio.

Las habilidades auditivas de percepción del habla deben asociarse a la producción del habla, estableciendo un circuito de retroalimentación auditiva y un modelo que no separe ambas habilidades, ya que se corre el riesgo de obtener una buena discriminación auditiva que sin embargo no pueda trasladarse al nivel de expresión en la comunicación espontánea.

Recuperando las habilidades auditivas ya mencionadas en la primer parte del libro las misma cobran valor e importancia en esta etapa para su desarrollo y organización. La *detección* como la habilidad de captar la presencia o ausencia del sonido. La conciencia al sonido es el comienzo para el aprendizaje auditivo, de ella dependen los niveles más altos de procesamiento. La *discriminación* como la comparación dos estímulos y determinar si son iguales o diferentes. Para esta tarea es necesario que el niño maneje los conceptos de igual y diferente, o bien que se le presenten tareas donde haya sólo dos estímulos en juego. La *identificación-reconocimiento* como la posibilidad de utilizar ciertos rasgos acústicos para seleccionar un estímulo dentro de una serie de opciones no se trata de una mera comparación dado que hay por lo menos más de los estímulos presentes si bien identificación y reconocimiento son sinónimos algunos autores utilizan el término de identificación cuando las tareas se realizan en formato cerrado es decir cuando el niño tiene los estímulos presente o sabe con certeza cuáles van a ser las opciones que se le presenten auditivamente el término de reconocimiento lo reservan en cambio para cuando los estímulos se presentan en formato abierto ósea cuando el niño no tiene los estímulos presentes para seleccionar uno sabe cuáles son los estímulos que se van a presentar. Por último la *comprensión* que le permite al paciente procesar la información que recibe con su implante coclear para construir el significado de las palabras y para decodificar los mensajes.

Es importante considerar la comprensión auditiva como el mecanismo por el cual un niño puede utilizar la audición no sólo para la decodificación de los mensajes sino para el desarrollo semántico, gramatical, morfológico y fonológico del lenguaje.

Un niño que tiene la habilidad para comprender el lenguaje auditivamente puede adquirir información nueva a través de la audición sin necesidad de acceder a ella primero a través de otro canal sensorial.

La comprensión auditiva es obviamente el requisito para que un niño emplee el canal auditivo como principal para la adquisición del lenguaje y esto se puede lograr en los niños cuyo canal auditivo se habilita tempranamente, siempre y cuando no presenten ningún problema específico para el procesamiento de las señales auditivas o un trastorno para la comprensión del lenguaje concomitante con la sordera.

Los objetivos en cuanto a las habilidades auditivas deben plantearse según las necesidades de cada niño.

No necesariamente se comienza por la detección para finalizar en la comprensión dado que si bien la jerarquía indica que es necesario poder detectar un sonido para poder discriminar luego y poder identificarlo después los niveles de procesamiento superior influyen en el procesamiento de los niveles inferiores.

En la terapia auditiva verbal, la dirección del tratamiento está puesta en la adquisición del lenguaje y por lo tanto el objetivo principal desde el inicio de la comprensión auditiva del lenguaje. En el trabajo de habilitación con niños mayores, es preciso recorrer las diferentes etapas en el proceso de la percepción auditiva de manera más estructurada y aunque muchos de ellos logran después de mucho entrenamiento responder preguntas y comprender frases simples prescindiendo de la lectura labial, en la comunicación cotidiana empleando el canal visual y lo complementan con el auditivo.

¿Cuáles son los dos tipos de abordajes que se pueden implementar?

H, Furmansky, 2003 describe dos tipos de abordajes dentro de cada programa de tratamiento. Estos pueden ser básicamente analítico, con un trabajo que vaya de lo particular a lo general, o un abordaje sintético o sea de lo general a lo particular. En el trabajo analítico, el interés está puesto en segmentos específicos de los sonidos del habla ya sean fonemas aislados, fonemas en sílabas, fonemas en palabras. El objetivo estará enfocado sobre los rasgos acústicos más que en extraer información significativa de las señales sonoras.

En el abordaje sintético, los niños aprenden a extraer el significado de las expresiones aún sin reconocer todos los rasgos acústicos ni todas las palabras. Se utilizan como estímulos unidades lingüísticas mayores y más complejas, tales como frases, oraciones o el discurso conectado.

Si bien en el abordaje de los niños mayores con hipoacusia prelinguales se comienza con un trabajo eminentemente analítico en la medida en que su capacidad auditiva se desarrolle, esto podrá modificarse.

En los niños pequeños que se encuentran en un programa para la adquisición del lenguaje como la terapia auditiva verbal el tipo de abordaje que se emplea es fundamentalmente sintético sin embargo introducir tareas analíticas vas favorecer la construcción del sistema fonológico de los niños el hecho de dirigir la atención al reconocimiento de pistas acústicas específicas de los sonidos del habla de edades muy tempranas. Posiblemente una buena combinación de ambos tipos de abordaje según las necesidades sea lo más adecuado para todos los niños.

Input para la terapia

Así como en la instancia diagnóstica se utilizaron los sonidos y los silencios en esta instancia las unidades de estímulo a utilizar pueden ser de sonidos aislados y rasgos suprasegmentales, hasta el discurso conectado. La OMS en el año 2001 enuncia que la audición tiene más funciones que la detección de sonidos, por tanto es preciso contemplar las habilidades auditivas a pleno en esta etapa. Pero no todas las unidades estímulo pueden combinarse con todas las habilidades auditivas descriptas anteriormente, así es el caso de los estímulos lingüísticamente más complejos como las oraciones en discurso conectado se combinan únicamente con las habilidades de comprensión. Furmansky, H (2003) propone las siguientes unidades de estímulos o input verbales:

INPUT VERBAL	
Rasgos fonemas	Presentación de vocales y consonantes.
	Pueden emplearse sonidos del habla como estímulo aunque todavía no formen parte del sistema fonológico del niño.
Patrones suprasegmentales	Los rasgos de duración, intensidad y frecuencia fundamental y los contornos prosódicos se emplean sobre todo en las etapas iniciales del tratamiento. Estos rasgos le permiten al niño discriminar e identificar estímulos tales como sonidos fuertes y suaves, sonidos largos, cortos y entrecortados, tipos de frases oraciones por su contorno prosódico, diferentes tipos de voces, la acentuación, la entonación y el ritmo de los diferentes estímulos.
Palabras	Palabras que se diferencian ampliamente por la estructura fonética total manteniendo el mismo patrón suprasegmental como "pipa" "leche" "burro" , palabras con consonante similares pero que se diferencian por sus vocales como "casa" "queso" "tiza", palabras con idéntico contenido vocálico y distintas consonantes como "sapo" "gato" "pavo", hasta pares mínimos que se discriminan por un soló rasgo acústico como "casa", "taza". Dentro de cada nivel, los estímulos deben elegirse según el orden progresivo en dificultad que cada niño en particular requiera. Según el nivel de percepción del habla del paciente.
Frases oraciones	La complejidad de las oraciones que se presentan como estímulo depende del nivel de lenguaje del niño de su memoria, de la cantidad de elementos críticos a los que puede responder.
Discurso conectado	Alta complejidad estímulos del lenguaje. Implica elevado de reconocimiento de palabras en formato abierto.
	Los estímulos se adecuan considerando el desarrollo progresivo de la permeabilidad auditiva, desarrollo cognitivo y lingüístico.

¿Cuáles son los niveles de complejidad y para qué se utilizan?

Existen diferentes maneras de dificultar o facilitar las tareas que se le presentan al niño modificando la estructura de la actividad cambiando el formato de los estímulos o el grado de contraste acústico de los mismos, o bien alterando la presentación de los estímulos en cuanto a la familiaridad, la intensidad, la velocidad, la distancia a la fuente sonora, el ambiente, el contexto, la posición, y la introducción de alguna estrategia de facilitación.

A continuación se describen los niveles de complejidad, H, Furmanski, (2003):

Tipo de actividad

De acuerdo con la forma en la que se dispone una determinada actividad se puede tratar de una tarea estructurada o espontánea.

-Estructurada: se trata de tareas específicas con una consigna a cumplir y en las que la respuesta está predeterminada o condicionada por el adulto.

- Espontánea: en este caso la respuesta no es predecible por parte del adulto dado que una actividad espontánea permite que el niño responda libremente sin condicionamientos.

Formato del estímulo

Es la información que el niño tiene acerca de los estímulos que se le presentan

-Cerrado: el niño conoce los estímulos y los tiene presentes. Se trata de realizar una selección entre un número determinado de opciones.

-Limitado: si se trata de un contexto específico y determinado de antemano o de un formato abierto con clave. Por ejemplo: se le pide al niño que repite lo que escucha después de darle la consigna: "te voy a decir nombres de nena"; en este caso el niño conoce la categoría semántica y esto facilita el reconocimiento

-Abierto: Aquí el niño no sabe cuáles pueden ser los estímulos, no los tiene presentes y por lo tanto debe utilizar la información registrada en su memoria auditiva y sus conocimientos para poder responder. Un ejemplo de una tarea en formato abierto es una conversación con cambio de temas.

Contraste acústico

El grado de acceso a los diferentes rasgos acústicos de los sonidos va a depender de la programación del dispositivo que el niño utilice, de la activación completa de todos los electrodos del implante, del rango frecuencial para el habla disponible y de la reserva neural, pero sobre todo del tipo de pista acústica que aprenda a extraer de las señales sonoras que recibe. Los estímulos pueden ser acústicamente diferentes o similares.

-Diferente: los estímulos a emplearse tienen grandes variaciones suprasegmentales y/o segmentales "vestido" "manzana" "burbuja".

-Similar: los estímulos a emplearse se diferencian sólo por algún rasgo acústico. "Pala" "bala".

Familiaridad

Se refiere al nivel de lenguaje y vocabulario utilizado, si se trata de palabras y expresiones conocidas o no por parte del niño. El vocabulario familiar o más frecuentemente en la lengua facilita el reconocimiento de palabras.

Intensidad

Los estímulos se pueden presentar con intensidad de voz conversacional, voz baja, susurrada o a intensidad elevada. Habitualmente, se emplea la voz con intensidad baja o la voz cuchicheada para dificultar la percepción de los estímulos. No se utiliza en general la voz a alta intensidad, dado que al gritar se deforma el patrón acústico de los estímulos ya que sólo se puede elevar la intensidad de los fonemas sonoros pero no de los sordos.

Distancia

La audibilidad de los sonidos del habla puede alterarse presentándolos a diferentes distancias. Es importante considerar que el objetivo de introducir un elemento para facilitar o dificultar una determinada tarea tiene que tener como objetivo final que la misma se pueda trasladar a la vida cotidiana.

Velocidad

Los estímulos pueden ser presentados desde en forma identificada hasta acelerada para ayudar o complicar la percepción de los estímulos.

Fuente sonora

La presentación de los estímulos puede ser a viva voz o a través de otras fuentes sonoras tales como una grabación, el teléfono, la radio y la televisión, fuentes sonoras con mayor distorsión o peor calidad de sonido o bien con información acústica incompleta que dificultan las tareas.

Relación señal/ ruido

El ruido competitivo complica la audibilidad de los estímulos. Los ambientes donde el niño concurre a terapia tienen en ocasiones elementos que pueden utilizarse para empeorar la relación señal ruido tales como ventiladores o ventanas que dan a la calle, también se emplea la música como fondo o bien se le pide a alguien que lea en voz alta o conversar con alguien para complicar la tarea del niño.

Contexto

Los estímulos pueden presentarse en forma aislada o en diferentes contextos. Se debe considerar tanto el contexto acústico como lingüístico dependiendo de la habilidad auditiva y de la unidad de estímulo con la que se esté trabajando.

Posición

Los estímulos pueden ubicarse en diferentes posiciones cuando son presentados para unidades como los fonemas, por ejemplo: para las vocales la posición tónica favorece su reconocimiento en el nivel de palabra, la posición final de frase en general favorece la identificación y el reconocimiento.

Facilitación

En ocasiones es necesario recurrir a alguna de las estrategias que se emplean para el aprendizaje auditivo como el realce acústico o la repetición para favorecer la percepción de los estímulos en cada situación se debe evaluar la estrategia que se considere más apropiada.

¿Cuáles son las estrategias para posibilitar el desarrollo auditivo del implantado?:

Existen ciertas estrategias para ser utilizadas con el fin de mejorar las condiciones de recepción de la información sonora del habla y el lenguaje.

Las estrategias para el aprendizaje auditivo empleadas con niños con implante coclear incluye técnicas para maximizar el uso de la información auditiva y mecanismos de reparación, compensación, facilitación y ayuda para mantener la conversación, minimizando el efecto de las interrupciones en el diálogo y promoviendo niveles superiores de comunicación.

Si bien los niños con implante coclear tienen acceso a la información auditiva del habla, es necesario que se considere las limitaciones impuestas tanto por el hecho de recibir el sonido a través de un dispositivo artificial, como por el desfasaje entre la edad cronológica y la edad de comienzo del procesamiento de la información auditiva.

Lo que se describe a continuación es una adaptación de las estrategias desarrolladas por Erber y Greer en 1973, Estabrooks y Schwatz en 1995, Tye-Murray en 1992 y 1994 y Tye-Murray y Kelsay en 1993.

Realce Acústico

Se trata de resaltar o introducir alguna modificación en la señal acústica enfatizando algún aspecto suprasegmental o segmental. Se puede introducir una variación en la velocidad de la emisión, un incremento en la intensidad o bien hablar con voz susurrada, reducir la distancia con relación al niño, reducir el ruido ambiental, poner énfasis en palabras claves, marcar pausas antes o después de palabras clave, invertir o modificar el orden de dichas palabras en la frase o bien emplear una palabra más audible para el niño sin modificar el significado del mensaje.

Limitación del formato:

Se ofrecen alternativas de respuesta, limitando las opciones a un formato más cerrado cuando el niño presenta dificultad para responder.

Elaboración:

Son una serie de procedimientos que el adulto utiliza para proveer mayor información ya sea ofreciendo datos redundantes, relatando eventos, asociando ideas, aportando información adicional, dando definiciones y/o ubicando al niño en un contexto determinado.

Palabra Clave:

Se repite una palabra clave en la frase que favorece la comprensión del mensaje o para establecer el tema de conversación. Esta estrategia es útil y efectiva cuando el adulto cambia al tópico porque la palabra clave ayuda a que el niño dirija su atención hacia el nuevo tema.

Refuerzo

Cuando el niño muestra que ha comprendido parte de la frase o pide confirmación del mensaje completo, el adulto alienta al niño aunque el niño no haya comprendido correctamente o no haya accedido a la totalidad de la información, valorando el hecho de que no depende la repetición del estímulo o mensaje.

Sandwich Auditivo

Si se percibe que el niño necesita del canal visual para complementar lo que percibe auditivamente, se le puede ofrecer la información suplementaria a través de la lectura labial. Una vez que el niño percibe el estímulo completo o comprende la totalidad del mensaje, es importante que lo reciba nuevamente por el canal auditivo.

Repetición

La repetición puede ser total o parcial. En algunas oportunidades, la repetición es de ayuda porque a los niños les resulta difícil escuchar la primera vez si no están atendiendo directamente al interlocutor o no se dan cuenta de que alguien se está dirigiendo hacia ellos hasta que el mensaje está casi terminado.

Cuando se inicia una conversación o un nuevo tema es útil llamar su atención primero y luego comenzar a hablarle porque de lo contrario es probable que haya que recurrir a la repetición en el mismo inicio de intercambio comunicativo.

¿Qué escuchaste?:

Consiste en preguntarle al niño qué escuchó cuando demanda la repetición del estímulo para poder imaginar cuál fue la dificultad, deducir cómo está procesando la información auditiva y elegir la estrategia más adecuada según cada caso.

Silencio:

Le permite al niño procesar la información recibida, aunque con cierta demora, sin necesidad de que el adulto rápidamente controle la situación y le da la posibilidad de responder aunque sea en forma inadecuada, pero manteniendo su turno y su lugar de interlocutor activo. La presencia de silencio le ofrece también al niño la posibilidad de encontrar por sí solo una estrategia que le permita solicitar información para completar el mensaje percibido o entendido parcialmente.

Cierre Auditivo

Se emplea para el que niño aprenda a llenar las partes faltantes con el objetivo de percibir una emisión completa con significado. La capacidad del niño para utilizar el contexto tiene un papel muy importante.

Modelado y Expansión

Se debe proveer nueva información en todos los aspectos el lenguaje, fomentando la comprensión y expresión de estructuras lingüísticas cada vez más complejas. En el modelado y la expansión los adultos toman las producciones de los niños y las convierten en emisiones mejoradas en cuanto a la longitud media de frase o superiores desde el punto de vista semántico o bien ofrecen otras alternativas o nueva información para enriquecer el lenguaje del niño.

Simplificación

Desde el aspecto gramatical, consiste en el empleo de estructuras lingüísticas más simples y/o más cortas, estas resultan más fáciles para decodificar que las oraciones complejas y de mayor extensión. Es una estrategia adecuada para clarificar un mensaje, pero no hay que limitar las expresiones a oraciones simples y palabras familiares durante las conversaciones dado que los niño que utilizan la audición asistida con el implante coclear como vía principal para la obtención de información, aprenden nuevas palabras y frases más complejas solamente si están expuestos a ellas.

Habilitación y Rehabilitación auditiva en niños:

Niños con sordera post-lingual:

La sordera post-lingual es la que se instala después de haberse adquirido lenguaje. En general la mayoría de los niños de 5 años no pierden en forma automática sus habilidades comunicativas después de perder su capacidad auditiva, ya que cuentan con el desarrollo básico del lenguaje en todos sus aspectos (pragmático, semántico, morfosintáctico y fonológico) y también con procesos de memoria ya consolidados. Por lo tanto, aún desapareciendo el feedback auditivo, el niño no pierde sus habilidades básicas para la comunicación.

De todos modos, es preciso considerar que si bien el niño continúa comunicándose verbalmente, necesita establecer otro canal para la recepción de información al perder el input auditivo. Es esperable que comience a utilizar la lectura labial o la escritura, en el caso que ya la conozca, para poder decodificar los mensajes y obtener la información nueva.

Teniendo en cuenta la plasticidad cerebral de los niños, el tiempo de tratamiento es breve, cuando no presenta ninguna complicación. Dado que adquirieron el lenguaje utilizando la audición tienen en su memoria auditiva toda la información acerca de los sonidos del habla. Por lo tanto el tratamiento consistirá en un trabajo de acomodación entre los patrones auditivos que recibe a través del dispositivo implantado y los que tiene registrado en su memoria como sonidos del habla.

En caso contrario, si el niño se acostumbra durante varios años a utilizar la lectura labiofacial para la comprensión de los mensajes, volver a usar la audición efectivamente le tomará más tiempo.

Niños con sordera Prelingual:

La sordera prelingual es aquella que aparece antes de haberse desarrollado el lenguaje, son las hipoacusias congénitas o adquiridas durante los dos primeros años de vida.

En este caso se trata de niños que pierden gradualmente sus habilidades comunicativas sino se restablece con rapidez el circuito de retroalimentación acústica.

Un niño de tan corta edad no puede cambiar en forma automática de canal sensorial para la decodificación, depende en gran medida de la realimentación cotidiana para mantener sus propias producciones.

Mientras mejores sean las habilidades para la percepción del habla al implante, los resultados con implante serán superiores dado que el niño ya ha desarrollado alguna capacidad auditiva con el equipamiento convencional, por lo tanto su sistema nervioso central atiende a estímulos acústicos y los utiliza para la comunicación en mayor o menor medida.

Cuando, en cambio, el niño no ha podido desarrollar una capacidad mínima para la percepción del habla previa al implante y el único canal para la decodificación que emplea es el visual, el sonido en un primer momento puede resultar hasta incómodo, dado que el mismo no ha sido significativo previamente. El proceso de habilitación auditiva en estos niños, es más laborioso dado que tienen que aprender a incluir la audición como un canal que puede aportar información de utilidad y deben integrar la información visual que utilizaban previamente.

La mayoría de los niños mayores al momento del implante con sordera prelingual, requieren de un entrenamiento sistematizado dado que la mayoría de ellos tienen engramas visuales y propioceptivos para los sonidos del habla. Ellos necesitan incorporar el sonido como un elemento más que le permita mejorar la decodificación que realizan a través de la lectura labial. Gracias al circuito de retroalimentación auditiva pueden lograr modificaciones en las características de su voz.

El tratamiento con estos niños, será especialmente sistematizado de tipo analítico, para que se pueda aprovechar la información que el implante brinda y en la medida de lo posible, utilizar unidades lingüísticas más complejas. La frecuencia de las sesiones será mayor que en niños pequeños. Estos niños, deben progresar de habilidades auditivas más simples a más complejas y todos tienen que aprender a utilizar la información que reciben de la manera más productiva posible.

Terapia Auditivo Verbal

Los niños implantados a edades tempranas cuentan con las plasticidad cerebral necesaria para utilizar de la manera más eficiente la información que reciben con el implante en función de la comunicación. A través de la imitación, conducta esperable en estos niños, se establece un circuito de retroalimentación auditiva de manera muy natural.

Proveer a quienes están la mayor parte del día con el niño de estrategias que les permitan promover el desarrollo del lenguaje, es crítico para los niños con implante coclear.

Al igual que los niños que escuchan normalmente, es esperable que un niño pequeño con implante pase por un período similar a éste hasta que pueda comenzar a emitir sus primeras palabras.

Durante los primeros meses de utilización del dispositivo implantado, la atención debe estar centrada en lograr una buena respuesta auditiva en presencia a las señales sonoros, así poder garantizar de que el niño está detectando todos los sonidos del habla y que comienza a comprender algunos aspectos suprasegmentales del lenguaje, tal como lo hace un bebe pequeño con audición normal.

Si esperamos que el niño cumpla con las diferentes etapas en la adquisición del lenguaje, es necesario que el profesional a cargo de la terapia conozca en detalle los diferentes aspectos del desarrollo del lenguaje en los niños con audición normal, su relación con el desarrollo del comportamiento profundo acerca de la acústica del habla y la percepción auditiva para poder ayudar al niño promoviendo niveles de lenguaje y de procesamiento auditivo superiores en forma permanente.

Dentro de los abordajes para estos niños pequeños se encuentra, la terapia auditivo verbal (TAV), la cual consiste en una evaluación diagnóstica progresiva del desarrollo de la comunicación del niño guiada por el terapeuta. A su vez, es una estrategia de intervención temprana, centrada en la familia que fomenta el uso de la audición para el aprendizaje del lenguaje verbal. A través de este modelo, el niño hipoacúsico o implantado aprender a desarrollar su audición, escuchar su voz, las voces de otros, los sonidos del ambiente, pero especialmente aprende a decodificar los sonidos del habla, a procesar el lenguaje hablado, a merced de las habilidades auditivas con las que cuenta. Este tipo de abordaje estimula el desarrollo natural de la comunicación utilizando la audición como canal principal para la adquisición del lenguaje.

Ling, 1978 y Pollack, 1985, refieren que el fundamento principal en este tipo de abordaje es la primacía del canal auditivo para la decodificación del lenguaje. El lenguaje hablado se transmite acústicamente y aunque haya correlatos articulatorios que puedan describirse para los sonidos del habla, la audición es el sentido más eficaz para la recepción.

Los niños que se encuentran en un programa de terapia auditiva verbal se benefician con la obtención de excelentes resultados en cuanto al desarrollo del lenguaje, altísimos niveles de inteligibilidad en el habla, cualidades de la voz muy naturales y una verdadera inserción escolar y social, lo cual modifica en forma muy significativa su calidad de vida y la de su familia.

La terapia con los niños se basa en la interacción a través del juego: las actividades lúdicas que se plantean tienen un objetivo claro a cumplir, aun cuando no se trate de tareas estructuradas. Cuando los niños ya pueden entablar una conversación, es habitual utilizar el intercambio comunicativo espontáneo para el aprendizaje de estrategias conversacionales que le permiten al niño participar de mejor manera con cualquiera clase de interlocutor.

Los principios tradicionales de la Práctica auditiva-verbal establecidos por AVI son:

1. Detectar la deficiencia auditiva lo más tempranamente posible a través de programas de screening, idealmente neonatal, y a lo largo de toda la infancia.
2. Ejercer la gestión médica y audiológica de forma enérgica e inmediata, incluyendo la selección, modificación y mantenimiento de los audífonos, implantes cocleares u otros dispositivos de ayuda auditiva apropiados.
3. Guiar, aconsejar y apoyar a los padres y cuidadores como los modelos primarios del lenguaje hablado a través de la audición y ayudarlos a comprender el impacto de la hipoacusia y la sordera (deficiencia auditiva) en la familia entera.
4. Ayudar a los niños a integrar la audición en el desarrollo de sus habilidades de comunicación y sociales.
5. Apoyar el desarrollo Auditivo-Verbal de los niños a través de la enseñanza individual.
6. Ayudar a los niños a "monitorear" su propia voz y las voces de los demás en función de aumentar la inteligibilidad de su lenguaje hablado.
7. Usar patrones del desarrollo de la audición, lenguaje, habla y cognición para estimular la comunicación natural.
8. Considerar y evaluar continuamente el desarrollo de los niños en las áreas mencionadas en el punto anterior y, a través de la intervención diagnóstica, modificar el programa cuando sea necesario.
9. Proporcionar servicios de apoyo para facilitar la inclusión educativa y social de los niños en clases de educación ordinaria

Estabrooks et al, describen que para que un niño con implante coclear pueda incluirse en un programa de terapia auditiva verbal es necesario:

- Seguimiento necesario de las programaciones del dispositivo implantado.
- Ausencia de patología concomitante, que impida o limite las posibilidades de procesamiento de las señales sonoras o de decodificación del lenguaje hablado.
- Existencia de un ambiente favorable para el aprendizaje auditivo que incluye terapia individual con un profesional especializado y experimentado.
- Optimizar las condiciones acústicas de recepción del lenguaje, para lo cual además del implante coclear se deben poner en práctica técnicas específicas para mejorar la cantidad y la calidad de la información que el niño recibe.
- Lograr modificaciones para favorecer la interacción para la comunicación del niño con su familia.
- Participación activa de los padres, que permita ayudar a sus hijos a comunicarse sin necesidad de crear ambientes artificiales, sino aprovechando las actividades que comparten en forma cotidiana.
- Aprendizaje de la audición para la comprensión del lenguaje y la obtención de nueva información.

Las habilidades que se mencionan a continuación están basadas en las etapas que describe Elizabeth Cole (1992), las mismas son válidas para niños que tienen poca o nula experiencia auditiva previamente al implante. Ellas son: inicios en la comunicación, conciencia al sonido, respuesta condicionada al sonido, toma de turnos, sonidos iniciales, comprensión de aspectos suprasegmentales, primeras emisiones, comprensión de las primeras palabras, aparición de las primeras palabras, avance en la comprensión, primeras frases, relaciones entre las palabras en la frase, procesos fonológicos, conversación. Como optimización de estos logros se complejizan las estructuras lingüísticas y se crean estrategias comunicacionales ligadas a la oralización.

Otros niños han tenido algún desarrollo auditivo antes de ser implantados y pasan por estas etapas de manera más rápida.

Comentario final

Desnaturalizar la audición y conocer en las instancias diagnósticas y habilitarla o rehabilitar en las instancias y terapéuticas implica avanzar más allá del oído y de cada estudio realizado. Involucra a una persona que transita la audición y su déficit desde un lugar particular y por tanto la respuesta profesional debe adecuarse a ello en forma personalizada y altamente calificada.

Capítulo 23

Intervención en logogenia desde una perspectiva fonoaudiológica

Mariana E. Lucca

Desde el inicio de los tiempos, en todas las épocas, la comunicación humana ha contado con individuos que, desde diferentes miradas se han preocupado por su desarrollo en cuanto a la comunicación tanto oral, como escrita.

En este capítulo abordaremos algunos conceptos referidos a la Logogenia. Que, como lo define la creadora del método, Bruna Radelli (2001), tiene como objetivo estimular la adquisición del español o de cualquier otra lengua histórico-vocal, en niños y adolescentes sordos, llevándolos a adquirir la capacidad de comprender lo que leen y escribir correctamente su idioma.

Los cambios de paradigmas y las diferentes líneas teóricas, en el campo de la psicología, la lingüística, la logopedia, han tenido una impronta de relevancia en la manera de ver, pensar y repensar el quehacer fonoaudiológico. El paradigma biomédico ha sido, el de mayor influencia en nuestra disciplina. Pero, en las últimas décadas los enfoques ecológico, holístico y sistémico han tomado relevancia y establecido su impronta.

En la disciplina fonoaudiológica, paradigmas tales como el conductista, el humanista, el cognitivo, el psicogenético y el sociocultural, han permitido ir desarrollando el campo de conocimiento desde la Psicología Educativa.

En el proceso comunicativo existe una estrecha relación entre el lenguaje y la cognición, pues estos procesos son fundamentales en la construcción del pensamiento y la forma de interpretar y construir el mundo. Según Cuervo (1998), se entiende por cognición a la capacidad de procesar e interpretar la información que recibe un individuo.

Howard Gardner, quien escribió sobre la historia de la revolución cognitiva, hace referencia a la ciencia cognitiva como una conformación de seis ciencias o disciplinas científicas: la filosofía, la psicología, la lingüística, la inteligencia artificial, la antropología y la neurociencia. Y, cuando hablamos de desarrollo cognitivo y adquisición del lenguaje, hacemos mención a una relación de mutuo efecto y de interdependencia, ya que como mencionan algunos autores, el problema radicaría en considerar en qué medida esa adquisición, o cual, de sus aspectos, es tributario del desarrollo cognitivo.

Pinker señala que "la mente utiliza representaciones simbólicas internas, una especie de idioma Mentalés", indicando que "la mente piensa en Mentalés y no en inglés, español u otra lengua natural". Este autor define a la representación "como un objeto físico cuyas partes y organización corresponden punto por punto con un determinado conjunto de ideas o hechos". De este modo toda representación posee un significado y, si cambia la estructura espacial cambia la idea-significado.

Según Chomsky, los niños nacen con una capacidad innata para el habla. Con la teoría de la Gramática Universal, Chomsky propuso un paradigma en el desarrollo del lenguaje. Los niños son capaces de aprender y asimilar estructuras lingüísticas, dado que en todos los idiomas que usamos los seres humanos tienen características estructurales comunes. Desde este paradigma, la adquisición del lenguaje durante la infancia puede ocurrir gracias a la capacidad que tenemos los seres humanos de reconocer y asimilar la estructura básica del lenguaje, estructura que constituye la raíz esencial de cualquier idioma. Como hemos observado, anteriormente, sólo se citan algunas definiciones que conforman el corpus del quehacer fonoaudiológico y estas diferentes miradas han realizado los aportes correspondientes para el crecimiento de la teoría disciplinar.

Hoy llega a nosotros la perspectiva de una nueva mirada, la Logogenia, para lo cual debemos tener claros conceptos mencionados a lo largo de lo expuesto, a modo de síntesis y repaso, en lo que se refiere al origen del lenguaje, lo innato, lo adquirido y la construcción de la sintaxis y la semántica de la lengua; entendiendo como tal la presencia de reglas gramaticales y lingüísticas que son utilizadas en la formulación y combinación de enunciados, en estrecha relación con lo semántico, tal como lo manifiesta Oleron (1999): "... *en el uso de la lengua sintaxis y semántica están estrechamente ligados, son considerados "aspectos", antes que "componentes".*

"Los elementos sintácticos de la lengua aportan información útil e indispensable para la comprensión de los enunciados, sin lo cual el texto se volvería ininteligible, ambiguo o sólo descifrable tras un desacostumbrado y costoso esfuerzo interpretativo".

"La separación entre lo sintáctico y lo semántico, dice el autor, se basa en el hecho de las informaciones proporcionadas por la sintaxis, refiriéndose a categorías generales, comunes a datos diferentes como el tiempo, el espacio, la intensidad, la cantidad, a relaciones que conciernen a estos rasgos o a otros de tipo lógico, causal o psicológico". (Oleron, 1999)

En algunos textos se hace mención al orden de las palabras, como en la obra de López Izquierdo y Castillo Lluch (2015), donde dicho orden, deriva de la sintaxis y de las modulaciones que realiza el hablante (énfasis, efectos estilísticos, etc.), que no se realizarán hasta tanto el hablante no domine los recursos de la lengua.

Alberto Anula Rebollo (2002), en su obra menciona que: *"... los llamados modelos interactivos admiten en la organización del sistema de formulación de oraciones y distinguen niveles jerárquicos en procesamientos como los establecidos en los modelos autónomos. (Fig.124). Este modelo sugiere que los diferentes componentes del procesamiento oracional se influyen mutuamente. Por lo cual el flujo de procesamiento en los modelos interactivos es bidireccional, de arriba-abajo y de abajo-arriba, tal como se observa en la imagen".*

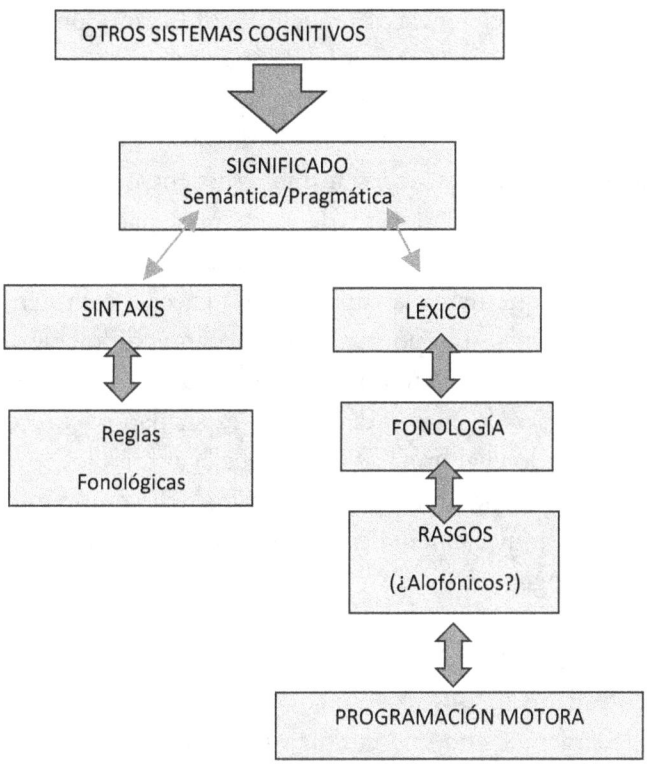

Figura 124. Modelo interactivo de la producción de oraciones.
(Adaptado de Stemberger, 1985.)

En el desarrollo del lenguaje de los sordos, entiéndase lengua de señas como lenguaje natural y oralidad en segunda instancia, los procesos de input y output no suceden de la misma manera que en el oyente, hay presencia de lagunas lexicales y sintácticas, principalmente en la comprensión y producción de textos, hecho al que se accede desde un aspecto cultural. Es por ello por lo que en el planteo de estrategias terapéuticas para niños con necesidades educativas especiales surge la posibilidad de intervenir desde la logogenia, como método alternativo y a la vez complementario para el desarrollo de la lecto escritura, en suma, al proceso de enseñanza-aprendizaje en el cual los fonoaudiólogos participamos en el equipo interdisciplinario junto a padres y maestros.

Resulta de suma relevancia establecer para la educación de los sordos si la sordera fue adquirida en la etapa pre-lingual o post-lingual, dado que los sordos prelocutivos en relación a la escritura no presentarían mayores dificultades, en cambio los post-locutivos no adquieren en su totalidad las competencias lingüísticas de la lengua. El desarrollo de la facultad del lenguaje se activa por la exposición del sujeto con sus recursos innatos a la exposición del input apropiado, en un medio determinado, durante el periodo crítico. Para el estudio de la logogenia se toma como referencia el modelo Chomskiano, porque es considerado como un valioso aporte para pensar la génesis sintáctica.

Bruna Radelli (2001), autora que desarrolló el método de la Logogenia, sobre las bases de la gramática generativa y lo experimentó, aplicó y difundió, primero en México y luego en Italia, sostiene que pese a los conocimientos que los sordos pudieran adquirir de terapeutas, padres y docentes, "casi nunca" es suficiente para que logren adquirir la competencia de esa lengua. Dado que, quienquiera que tenga la capacidad de hacerse comprender de algún modo en una lengua dada, sólo porque de ella ha aprendido el léxico y una serie limitada de frases y oraciones, tendrá competencia comunicativa pero no competencia lingüística, para lo cual se debe tener capacidad para reconocer significados sintácticos. Por lo cual muchas veces, dice la autora, los sordos rechazan la lectura, porque no entienden lo que leen, no pueden comprender libros de textos y sus escritos son muy elementales y a veces hasta incomprensibles.

La Logogenia es un método que propone el desarrollo lingüístico en los niños sordos prelingüísticos desde un marco teórico y epistemológico que considera a la naturaleza del lenguaje desde una perspectiva generativa. Su aplicación produce datos lingüísticos únicos y sistematizables; no sólo permite analizarlos detalladamente, sino que también posibilita un diagnóstico preciso de la situación lingüística de los niños sordos.

La logogenia es, en su esencia, lingüística aplicada a un problema específico y, por lo tanto, cuenta también con algunas líneas esenciales para su aplicación, como al decir de la autora, el método de trabajo se aprende por medio de talleres, que son complemento indispensable de los cursos teóricos y se realizan bajo la supervisión de un logogenista atendiendo individualmente a niños sordos.

La sordera altera el procesamiento natural del lenguaje porque se bloquea el canal natural para el desarrollo lingüístico: la audición. El organismo modifica los canales naturales, los adapta a sus necesidades y los transforma para el intercambio comunicativo con los demás. Surge de esta manera la lengua de señas, la lectura labial o la audición mediada por la tecnología para procesar los sonidos. Todas estas adaptaciones, en una gran variedad de posibilidades individuales de combinación, alteran los mecanismos biológicamente diseñados para el procesamiento natural. El resultado se manifiesta en las peculiaridades que presenta cada sordo en su procesamiento lingüístico, imposible de generalizar a un modo único porque cada cerebro compensa el déficit auditivo con los recursos que posee; en organismos distintos, construidos por experiencias humanas diferentes.

Consideremos los ejemplos siguientes, planteados por la autora, en uno de sus trabajos:
1 a) El cuaderno esconde el libro.
1 b) El libro esconde el cuaderno.
2 a) Quiero una pluma y un lápiz rojo (la pluma puede ser de cualquier color).
2 b) Quiero una pluma y un lápiz rojos (la pluma debe ser roja).
3 a) Hablando de una bicicleta): Compra la nueva.
3 b) Cómprala nueva.
4 a) Llego con el propietario y el director de la fábrica (Llego con dos personas).
4 b) Llego con el propietario y director de la fábrica (Llego con una persona).
5 a) # Ana está fotografiando a María toda despeinada.
5 b) • Ana está fotografiando a María todas despeinadas.

Para comprender la diferencia de significado entre las oraciones a) y b) de los ejemplos 1, 2, 3 y 4 no es suficiente conocer el significado de las palabras que las componen, sino que es necesario ver también la información sintáctica que contienen. Ésta es la información no lexical que es transmitida por medio de la estructura de la oración misma. Que las oraciones de una lengua tengan una estructura, y que esta estructura transmita información, se demuestra claramente con la oración 5 a). Se trata de una oración ambigua (como lo indica el símbolo"#") ya que toda despeinada puede referirse tanto a María como a Ana. Lo que sucede en este caso es que una misma secuencia de palabras les corresponde a dos oraciones diferentes: una en que se interpreta que es Ana quien está despeinada, debido a que toda despeinada se relaciona con Ana; otra en que se interpreta que es María quien está despeinada, debido a que toda despeinada se relaciona con María. Nótese que la sintaxis no permite usar esta misma estructura para decir que ambas están despeina das, como se ve por la agramaticalidad de 5 b).

Para darle un significado a todas las oraciones de la lengua es necesario percibir su estructura. Es ésta la que transmite información sintáctica a través de pequeñas "señales", como por ejemplo el orden de las palabras en 1, la forma de las palabras en 2, la entonación (perfectamente reflejada en la ortografía) en 3 y el contraste entre la presencia o la ausencia de un elemento ("e/") en 4. Estas señales, y otras pocas, aportan información sintáctica y quien no la capta no tiene competencia lingüística, aunque pueda tener una buena competen coa comunicativa.

En el proceso de aprendizaje debemos poder percibir la diferencia entre adquirir y aprender una lengua.

El método de la logogenia tiene el objetivo de activar en los sordos los procesos de adquisición del español, para que sea lo más afín posible al proceso natural de adquisición de la lengua que se desarrolla en el niño durante los primeros años de vida.

Adquirir una lengua significa: estar expuesto a un input adecuado, dentro del periodo apropiado, lo que permite el desarrollo de la facultad que está presente desde el nacimiento en el cerebro y disponible para ser activada. Se alcanza así la competencia lingüística que típicamente tienen todos los hablantes nativos de una lengua dada.

Aprender una lengua, en el contexto de la atención a niños sordos, significa: aprender muchas cosas de esa lengua, pero sin lograr el desarrollo de la facultad del lenguaje. Poseer conocimientos explícitos y sistematizados sobre algunos aspectos de una lengua (aprender de memoria la conjugación de los verbos, por ejemplo), o haber aprendido un amplio léxico, o muchas frases y oraciones y algunos mecanismos para construirlas, no significa haber adquirido una lengua, porque este tipo de información no constituye el input apropiado para determinar el desarrollo de la facultad innata y, por lo tanto, no garantiza que se alcance aquella competencia lingüística específica que manifiesta cualquier persona que pueda producir y entender los ejemplos del texto.

Dados estos supuestos, en el caso de que se desee hacer que los sordos adquieran una lengua histórico vocal, debemos preguntarnos:

a) ¿Es posible activar el proceso de adquisición de la lengua después del periodo de desarrollo normal (05 años)?

b) ¿Cuál es el input lingüísticamente relevante para activar ese proceso?, y

c) ¿Cuál es la modalidad más apropiada para exponer a los sordos a dicho input?

El primero de estos problemas tiene una respuesta afirmativa basada en evidencias empíricas, puesto que hay sordos profundos prelingüísticos que han desarrollado competencia lingüística en una lengua histórico vocal, y sin haber tenido un contacto previo con otra lengua, por ejemplo, la lengua de señas. Desde el punto de vista teórico, debe ser considerada la hipótesis de que el periodo crítico para la activación de algunas facultades biológicas (como la vista o el lenguaje) es en realidad mucho más largo del periodo que se necesita en condiciones normales.

El segundo problema requiere determinar cuáles son los elementos de la lengua imprescindibles para que se active el proceso de adquisición. Corno hemos visto, la competencia lingüística tiene que ver con la capacidad de construir y percibir significados sin tácticos transmitidos por la estructura de la frase a través de pequeñas señales.

El tercero de los problemas arriba expuestos es que la logogenia busca ofrecer a los sordos un input lingüístico significativo, el cual debe ser presentado durante algunas horas en la semana, por lo que se sugiere encontrar un método que les haga inmediatamente accesibles y evidentes aquellas oposiciones sintácticas que son tanto o más necesarias para la interpretación de las oraciones que la información léxica.

En cuanto a la aplicación de la logogenia, su autora, plantea ciertos postulados:

Los pilares del hacer logogenia son:

Se usa sólo la escritura para el proceso.

b) No se recurre jamás a la lengua de señas.

c) El objetivo de la logogenia es siempre y sólo lograr que el niño adquiera información sintáctica.

d) El instrumento fundamental de trabajo es el par mínimo, o sea un par de oraciones que difieren entre sí por un solo detalle, como los pares ejemplificados en el texto.

e) Las órdenes no deben tener ninguna utilidad práctica.

f) Cuando el niño no entiende la orden, se la enseñamos a otra persona cualquiera, o a varias: los que la leen la ejecutan, sin ningún énfasis particular y sin comentarios.

g) En todo el periodo en que estemos trabajando en la comprensión de la lengua, las órdenes, por raras que sean, deben ser realizables.

h) Las órdenes deben ser impartidas de manera rápida, repetida y desordenada.

i) Es necesario mostrarle a los niños la oposición gramatical/agramatical.

j) No hay y no debe haber una secuencia preestablecida según grados de dificultad de las estructuras sintácticas que le vamos mostrando al niño.

k) Toda la primera etapa del trabajo debe estar orientada a la comprensión de órdenes y preguntas. La producción surgirá espontáneamente en un segundo tiempo.

l) La sesión de logogenia ideal debe ser de una hora diaria e individual, ajustada al recorrido personal de cada niño.

m) Por lo que se refiere a la edad de los niños, se puede hacer logogenia desde que pueden empezar a leer (mucho antes de que puedan empezar a escribir) hasta, seguramente, todo el periodo de la primaria y un poco más.

n) La pregunta que sigue es cómo hacemos para estar seguros de ofrecerle al niño todas las estructuras de la lengua. La respuesta es que no podemos estar seguros, porque no hay en ningún lado una lista completa de las estructuras de la lengua.

Y ahora una breve lista de lo que no se debe hacer:

a) No se deben usar palabras como "sujeto", "predicado", "artículo lo", "sustantivo", "verbo", "concordancia", "conjugación", etcétera.

b) No se debe tratar de enseñar la gramática, las reglas. De hecho, no se debe enseñar nada, porque la logogenia no es un método de enseñanza: es un método de inseminación artificial de la lengua.

En conclusión, los logogenistas queremos, refiere Bruna Radelli, que los niños sordos puedan hacer con la lengua lo que hacen los oyentes (menos ser oradores): los oyentes podemos entender y producir oraciones gramaticales desligadas de cualquier contexto y hasta si eventualmente contradicen nuestra experiencia del mundo, como muestra el ejemplo siguiente: "El planteamiento de que haya receptores, sensores, específicos para captar oposiciones sintácticas (y, más en general, lingüísticas), tal y como hay receptores específicos para los olores, los sabores, los colores o la temperatura, es un punto teórico importante que, sin embargo, desafortunadamente no puede ser confirmado por el lingüista: éste sólo puede señalarlo al neurocientífico y rogarle que, por favor, los busque", dice Radelli.

Así y a modo de conclusión se podría afirmar que… "las neurociencias de lenguaje son una herramienta actual de suma importancia para reinterpretar el procesamiento del lenguaje de las personas sordas; a la luz de esta nueva ciencia los modelos e hipótesis tradicionales pueden revisarse a los fines de comprender, de otra manera, los problemas que se presentan a los sordos cuando adquieren y desarrollan la lengua oral o escrita de su comunidad de pertenencia".

Capítulo 24

Sistema vestibular y bases de su rehabilitación

Lilian Frankel
Facultad de Ciencias Médicas, Universidad Nacional de Rosario

Bases anatómicas y fisiológicas del aparato vestibular

El sentido del equilibrio es uno de los más antiguos en la historia evolutiva del hombre. Aparece biológicamente antes que el oído, la vista, el olfato y el gusto.

El equilibrio de la cabeza y del cuerpo en las personas se mantiene debido a un flujo constante de impulsos nerviosos, denominado tono vestibular, que tienen su origen en la terminaciones sensitivas de los laberintos derecho e izquierdo -localizados en la porción petrosa del hueso temporal inserto en el sistema vestibular, en el oído interno y que simultáneamente se oponen y se balancean.

El aparato vestibular no constituye —en exclusividad— el órgano del equilibrio. Es sólo una de las estructuras integradas sincrónicamente al sistema del equilibrio-motor y al servicio de esa función y que con otras estructuras solidarias aportan información específica a centros reflejos, para la elaboración y la regulación del tono muscular adecuado frente a situaciones de cambios en la actitud y el movimiento -equilibrio estático y dinámico respectivamente-, generadas por el sujeto o en su entorno.

Marelli en su libro de Neuro-Otología señala que el sistema vestibular, como todos los sistemas sensoriales, se compone de:

- una porción periférica que comprende al órgano receptor, primera neurona cuyo cuerpo se sitúa en la periferia, precisamente en el ganglio de Scarpa.
- el núcleo del VIII par craneal, que se ubica en la entrada del SNC, donde se efectúa el primer relevo, estableciéndose a otros niveles:
  - conexiones reflejas con el tronco que generan respuestas vegetativas y oculares.
  - conexiones reflejas por medio de vías descendentes que llegan a la médula y que controlan el tono muscular: pulsión.

- conexiones conscientes que ascienden hasta el tálamo y llegan a la corteza generando la sensación de movimiento.

La recepción del movimiento es procesada por mecanismos propioceptivos y complementada con mecanismos visuales.

Los mecanismos propioceptivos se hallan comprendidos por:
- la propiocepción general -receptores articulares-.
- la propiocepción especial -receptores del laberinto-.

Ambos mecanismos captan la misma modalidad sensorial: las vibraciones mecánicas que envían su información a los núcleos vestibulares ubicados en el tronco cerebral.

La percepción del movimiento se ve además complementada por los mecanismos visuales que procesan información electromagnética; luego de ser procesada en las vías pertinentes confrontándose con la convergencia sensorial.

La coordinación de los sistemas: vestibular, visual y propioceptivo mantiene el centro de gravedad en la base de sustentación, lo cual evita que se produzca la caída

En la estructura anatómica del aparato vestibular se hallan el utrículo y el sáculo con sus máculas correspondientes y un molde óseo denominado laberinto óseo que, a su vez, está tapizado por una membrana: el laberinto membranoso, el cual modela a los conductos semicirculares —CsCs- con sus ámpulas respectivas.

Los conductos semicirculares que tienen forma de tubo, contienen un líquido denominado endolinfa, con alta concentración de potasio y bajo sodio, se encuentra al interior del laberinto membranoso; mientras que la perilinfa que contiene altas concentraciones de sodio y bajas concentraciones de potasio, se encuentra por fuera de éste. La endolinfa se encuentra provista de transductores biológicos de presión que se convierten en impulso nervioso generando la información pertinente de: traslación de los movimientos activos y pasivos que ocurren durante la marcha, movimientos cefálicos de flexión, extensión, rotación y transporte mecánico por la acción de la aceleración angular.

Estos conductos están dispuestos de tal manera que la ubicación de cada uno de ellos coincide con la de los tres planos del espacio, desembocando por sus extremos en una cavidad común, el sáculo. Esta disposición permite que las aceleraciones y desaceleraciones rotatorias provoquen, por la inercia de la endolinfa, una desviación de las cilias que poseen las células que se encuentran ubicadas en las crestas de las ámpulas. Las cilias se orientan de tal modo que la deflexión de la cresta hace variar su potencial de descarga: hiperpolarizado o despolarizado, modificándose así la descarga basal permanente que existe durante el reposo.

En el utrículo y en el sáculo también se hallan células ciliadas ubicadas en sus máculas: Lapillus y Sagita respectivamente. Estas células están orientadas en el plano horizontal para el utrículo y en el plano vertical para el sáculo. En la superficie y sobre estas cilias están ubicados los otolitos —partículas de calcio— que se desplazan con los cambios de posición de la cabeza en el espacio, por la fuerza de la gravedad o debido a las aceleraciones lineales.

Entonces, el conjunto de las ámpulas de los conductos y de las máculas del utrículo y del sáculo permiten el conocimiento de las distintas posiciones que adopta el cuerpo con respecto a la fuerza de gravedad y de las aceleraciones a las que se somete en relación a los desplazamientos e inclinaciones en el espacio. Al ocurrir un cambio de posición varía la descarga basal que, en forma simétrica, es enviada a los núcleos vestibulares durante el reposo los cuales, en esta actitud presentan actividad espontánea, continúa y simétrica. Un movimiento de cabeza estimula las terminaciones de un lado e induce un aumento del tono vestibular homolateral, y simultáneamente origina la consecuente disminución del lado contralateral. La diferencia entre estos dos niveles de actividad que son normalmente iguales y opuestos es interpretada a nivel cortical.

Por ende, cuando las estimulaciones o aferencias son simétricas -función estática- la organización vestibular no recibirá diferencias entre los potenciales de ambos lados, y el mecanismo reflejo no necesita elaborar ningún tipo de corrección oculomotora, ni del tono muscular del cuerpo.

Contrariamente, si se produce una aceleración o cambio de posición en relación a la gravedad -función cinética- las células ciliadas de las máculas o de las ámpulas descargarán sus potenciales creando asimetrías en el tono vestibular:

- Si se produce una aceleración lineal -hacia delante o atrás- o una inclinación –lateral- serán los otolitos del utrículo y el sáculo los que deflexionen sus cilias.
- Si se produce una aceleración rotatoria serán los transductores biológicos de la endolinfa los que deflexionarán las cúpulas de los Cs Cs.

Alteraciones del Sistema Vestibular

En ausencia de lesión, los sensores del sistema vestibular trabajan de manera silenciosa, sin evocar emociones ni sensaciones agradables o desagradables, por lo que se da por hecho su correcto funcionamiento. Cuando se presentan síntomas como el vértigo, dan cuenta de la alteración de este sistema.

El vértigo es el síntoma más característico de una alteración vestibular.

Alteraciones del sistema vestibular

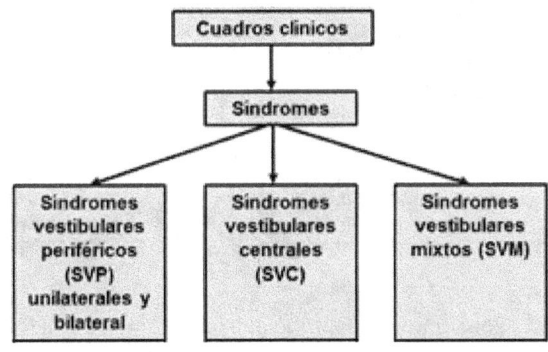

Figura 125: Alteraciones vestibulares.

Fisiopatología del sistema vestibular periférico
Localización de la lesión:

Una alteración del aparato vestibular periférico puede localizarse en los canales semicirculares, utrículo, sáculo, ambas ramas del nervio vestibular, nervio ampollar posterior, ganglio de Scarpa o en alguna porción de la rama vestibular del VIII par, cuyo recorrido se da por dentro del conducto auditivo interno junto con el nervio facial y la arteria auditiva interna; entrando al SNC a nivel del tronco cerebral en la zona del ángulo pontocerebeloso para dirigirse a los núcleos vestibulares.

Conceptualización y caracterización de la signo-sintomatología en un paciente con un síndrome vestibular periférico unilateral

Cuando se produce una lesión en uno de los receptores periféricos, el mismo actúa de manera distinta en más o en menos, provocándose una asimetría en el tono vestibular periférico. Esto significa que cuando el tono de los núcleos vestibulares homolaterales está comprometido -por la disminución: hiporreflexia- o ausencia: arreflexia- de las aferencias vestibulares de ese lado), sobreviene la mencionada asimetría entre el tono vestibular de los núcleos homolaterales y de los núcleos contralaterales del lado sano. El oído derecho o izquierdo funcionan en perfecta sincronía para que en el SNC -cerebro, cerebelo, tallo cerebral- exista integración, traduciéndose esta armonía en los músculos oculares del cuello y de las extremidades. El tono vestibular puede volver a ser simétrico mediante el despliegue de mecanismos compensatorios, los cuales serán descriptos más adelante.

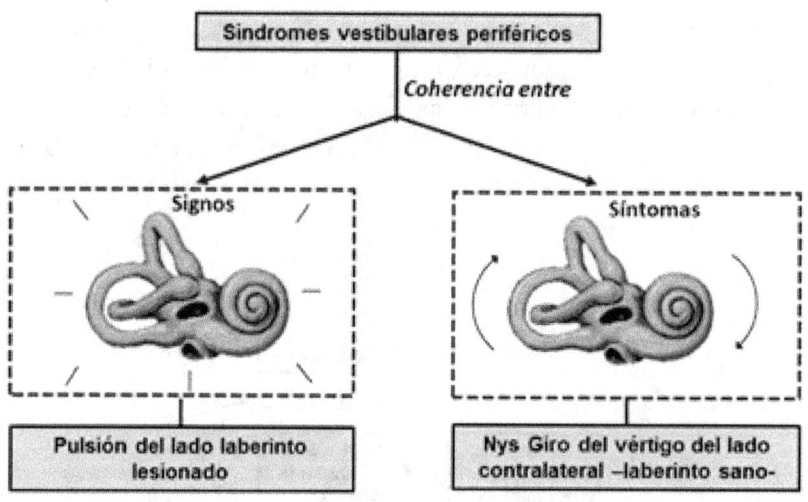

Figura 126: Signosintomatología del síndrome vestibular periférico

Factores etiológicos:

El déficit vestibular unilateral puede ser consecuencia de una enfermedad, traumatismo o una intervención quirúrgica: laberintitis, neuritis vestibular, enfermedad de Mèniére unilateral, compresión vascular, infecciones, alteraciones metabólicas, patologías congénitas, autoinmunes y hereditarias del laberinto, fractura de peñasco, intervenciones quirúrgicas como laberintectomía, neurectomía, exéresis de neurinoma del VIII par.

Manifestaciones clínicas en síndromes vestibulares periféricos o síndromes periféricos "armónicos":

Cuando se habla de "síndromes periféricos armónicos" se remite a una coherencia, una armonía entre los síntomas y signos debido a que se produce una pulsión hacia el mismo lado del laberinto lesionado, mientras que el nistagmus y el giro del vértigo se presentan hacia el lado contralateral. Si estos síntomas son intensos y persistentes se acompañan de náuseas y vómitos. Si bien los síntomas aparecen en forma conjunta, luego van disminuyendo o desaparecen en forma ordenada, dependiendo el tiempo en que esto suceda de la severidad de la lesión. Primero lo hacen las náuseas y vómitos, luego el vértigo y/o mareos, las cefaleas, posteriormente el nistagmus, la oscilopsia y, en última instancia, la inestabilidad. Sin embargo, estudios dirigidos demuestran que la recuperación de los reflejos vestibuloespinales es más temprana que la desaparición del nistagmus, el que suele evidenciarse ante la exploración con inhibición visual, aún meses después de acontecida la crisis del vértigo.

Este síndrome vestibular típico da lugar tanto a alteraciones estáticas, síndrome postural y oculomotor, como dinámicas, disminución de la ganancia de los principales reflejos que tienen un punto de partida vestibular. El paciente presenta un síndrome caracterizado por: sensación ilusoria de movimiento (síndrome perceptivo, conexiones vestíbulo-corticales); desviación conjugada de los ojos al lado de la lesión, que da lugar a la aparición del nistagmo (síndrome óculo-motor, conexiones vestíbulo- oculomotoras); desviaciones segmentarias al lado de la lesión -síndrome postural, conexiones vestíbulo-espinales-; y perturbaciones digestivas y vasculotensionales

-conexiones vestíbulo-vegetativas-.

La sintomatología clínica que refiere el paciente que ha sufrido una lesión vestibular periférica es variada: desequilibrio, mareos, vértigo, visión borrosa, inestabilidad, caídas ocasionales, alteraciones de la marcha..., todo ello en dependencia de la localización e intensidad de la lesión, y del grado de compensación alcanzado.

Conceptualización y caracterización de la signo-sintomatología en un paciente con un síndrome vestibular periférico unilateral

Como ya fuera mencionado anteriormente, un paciente con un SVP unilateral es pasible de presentar los siguientes signos y síntomas:

a) Vértigo vestibular y mareo

Se define al vértigo como la sensación de alucinación o ilusión visual del movimiento que puede ser de levitación, de pulsión, rotatoria, tambaleo o balanceo intenso que se exacerba con movimientos cefálicos y disminuye al tener la cabeza inmóvil, en posición horizontal. Al ser intenso se puede acompañar de náuseas y vómitos. Asimismo se lo considera como la ilusión del movimiento propio en el plano horizontal, vertical o lateral (conexiones vestibulocorticales) o del medio ambiente y también como la displacentera distorsión de la orientación en relación al espacio circundante. Aunque no necesariamente tiene que coincidir con trastornos del equilibrio.

La aparición del vértigo depende de la presencia brusca de una asimetría vestibular ya sea periférica o central y de un estado de excitación o activación del SNC, no pudiéndose inhibir la percepción conciente de este síntoma, al no modularse de inmediato la compensación vestibular. Por consiguiente, todo vértigo proviene de una "descompensación vestibular".

En cambio, el mismo no se percibe cuando se produce una inhibición, un "golpe de freno" del SNC, que permite en consecuencia que la compensación vestibular se establezca a nivel de los núcleos vestibulares centrales.

Como ya se mencionara otro síntoma posible de aparecer en un cuadro vestibular periférico es el *mareo*. Se caracteriza por sensación de malestar o desazón que se percibe en forma vaga. Es un síntoma neurovegetativo, de predominio vagotónico que produce en el paciente incapacidad para mantenerse de pie debido a trastornos de balance y/o equilibrio que suele acompañarse de náuseas, vómitos y angustia. En medicina interna el mareo, al no presentarse como síntoma concreto, constituye la tercera causa de consulta después del dolor torácico o la fatiga

b) Síndrome oculomotor

Se entiende por síndrome oculomotor a la desviación rítmica y conjugada de ambos ojos hacia el mismo lado de la lesión –unidireccional- que da lugar a la aparición de nistagmus (conexiones vestíbulo-oculomotoras). El movimiento ocular está compuesto por dos fases: una rápida y otra lenta. La fase *lenta*, que depende directamente del estado de los potenciales en los núcleos vestibulares y del aparato periférico, surge debido a una asimetría en el tono vestibular, siendo su manifestación sintomática la pulsión del cuerpo.

La fase *rápida* surge en forma automática para corregir la desviación de la fase lenta cuando los ojos superan un determinado ángulo de aquella, y registra diferencias con respecto a la anterior en cuanto a que:
- la velocidad no está en relación directa con la intensidad del estímulo, sino que se vincula con el nivel de alerta del individuo.
- la percepción visual no está presente durante la misma.

Su génesis probable está en la formación reticular, y su aparición pareciera estar relacionada con otras fases rápidas -movimientos sacádicos y optokinéticos (OKN)-.

Esta fase por ser clínicamente la de mayor claridad es la que rotula la dirección del nistagmus -bate hacia el lado contrario tanto de la fase lenta como de la lesión periférica-, y el movimiento que ocasiona puede ser a derecha o a izquierda y acompañado de un componente horizontorrotatorio cuya presencia se constata siempre en lesiones de origen periférico. En estos cuadros vestibulares, el nistagmus desaparece gradualmente al poco tiempo (días, semanas) en la medida en que el SNC compensa la ya mencionada asimetría de los potenciales de los núcleos vestibulares.

Es regla que el nistagmus vestibular pueda disminuir o hasta inhibirse por el sueño y los depresores del SNC —sedantes— así como también con la *fijación visual*, por ello es importante considerar la influencia de esta última para su exploración, como así también para la rehabilitación. La falta de fijación visual produce un aumento de la frecuencia y de la amplitud del nistagmus y la estimulación repetitiva produce su fatiga.

c) Oscilopsia

Se considera a la oscilopsia como el estado en el cual los objetos parecen poseer movimientos alternos, sacudidas o vibraciones. Se la puede clasificar en:
- Oscilopsia fisiológica: es la que se presenta sin constatarse lesión del sistema vestibular el cual es puesto a prueba en condiciones en que se supera su capacidad de reacción. Un ejemplo de oscilopsia se daría al girar rápidamente la cabeza en forma sucesiva, por el que se produciría el desplazamiento de imágenes.
- Oscilopsia patológica: aparece en las lesiones vestibulares periféricas. Los pacientes se quejan:
  - de una sensación de movimiento de los objetos al girar la cabeza, específicamente cuando termina el giro, durante una fracción de segundo.
  - de dificultades para fijar la vista, como ser leer carteles mientras caminan o van en auto, pero refieren que pueden hacerlo sin dificultad al detener la marcha. Como la oscilopsia es muy breve no alcanza a desencadenar sensación de inestabilidad.

d) Inestabilidad o desequilibrio estático y/o dinámico

Desde el punto de vista clínico es difícil separar los términos de inestabilidad y desequilibrio. El significado de estos términos es la razón por la cual se los utiliza de manera indistinta. Se pueden encontrar dos modalidades de inestabilidad o desequilibrio:

- Inestabilidad o desequilibrio en reposo: considerada como la falta de estabilidad del paciente para poder permanecer en una posición fija.
- Inestabilidad o desequilibrio dinámico: considerada como la falta de estabilidad del paciente al tener el cuerpo en movimiento.

Debido a que la inestabilidad no necesariamente implica lesión del sistema sensorial, articular o motor, la sensación vaga y poco precisa deriva como síntoma no de un sistema, sino de varios, siendo su significado clínico poco claro.

Por ello, la Anamnesis asume un papel fundamental como instrumento de evaluación tanto para este síntoma recién mencionado en particular, como para la constelación signo-sintomatológica en general, pues permite:

- Caracterizar este tipo de síntomas
- Registrar la duración de las crisis vertiginosas
- Conocer el tipo de factores que pueden desencadenar estos síntomas, para poder diseñar en base a los mismos una terapia de rehabilitación vestibular -RV-.
- Valorar otros síntomas concomitantes que inciden desfavorablemente en la compensación vestibular -circulatorios, neurológicos, metabólicos, ortopédicos-

"A lo largo de toda la anamnesis, pero especialmente durante la 'historia actual', el médico debe esforzarse en *interpretar correctamente el lenguaje del enfermo*, con objeto de saber exactamente lo que quiere expresar con sus palabras o giros.

e) Pulsión corporal

La pulsión del cuerpo es la desviación segmentaria hacia el mismo lado de la lesión, que da lugar a torsión corporal -conexiones vestibuloespinales-. Habitualmente acompaña a la sensación vertiginosa en su etapa aguda, pero queda enmascarada para el paciente por el cuadro dramático de vértigo. Una vez superada la crisis vertiginosa aquel comúnmente no recuerda el sentido de la pulsión pero, como es una sensación que se puede objetivar, la puede referir un acompañante que haya registrado el sentido de desviación de su marcha. En la clínica existen maniobras e instrumentos específicos que detectan la oscilación o pulsión lateral –lateropulsión– y que también dan cuenta de la estabilidad general que presenta en el paciente.

La pulsión no es privativa de los síndromes vestibulares, sino que cualquier lesión de la vía motora o sensitiva, profunda o superficial, puede desencadenarla.

La pulsión hacia uno de los lados puede estar presente en síndromes medulares, cerebelosos, hemiparesias, alteraciones de la sensibilidad profunda unilaterales por lesión de tronco cerebral, entre otros. En cambio, en síndromes vestibulares la pulsión se ejerce sobre ambos hemicuerpos.

f) Cefalea y/o sensación de embotamiento

La cefalea y/o sensación de embotamiento son síntomas que hacen alusión al dolor de cabeza no claramente definido. El paciente suele referir sensación de pesadez, de levitación a nivel cefálico en los momentos de crisis vertiginosas o posteriores a ellas.

g) Síntomas neurovegetativos

Los síntomas neurovegetativos se refieren a perturbaciones digestivas y vasculotensionales que dan lugar a náuseas, vómitos, sialorrea, sudoración profusa, hipo o hipertensión arterial, palidez, taquicardia, ansiedad -conexiones vestíbulo vegetativas-. Estos fenómenos vegetativos o autonómicos del sistema vestibular se dan por dos mecanismos diferentes:

- una acción directa sobre los centros eméticos ubicados a nivel del tronco cerebral núcleo dorsal del vago, núcleo fastigio-.
- una acción generalizada mediada por la formación reticular.

Como los centros del vómito se encuentran muy próximos a los núcleos vestibulares las aferencias laberínticas periféricas inciden en forma directa sobre los mismos.

Por otro lado, se establecen conexiones entre las aferencias del sistema vestibular y la formación reticular. A través de estas vinculaciones se pueden explicar las modificaciones que se producen -hipo/hipertensión, transpiración, taquicardia, ansiedad...- ante una estimulación vestibular intensa.

h) Disminución de la ganancia de los reflejos principales que median el sentido vestibular: el reflejo vestíbulo ocular (VOR) y el reflejo vestíbulo espinal (VSR)

El reflejo vestíbulo ocular (VOR), sigla en inglés que significa: vestíbulo ocular réflex, junto con el reflejo cérvico ocular elaboran una respuesta muy parecida: el movimiento compensatorio de los ojos:

- El VOR es un reflejo simple que conecta bisinápticamente las aferencias procedentes de las crestas de los conductos semicirculares con los núcleos oculomotores, a través del fascículo longitudinal medio. Provoca desviaciones oculares lentas hacia el lado contralateral estimulado, desplazando la endolinfa y provocando una corriente ampulópeta –el giro de cabeza a derecha incita la desviación de los ojos a izquierda (se coordinan los movimientos oculares con los cefálicos). Este tipo de respuesta es sumamente rápida, está en el orden de los 30 milisegundos y produce con muy poca latencia un aumento importante de las descargas de los potenciales que se dirigen a los núcleos vestibulares. El VOR es el encargado de mantener la estabilidad ocular, atrapando los objetos de interés en la porción más sensible de la retina –fóvea-, con el fin de proporcionar una visión clara que permita orientarnos en el espacio.

- El reflejo cérvico-ocular a través de las aferencias de las articulaciones del cuello provoca el movimiento en el mismo sentido con un desplazamiento de los ojos, similar al del cuello, pero en sentido contrario. Este mecanismo reflejo tiene más latencia y está subordinado al VOR, debido a que la acción visual es dominante sobre este reflejo y lo somete.

- El reflejo vestíbulo cólico -RVC- que actúa sobre la musculatura del cuello para generar la estabilización de la cabeza

El VOR asegura la mejor visión y cuando su funcionamiento es defectuoso provoca muchas molestias. Su alteración genera conflictos sensoriales en el 95% de los casos que presentan un síndrome vestibular debido a que la más pequeña imperfección en este reflejo es fácilmente apreciada a nivel visual, mientras que los defectos mínimos comparables en el control postural son menos registrados y molestos. Por ejemplo: la visión turbia, que al paciente le provoca mucha fatiga, es ocasionada por un inadecuado funcionamiento del VOR.

El movimiento OKN -lento, conjugado, generado por la persistente rotación del ambiente visual- y el VOR se complementan, de manera tal que el primero opera con bajas frecuencias de rotación o rotaciones de velocidad constante, con un ambiente visual estacionario, y el VOR opera con frecuencias altas de estímulo, cuando la actividad del OKN decae.

- El reflejo vestíbulo espinal (VSR), sigla en inglés que significa vestibulo spinal reflex, constituye un reflejo complejo que colabora con el mantenimiento de la estabilidad -estática y dinámica- logrando que la cabeza y el cuerpo estén alineados.

El VSR se manifiesta a nivel cefálico, cuello, tronco y miembros superiores e inferiores -caderas, rodillas, tobillos, plantas de pie- El VRS se produce por información proveniente de los oídos que, por vía refleja, brinda información a las motoneuronas del asta anterior de la medula espinal, y controla a través suyo la contracción de la musculatura antigravitacional. Este reflejo permite la bipedestación, la realización de diversos movimientos como giros corporales, saltos o desplazamientos, evitando la caída. Es vital para la deambulación del individuo

Entonces, los reflejos visuales, somatosensoriales y propioceptivos se integran junto con los reflejos vestibulares para asegurar, en las personas, la estabilidad de la postura y del movimiento, lo que evita la inestabilidad postural, que se puede presentar como desequilibrio durante actividades tanto dinámicas como estáticas; sensibilidad al movimiento en sus entornos, lo que se debe a una falla para diferenciar entre el movimiento exocéntrico -movimiento de objetos- y egocéntrico -movimiento del propio cuerpo-; y por último una pérdida del bienestar general, que los lleva a evitar actividades por el miedo de tener síntomas y sufrir caídas.

Entonces, toda esta información -visual, propioceptivo y vestibular-, es integrada por el sistema nervioso central, orientándonos espacialmente y creando así una respuesta de carácter motor que tiene como finalidad mantener el control postural, la visión estable, una correcta posición de la cabeza y del cuerpo en el espacio

Finalmente, estos reflejos confluyen a nivel de los núcleos vestibulares o centros de integración donde es procesada la información bajo la influencia moduladora del cerebelo y tomando conciencia de los mismos, debido a la participación de la corteza cerebral, para el logro de la compensación vestibular.

Fisiopatología del sistema vestibular bilateral

Localización de la lesión:

El daño bilateral de ambos laberintos posteriores no es una situación clínica frecuente, puesto que las repercusiones para el paciente son muy importantes, condicionando en gran medida la capacidad del individuo para desarrollar sus actividades cotidianas.

Conceptualización y caracterización de la signo-sintomatología en un paciente con un síndrome vestibular bilateral:

El síntoma fundamental que produce el déficit bilateral es la inestabilidad de la mirada asociada con la movilidad cefálica (aproximadamente un tercio de los casos lo presenta), en algunas circunstancias pueden presentar también crisis de vértigo. La inestabilidad postural y disturbios en la marcha es más o menos severa dependiendo fundamentalmente de tres factores:
- que el daño laberíntico sea total o parcial: la inestabilidad es más intensa en aquellos casos en los que la lesión es incompleta, que el daño laberíntico sea simétrico o no: cuando existe asimetría (por ejemplo, en pacientes con enfermedad de Mèniére en diferentes fases evolutivas, en cada uno de los oídos), la inestabilidad puede acompañarse de crisis de vértigo.
- que el daño laberíntico sea único o se asocie a alteraciones en otros sistemas sensoriales. Por ejemplo, en el síndrome CANVAS: (*Cerebellar ataxia, neuropathy and vestibular areflexia syndrome*), la alteración en el uso de la información propioceptiva –neuropatía- junto con la ataxia cerebelosa potencian la inestabilidad debida a la lesión vestibular.

Principales diferencias entre Síndrome Vestibular Central y Periférico

	Síndrome Vestibular Central	Síndrome Vestibular Periférico
Náuseas/Vómitos	Moderado	Intenso
Inestabilidad	Intensa	Ligera
Pérdida audición	Raro	Frecuente
Acúfenos	Raro	Frecuente
Oscilopsia	Intensa	Ligera
Síntomas neurológicos	Frecuente	Ausente/Raro
Compensación	Lenta	Rápida
Nistagmus/Fijación	No se inhibe	Se inhibe
Vértigo	Más continuo	Más episódico
Vértigo/Fijación	No se suprime	Se suprime

Manifestaciones clínicas en síndromes vestibulares bilaterales:

Un paciente con este Síndrome Bilateral es pasible de presentar los siguientes signos y síntomas:
- Oscilopsia -alteración del VOR- incapacidad para estabilizar la mirada durante los movimientos cefálicos.
- Ataxia durante la marcha -alteración del VSR- inestabilidad, desequilibrio sin pulsión sistemática, bajo circunstancias adversas, tanto visuales y/o propioceptivas

A nivel de la marcha se relevan los siguientes hallazgos:
- Amplia base de sustentación, para compensar la inestabilidad y se ha encontrado que la incidencia de caídas, en estos casos, es mucho más alta que en los pacientes con lesión vestibular unilateral y tienden a disminuir su nivel de movilidad y actividad.
- - Cabeza flexionada para un mejor apoyo visual que le permita referenciar el piso.
- - Rigidez en la columna provocada por el esfuerzo que hace, a nivel corporal, para intentar mantener la mirada estable en su objetivo.

Factores etiológicos:

El déficit vestibular bilateral puede ser consecuencia de: causas idiopáticas (30%), ototoxicidad -por fármacos vestíbulo-tóxicos, antibióticos, aminoglucósidos y algunos citostáticos y también por productos no farmacológicos-, laberintitis meningogénica, degeneración cerebelos, neuritis bilateral, tumores, fracturas bilaterales de los huesos temporales, vestibulopatías familiares, malformaciones bilaterales del oído interno, otoesclerosis y enfermedades asociadas. La enfermedad de Mèniére, en fases avanzadas. Aunque no se trata de una enfermedad necesariamente bilateral, un 30 % de los pacientes se afectan ambos oídos.

Fisiopatología del sistema vestibular central
Localización de la lesión:
Una alteración del aparato vestibular central puede presentar una afectación parcial y selectiva de la vía vestibular. Y puede darse la asociación con diversos síntomas por afectación de determinadas áreas del tronco del encéfalo: vermis dorsal, zonas vecinas al IV ventrículo y lesiones cerebelosas difusas por causas vasculares o degenerativas, que suelen ser las causas que guían la exploración y el diagnóstico de estos enfermos.

Conceptualización y caracterización de la signo-sintomatología en un paciente con un síndrome vestibular central o síndromes "Disarmónicos":
Se entiende por Síndrome Vestibular Central o Síndrome Disarmónico a aquél en el que los síntomas no guardan proporción en su intensidad, ni armonía en sus manifestaciones e, incluso pueden no aparecer en su totalidad.

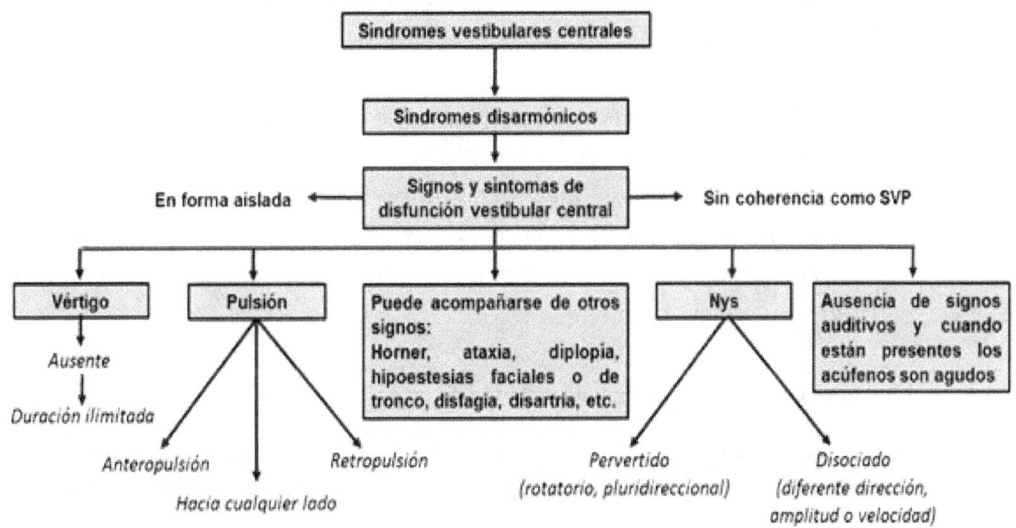

Figura 127: Signos y síntomas de disfunción vestibular entral

Manifestaciones clínicas en síndromes vestibulares centrales:
El síntoma vértigo de origen central puede comenzar de forma brusca e intensa, aunque lo más frecuente es que sea insidioso y de curso lento. Suele mantenerse durante días, semanas o meses con fluctuaciones, pudiendo evolucionar en crisis recurrentes de minutos u horas. La sensación vertiginosa suele ser también más prolongada en el tiempo al ser los mecanismos de compensación más lentos.

Muy ocasionalmente el vértigo se presenta en crisis breves desencadenadas por el movimiento o el cambio de posición de la cabeza. Los pacientes describen una sensación de movimiento, inclinación o inestabilidad que se intensifica cuando se mueven y mejora con el reposo; en general hay más desequilibrio que vértigo. En el SVC la inestabilidad es más intensa, siendo los pacientes incapaces de mantenerse en pie o caminar durante la fase aguda. Por el contrario, de existir hipoacusia, otalgia o acufenos orientan a un origen periférico, donde además las náuseas y vómitos son más evidentes e intensos. Un dato clínico del mayor interés: el vértigo de origen central, suele acompañarse de otros síntomas y signos debido al frecuente compromiso de las estructuras neurológicas adyacentes. La realización de una exploración neurológica básica, prestando especial atención a la exploración oculomotora suele dar importante información para diferenciar el origen central del periférico. Se caracteriza el nistagmo de origen central cuando no se suprime con la fijación visual, cambia de dirección con la mirada hacia el lado opuesto de la fase rápida y suele ser horizontal, vertical o rotatorio puros. Asimismo, cuando el nistagmo posicional paroxístico es de origen central, no suele fatigarse con la repetición de las maniobras, no hay período de latencia en su comienzo, dura más de un minuto, a menudo es de dirección vertical y puede cambiar de dirección al modificar la posición de la cabeza.

Factores etiológicos:

El déficit vestibular central puede ser consecuencia de: alteraciones vasculares, enfermedades desmielinizantes, tumores del ángulo pontocerebeloso, tumores de tronco cerebral, epilepsia focal, enfermedades degenerativas, malformaciones cráneocervicales, causas sistémicas, traumatismos craneales, enfermedad de Parkinson, ataxia cerebelosa, otras.

Fisiopatología del sistema vestibular Mixto

Las patologías vestibulares mixtas poseen afecciones en ambos niveles anatómicos y producen de manera alterna y variada, manifestaciones clínicas -vértigo periférico y central- de ambos cuadros.

Conceptualización y caracterización de la signo-sintomatología en un paciente con un síndrome vestibular Mixto:
- Adultos mayores con déficit vestibular central
- Reflejo optokinético disminuido
- Canalitiasis
- Déficit del VOR
- Caídas

Dado que la Rehabilitación Vestibular favorece los procesos de *compensación vestibular*, se recomienda iniciarla lo antes posible y se aconseja que todos los pacientes que entren a esta terapia, lleven a cabo las estrategias con la mayor frecuencia que la puedan tolerar.

Compensación vestibular

Al producirse en un paciente una lesión de característica estable, el mismo se irá recuperando en forma progresiva por medio de un mecanismo de adaptación que comprende a la compensación y a la habituación. Para que este mecanismo pueda cumplirse resultan indispensables:

a) las estimulaciones vestibulares -laberinto sano-

b) las estimulaciones propioceptivas y visuales -poseen un rol muy importante al intentar corregir la deficiencia de la información vestibular-

c) el SNC -a través de las siguientes estructuras: cerebro, cerebelo, formación reticular, núcleos vestibulares y médula comprometidos en este proceso-

Lacour y Xerri en 1981 describieron a la compensación vestibular como el conjunto de fenómenos de reorganización neurológica que permite recuperar el equilibrio después de una lesión vestibular periférica.

La compensación vestibular supone una reorganización anatómica y funcional tanto del sistema vestibular como de las áreas cerebrales que se conectan con él, teniendo como base las estrategias involucradas en el desarrollo ontogénico del sistema general del equilibrio.

Según Baloh, el SNC presenta la capacidad de autorrestablecerse compensando la respuesta luego de una injuria en el receptor periférico a través de la comparación de aferencias visuales, sensoriales y cinestésicas, con aferencias del sistema vestibular y cuando logra reconocer la inexactitud de este último, produce un reajuste de la respuesta y en consecuencia el punto de balance es reacomodado.

A esta compensación se la puede definir como una modificación en las características de la comunicación entre dos células o redes neuronales, pudiendo coexistir los siguientes mecanismos de neuroplasticidad por un cambio en:

- el número de sinapsis
- la intensidad de la comunicación sináptica

Por ende, la compensación es un fenómeno dinámico y su base neural se distribuye por todo el SNC. Por un cambio en la plasticidad del mismo -un grupo de neuronas del SNC inactivadas debido a la pérdida brusca de sus aferencias más importantes recupera la actividad espontánea normal al modificarse las condiciones del estímulo o también cuando éste se presenta en forma repetitiva y continua, constituyéndose como el principal mecanismo de adaptación -que se desencadena frente a una hiporreflexia o arreflexia vestibular-. Su objetivo es restablecer la simetría del tono vestibular mediante estimulaciones dirigidas a las aferencias visuales y espinales, viéndose así mejorado los reflejos vestibulares. Esta recuperación de la actividad refleja se correlaciona con la de los déficits posturales.

La habituación que constituye un proceso central voluntario, lleva a la adaptación que es un proceso neural periférico involuntario, a través de estímulos que pueden ser vestibulares o no vestibulares (estímulos OKN, visuales, propioceptivos).

En el proceso de habituación se presentan dos fenómenos:
1. de transferencia: cuando la misma se sustenta en estímulos que no son específicamente vestibulares.
2. memorizado: cuando la misma se sustenta en estímulos repetitivos.

Debido al mecanismo de habituación se produce una inactivación funcional, ejercido por el cerebelo, de las conexiones sinápticas entre las neuronas sensoriales y las motoras, evitando o atenuándose de esta forma la magnitud de las respuestas vestibulares anormales.

Entonces, la habituación es un estado fisiológico particularmente lábil, no permanente y que desaparece cuando el SNC, sometido a una situación de alerta, se encuentra en estado de activación.

Existe un período crítico -inmediato post lesional-, en el que la capacidad de adaptación del SNC es máxima y por ello reforzar la actividad durante el mismo de manera apropiada permite mejorar ampliamente las posibilidades de compensación.

Se ha comprobado que la inmovilidad posterior a la lesión y la acción de determinadas terapias farmacológicas -que han sido durante mucho tiempo empíricas, sin que la efectividad de la mayor parte de las mismas esté claramente demostrada- retardan notablemente el proceso compensatorio.

Susan Herdman expresa que "*el mecanismo más exitoso es la compensación del sistema vestibular en sí mismo*".

Cuando no se produce la compensación espontánea durante los tres primeros meses de establecida la lesión, el paciente debería ser derivado a una RV, con la finalidad de obtener la compensación vestibular adecuada, resultando ser óptima si:
1. El SNC ha tenido acceso temprano a información multisensorial, en una unidad especializada en alteraciones del equilibrio.
2. Se utiliza un contexto de interacción somatosensorial y visual, de aumento de la actividad espontánea, de ejercicio físico, que le permita recuperarse con eficacia de los trastornos vestibulares.

Cawthorne en 1944 y Cooksey en 1945 fueron los primeros en referir la importancia de la interrelación del individuo que sufre de una patología vestibular con el medio. Diseñaron una serie de ejercicios oculocefálicos con la finalidad de favorecer la tolerancia al movimiento en los cuadros de vértigos, con la finalidad de compensar la disfunción vestibular permanente.

Girardi y Konrad afirman que los desórdenes vestibulares y las disfunciones del equilibrio afectan a muchos pacientes que acuden a la consulta otorrinolaringológica, y que la RV ha demostrado ser la modalidad más eficaz, enfocada desde diferentes disciplinas profesionales para la mayoría de los casos alcanzando resultados prácticamente normales luego de completar el programa terapéutico.

Otros estudios pueden demostrar mejorías significativas en el aspecto emocional y en la condición funcional en pacientes con lesiones vestibulares periféricas, al concluir un tratamiento rehabilitatorio.

No obstante, Krebs afirma que existe evidencia clínica de que la RV puede ser una herramienta útil en el manejo de pacientes de todas las edades en cuanto a proveerlos de estabilidad locomotriz, aunque las diferentes respuestas clínicas a la terapia puedan variar de acuerdo a la presencia de una lesión vestibular periférica, central o por otros múltiples factores etiológicos.

A su vez, dentro de los beneficios posibles de cuantificar con respecto a esta rehabilitación se puede mencionar: el evitar o reducir los mareos y el vértigo, mejorar el balance, la coordinación, el control postural, la mayor eficiencia del sistema visual y la mejora de la marcha. Estos factores, conllevan a la disminución del riesgo de caída, lo que contribuye al aumento de la independencia, seguridad y autoconfianza del paciente

Sumado a estos beneficios se encuentran las ventajas propias de esta terapia, ya que no representa un tratamiento invasivo, no incluye el uso de medicamentos, ni conlleva ningún tipo de efecto secundario conocido. Además se aplica en un corto período de tiempo y se notan resultados incluso desde la primera sesión, permitiendo en el caso de la rehabilitación, la pronta reincorporación del usuario a sus actividades).

Rehabilitación vestibular: una instancia terapéutica

La instancia terapéutica en una RV surge del conocimiento de la función vestibular normal como también de la comprensión de los variados mecanismos compensatorios que pueden desplegarse y que son los que actúan como sustitutos cuando la función vestibular se daña o se pierde. Es ese profundo conocimiento el que orienta y garantiza los tratamientos vestibulares más eficaces.

Las ventajas de la R.V. pueden sintetizarse en las siguientes premisas:
- no representa un tratamiento invasivo
- no incluye el uso de medicamentos
- no conlleva ningún tipo de efecto secundario conocido

- es una terapia que se aplica en un corto período de tiempo
- los resultados suelen evidenciarse desde la primera sesión, permitiendo en el caso de la rehabilitación, la pronta reincorporación del paciente a sus actividades

La rehabilitación es más efectiva cuando antes se inicia, tan pronto como pase la fase aguda del vértigo. Es muy importante la estimulación temprana de la función vestibular; dado que existe un período clave (treinta primeros días después de la lesión) en el cual la capacidad del Sistema Nervios Central es máxima, de tal manera que la actividad en este lapso de tiempo mejora la compensación. En los casos de inestabilidad crónica, dado el potencial riesgo de caídas y la disminución de la calidad de vida, se aconseja iniciar la rehabilitación también lo antes posible.

Podría definirse a la R.V. como el conjunto de estrategias indicadas a un paciente con la finalidad de promover sus procesos de compensación y/o sustitución vestibular. Estimular y/o modular dichos procesos produce, por un lado, la aceleración de la recuperación funcional del equilibrio y por el otro, elimina y/o provoca la remisión de la signo-sintomatología del cuadro de base y los riesgos posibles a la caída, favoreciendo su incorporación a las actividades de la vida diaria (AVD).

Lineamientos generales a considerar en una RV:

Es indispensable tener en cuenta en una RV los siguientes lineamientos generales:

a. Conocer cuáles son los mecanismos puestos de manifiesto en la compensación vestibular.
b. Interpretar adecuadamente el diagnóstico de la patología vestibular.
c. Establecer los objetivos específicos de la RV.
d. Ahondar acerca de otros factores que puedan llegar a interferir en la recuperación funcional del déficit vestibular.
e. Seleccionar estrategias específicas de intervención, en función del topodiagnóstico de la lesión vestibular al momento de iniciar el programa de RV.
f. Estimular al paciente a la participación activa en el transcurrir de la terapia vestibular.

a) Mecanismos puestos de manifiesto en la compensación vestibular

Los mecanismos que pueden llegar a desplegarse para el logro de la compensación vestibular son los siguientes:

- Sustitución sensorial central: la información que desciende de los centros visuales, el córtex cerebral y de la vía espinal actúa sustituyendo parcialmente la del laberinto. La función vestibular alterada puede ser sustituida por otros sistemas sensoriales, formándose estrategias nue-

vas, con la finalidad de elaborar "pseudorreflejos vestibulares" a partir de entradas no vestibulares.
- Redistribución de la actividad tónica: posterior a la lesión vestibular el cerebelo produce una inhibición comisural del tono en el laberinto sano disminuyéndose así su elevada actividad e integra las acciones corticales y espinales sobre el área vestibular, mientras se restablece la actividad del núcleo afectado.
- Habituación fisiológica: es la disminución de la magnitud de la respuesta errónea desencadenada por la estimulación sensorial repetitiva. A largo plazo provoca la inactivación funcional de las conexiones sinápticas entre las neuronas motoras y las sensoriales, evitándose así las respuestas vestibulares anormales.

b) Interpretación diagnóstica de la Patología Vestibular

Un trabajo en interdisiciplina es el que reporta los mayores beneficios en el esclarecimiento adecuado del diagnóstico, pronóstico y tratamiento.

El neurorehabilitador, por sus conocimientos acerca del sistema auditivo-vestibular se enfrenta al reto de la evaluación funcional y al monitoreo permanente de los síntomas, inclusive durante el transcurso de la rehabilitación integral del paciente con trastornos vestibulares, sensoriales y motores del equilibrio, insertándose por ello en un lugar de relevancia dentro del marco operativo de un equipo interdisciplinario.

c) Objetivos específicos

Se pueden establecer los siguientes objetivos:
- Restablecer e integrar el sistema vestibular a través de aferencias visuales, propioceptivas y laberínticas. Se logra así recuperar la función deficitaria en primer lugar y, a posteriori, potenciar los demás sistemas indemnes.
- Aumentar de manera progresiva la latencia entre el estímulo (movimiento) y la respuesta -síntomas vestibulares- hasta lograr eliminarla, cuidando especialmente de no suprimir las que son vestibulares.
- Estabilizar los movimientos oculares a fin de establecer la compensación visual -haz longitudinal medio-.
- Reactivar los reflejos del equilibrio y desarrollar la capacidad para realizar cambios posturales rápidos -haz longitudinal posterior-.
- Reasegurar el equilibrio durante los movimientos corporales de aceleración lineal -utrículo y sáculo- y de aceleración angular —Cs. Cs.-.
- Recuperar la flexibilidad de la columna cervical afectada a causa de las contracturas cervicales que se producen como consecuencia de la inmovilidad que adopta inconscientemente el paciente vertiginoso, a

fin de lograr la relajación muscular de hombros, cabeza y cuello (haz vestibuloespinal).
- Informar al paciente y a su entorno familiar concientizándolos de la importancia de la continuidad de la terapia y la proyección de la misma en el hogar, con el propósito de prevenir accidentes.

d) Factores que pueden llegar a interferir en la recuperación funcional del déficit vestibular

Entre las causas más frecuentes de interferencia se mencionan:
- Edad avanzada
- Falta de voluntad del paciente para rehabilitarse.
- Alteraciones periféricas somatosensoriales.
- Lesiones en el SNC.
- Trastornos severos en columna cervical (musculares degenerativos).
- Alteraciones visuales (maculopatías, disminución de la agudeza visual, estrabismos, cataratas)
- Trastornos ortopédicos.
- Permanencia en la cama por períodos prolongados.
- Trastornos psicológicos (miedos, angustia y ansiedad incontrolable, fobias).
- Sedentarismo.
- Fármacos (sedantes vestibulares, anestésicos, tranquilizantes)

e) Programa de RV -Estrategias específicas de intervención-

Se diseña un programa de rehabilitación personalizado, el cual no debe ser rígido, sino adecuado a las limitaciones que pueda presentar el paciente (ortopédicas, visuales u otras) y adaptado a su estilo de vida.

Las estrategias terapéuticas se trabajan conjuntamente con el paciente en cada sesión y son explicadas por el rehabilitador verbalmente y por escrito. Las mismas van marcando una evolución en el incremento de la complejidad en su realización, según la mejoría que va experimentando el paciente en su sintomatología de base. Siempre se le indica al concluir la sesión que lo recientemente trabajado debe repetirse en su domicilio, dos a tres veces al día.

El programa de RV se basa en un protocolo general que incluye las siguientes premisas básicas:
- *Estabilización de la mirada y coordinación entre movimientos cefálicos y oculares*: para lograr un aumento en la eficacia del VOR se deben trabajar conjuntamente movimientos oculares y de la cabeza, a fin de obtener la estabilización de la mirada. A este fenómeno se lo denomina "sinergismo ipsiversivo" de ojo-cabeza.

Un punto fundamental de la RV será entonces facilitar la restauración dinámica del VOR -optimización de la interacción visuovestibular-, presentándole al cerebro un conflicto sensorial a través de distintos tipos de estímulos (por ejemplo, el movimiento de imágenes o "salto" en la retina combinado con los movimientos de cabeza), permitiéndole así percibir la necesidad de la mencionada restauración. De lo contrario sin el movimiento de cabeza asociado con el salto retinal, el cerebro no puede registrar la necesidad de adaptación de dicho reflejo. La pérdida de la función vestibular significa una distorsión en el funcionamiento de este reflejo, que implica un desplazamiento de la imagen hacia zonas periféricas de la retina y, por tanto, visión borrosa desencadenada por el movimiento de la cabeza.

- *Estrategias de habituación vestibular* (Vestibular habituation training) Es muy conveniente que el paciente se concentre en los movimientos y posturas que le desencadenan síntomas -mareos, vértigos, desequilibrio-. pues como estrategia terapéutica se los va a provocar en forma repetitiva mediante estímulos cada vez más intensos y/o cambios posturales bruscos y en distintas posiciones del cuerpo hasta lograr desarrollar la máxima tolerancia y habituación que consecuentemente llevan a la remisión de los síntomas.

El fenómeno memorizado antes mencionado permite:
– generar una huella mnésica a nivel cortical -memoria sináptica, que se produce aproximadamente al cabo de un mes-.
– facilitar una rápida compensación funcional.

Estrategias de control postural. El control postural requiere percibir, integrar y seleccionar correctamente la información sensorial recibida con el fin de dar una respuesta motora adecuada que permita mantener el centro de gravedad dentro de la base de sustentación y por tanto el equilibrio. Las estrategias destinados a mejorar la estabilidad postural, tanto estática como dinámica, deben tener realizarse sobre una gran diversidad de situaciones ambientales: es necesario manipular la información visual (estímulos foveales y extrafoveales, en movimiento, estímulos visuales conflictivos...), somatosensorial (superficies firmes, blandas, irregulares, móviles..) y vestibular (movimientos cefálicos con la cabeza en diferentes posiciones...) que recibe el paciente con el fin de conseguir que integre y seleccione correctamente las informaciones que recibe, dando una respuesta motora adecuada a la nueva situación acontecida tras la lesión vestibular . La realización de las estrategias será progresiva: conforme mejora el estado del paciente aumentará la dificultad de los mismos. Estas estrategias se diseñan para evitar los patrones de una incorrecta adaptación postural, utilizando estímulos de retroalimentación -biofeedback- visual y en plataformas especiales y juegan un papel preponderante en la rehabilitación debido a que le permiten al paciente:

- corregir la mala alineación corporal con respecto al centro de gravedad, que le provoca un equilibrio muy precario, reforzando el apoyo de las aferencias somatosensoriales que resultan imprescindibles para sustituir la información vestibular deficitaria.
- desarrollar la percepción de la estabilidad, permitiéndole conocer el límite de la misma (área en la cual el centro de gravedad es pasible de ser desplazado de forma segura sin necesidad de modificar la base de sustentación) que está en función de la propia biodinámica del paciente, de su situación corporal en particular y de las características de superficie de soporte que posee.
- conocer los distintos efectos que le provocan sus movimientos, a través de la elección de estrategias adecuadas que le permitan afinar sus respuestas posturales obteniendo así el equilibrio estático y dinámico. Por ejemplo a través del desarrollo progresivo y pautado de la deambulación, el paciente puede lograr el objetivo de una marcha estable y funcional.

- *Programa de mejoras de las condiciones generales del paciente*: es necesario procurar hacia el mismo las siguientes pautas:
  - el desarrollo de actividades de acondicionamiento.
  - la confianza en sí mismo -remarcándole la independencia que le confieren los logros que progresivamente va obteniendo-.
  - el reforzamiento social, incitándolo a participar nuevamente de manera activa en los distintos lugares que hacían a su vida cotidiana.

Este programa de actividades que excede los límites del consultorio colabora también con el resguardo de la compensación alcanzada, y en consecuencia con las mejoras obtenidas en su calidad de vida.

f) Participación activa por parte del paciente en la terapia vestibular

Es necesario concientizar al paciente desde el inicio a la realización de la terapia, tanto para su beneficio físico como anímico, sin crearle falsas expectativas, sobre todo en aquellos casos que presentan las alteraciones concomitantes ya mencionadas y que pueden llegar a interferir la compensación vestibular.

También es de suma importancia que conozca previamente:

a. en qué consiste su patología vestibular, si es necesario hasta con el apoyo de gráficos.
b. modificaciones que se intentan obtener con la RV en relación a:
- la toma de conciencia del error o conflicto sensorial que puede presentar en relación a sus ilusiones visuales, sensoriales, de desplazamiento de su cuerpo.
- la mejoría posible de su signo-sintomatología.
- las probables alteraciones estáticas y dinámicas de su equilibrio.

c. las posibles complicaciones al comienzo del programa, explicitándolas en la primer entrevista a fin de que no se conviertan en causa del abandono del mismo:
- profundización de los síntomas durante los primeros días de rehabilitación debido a la movilización y a la estimulación específica que recibe el aparato vestibular, hasta su disminución en intensidad, frecuencia y duración, los días subsiguientes.
- aparición de náuseas durante la realización de algunas estrategias, aclarándole al paciente que ante la aparición de ese síntoma realice dichas estrategias menos cantidad de veces y con menor intensidad de trabajo, hasta lograr el proceso de adaptación.
- reaparición de un período de empeoramiento, generalmente a consecuencia de una hiperactividad en su vida diaria o por exceso de ejercitación específica de su rehabilitación.

d. que su protagonismo activo, su motivación, su perseverancia, el apoyo de su grupo familiar, constituyen las bases fundamentales en el transcurrir y en el resultado final de la RV.

Casos indicados para una Terapia de R.V.
- Disfunciones Vestibulares. (V.P.P.B.)
- Lesiones vestibulares periféricas uni y/o bilaterales, no fluctuantes
- Neuritis y Migrañas vestibulares
- Estadio final de Enfermedad de Mèniére
- Post- neurectomías y Post-laberintectomías
- Lesiones vestibulares por traumatismos
- Vértigos en edades avanzadas
- Vértigos visuales
- Vértigos por traumatismos craneales (conmoción cerebral)
- Desequilibrios de causas psicógenas Enfermedades centrales con inestabilidad postural y/o visual –ACV, Esclerosis Múltiple, Enfermedad de Parkinson…

Una reciente revisión de la Cochrane publica que no se encuentran efectos secundarios debidos a la aplicación de la rehabilitación vestibular.

La RV debería ser mayormente difundida en nuestro medio -en las áreas de salud pública y privada- como el abordaje primordial, seguro y eficaz para estos pacientes y no indicado como complemento de tratamientos farmacológicos y/o quirúrgicos

Se busca con este abordaje re-habilitar –volver a habilitar– a la persona, en función de re-adaptar (compensar) su sistema vestibular afectado, ofreciéndole la posibilidad de re-insertarse a una vida activa.

Capítulo 25

Estudio del procesamiento auditivo central

Silvana V. Serra, Agustín R. Miranda

La audición involucra mucho más que detectar sonidos. Por tanto los resultados de la detección de sonidos es simplemente una manera reducida de estudiarla.

Existen otros estudios que pueden reflejar el estudio de la audición como un fenómeno que involucra procesos centrales.

Zenker y Barajas (2003) proponen que las bases biológicas condicionan las competencias de los proceso auditivos pero desde una vista funcional no representan la magnitud de la audición. Existen métodos de estudio clínico y experimentales, por ejemplo: en la aproximación sobre la descripción anatómica de las estructuras involucradas en el procesamiento auditivo están las técnicas de imagen que si bien pueden referenciar áreas responsables de procesamiento no establecen correspondencia entre el sustrato anatómico y funcional de la audición donde la variabilidad de tamaño, topografía y estructura a nivel cerebral y entre individuos los cerebros impide determinar por ejemplo limites anatómicos y localizacionista. Otro tipo de estudio son los bioquímicos, aportando sobre la organización bioquímica a nivel central de la audición referidos especialmente sobre la relación entre neurotransmisores. Los estudios basado en lesiones es otra manera de abordarla donde la comparación de sujetos con lesiones por traumatismos craneoencefálicos, tumores etc., de los que no las presentan y analizan su comportamiento por medio de pruebas estandarizadas y normatizadas. También se puede estudiar aspectos de la audición a través de estudios o pruebas encefalográficos o de estimulación eléctrica. El primero puede estudiar la discriminación o localización de una fuente sonora. Los potenciales evocados auditivos abarcan el estudio del procesamiento auditivo desde los primeros milisegundos, en los que el potencial de acción es desencadenado en el nervio auditivo, hasta los 400 milisegundos o más en los que se dan el registro de componentes.

Los estudios de las funciones auditivas centrales basados en respuestas observables de la conducta tales como denominar , apretar un pulsador, levantar la mano o verbalizar un estímulo, y utilizan la presentación de señales acústicas con o sin contenido verbal son otro manera de estudiarla.

Para ello y en virtud de los usos se ponen claridad sobre los siguientes términos:

Biaural: refiere a la percepción de ambos oídos en forma independiente de estímulos de estímulos diferentes o con desfases.	Binaural: ambos oídos reciben un estímulo al mismo tiempo y lo fusionan e integran una única señal a procesar	Monoaural: se estimula un sólo oído.

Diótico estímulo idéntico se envía a ambos oídos simultáneamente.	Dicótico estímulos diferentes se envían simultáneamente a ambos oídos.	Monótico un estímulo en un solo oído.

Definiciones y estudio de la función auditiva central

Se mencionan el estudio al función auditiva central con varias etiquetas tales como Función auditiva central (FAC) trastorno de función auditiva central (TFAC) Procesamiento auditivo central (PAC) déficit de procesamiento auditivo central (DPAC) entre otras, siempre mencionando el mismo fenómeno. En la evolución de las definiciones se suele mencionar al procesamiento auditivo o PA con la inclusión de central sobreentendida y acompañando entre paréntesis. PA (C)

Estos mecanismos propuestos en esta definición están a la base del procesamiento de señales acústicas de gran complejidad. Los trastornos de estos comportamientos afectan al funcionamiento de procesos complejos como la comprensión del lenguaje o la percepción musical. La audición implica entonces la localización y lateralización del sonido; discriminación auditiva; reconocimiento de patrones auditivos; reconocimiento-to de aspectos temporales de la audición cómo; resolución temporal, enmascaramiento temporal, integración temporal y ordenamiento secuencial; competencias auditivas con señales competitivas y degradadas. Estos procesos encuentran correlatos neurofisiológicos y psicoacústicos.

Zenker y Barajas (2003) refieren que no remite a una sola entidad nosológica sino refiere varios déficit funcionales. Estos autores incluyen a patologías asociadas a lesiones del sistema nerviosos central tales como afasias, enfermedades neurodegenerativas etc. Pero también en sujetos con otitis recidivantes y problemas de la audición ligadas al envejecimiento.

La confusión diagnostica reviste en que están implicadas otras funciones cognitivas superiores que requieren que este trastorno se evalúe con criterio y definiciones propias, pues como se mencionó puede acompañarse con otros trastorno nos del aprendizaje y del lenguaje.

Para la definición del procesamiento auditivo central se pueden citar a Katz, (1992) que lo menciona como lo que el cerebro hace con la información que escuchamos. Jerger y Musiek (2000) la referencia como una especificidad modal es decir únicamente auditiva. Esta manifestación fue rechazada por la ASHA (2005). Cacace y McFarland (2005) expresan que es una etapa de consensos y experimentación para lograr una acabada delimitación. La asociación Británica de Audiología, (BSA 2006) expresa al respecto que el trastorno de la audición con bajo rendimiento en tareas de reconocimiento, discriminación, separación, agrupamiento, localización y ordenamiento de sonidos no verbales es un trastorno de procesamiento auditivo. Se instalan entonces controversias en relación a si en el estudio del trastorno es conveniente utilizar señales lingüísticas y no lingüísticas y si finalmente por los proceso estudio es una especificidad modal o no.

Pero en 2009, se propone que se menciona al trastorno de procesamiento auditivo a la disfunción perceptiva auditiva ligadas al procesamiento de la información acústica. La información acústica que procesan los mecanismos auditivos son señales plenas, degradadas o distorsionadas, filtradas o competitivas. Este trastorno puede manifestarse incluso con una detección de sonido indemne. Entonces pueden o no presentar problemas en la captación de sonidos pero sí trastornos como la dificultad para comprender el lenguaje hablado en entorno ruidoso y/o seguir consignas auditivas complejas.

Se utilizan en su estudio varias pruebas que abarcan los procesos auditivos. Una prueba no implica un proceso auditivo sino involucran a más procesos y a la cognición. Dentro de los procesos existen funciones de suma significatividad en la audición como por ejemplo:

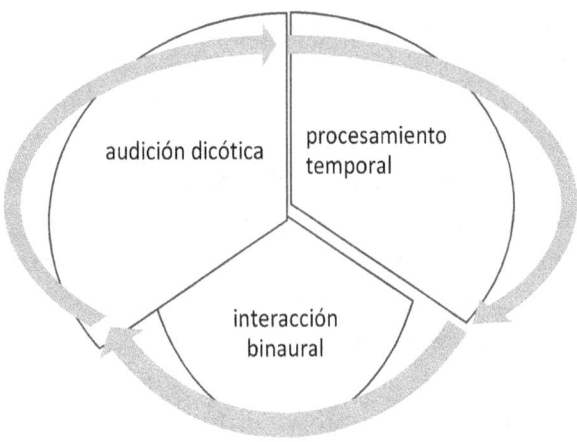

Figura 128: Procesos auditivos centrales.

Neustad N, postula algunas motivaciones para la consulta auditiva que van más allá de la detección de sonidos:

- Confusión de sonidos similares como la f - c, m - n, p - b, etc. y para identificar inicio y final de una palabra. Refiere entonces a la discriminación auditiva
- Por retraso en el procesamiento de los sonidos de habla, o confusión auditiva.
- confusión auditiva en entornos ruidosos y a problemas de focalizar la atención a estímulos relevantes es decir dificultad para la orientación de los estímulos acústicos y gran incapacidad de ignorar estímulos irrelevantes del entorno, la persona se distrae fácilmente por estímulos auditivos irrelevantes.
- dificultad en el procesamiento de secuencias auditivas y los errores en el procesamiento de ciertos sonidos.

Previos a la aplicación de una batería de estudio del procesamiento auditivo central se requiere una historia clínica y entrevista en la que preguntar, por ejemplo:

En el caso de niños: si hay audición disminuida, dificultad para localizar sonidos, atención disminuida o dispersa que pueda referirse a situaciones cotidianas o específicamente escolares, si le molestan los ruidos fuertes? También observar signos tales como evita conversaciones? Tiene dificultad p/escuchar en ambientes ruidosos? Se observa dificultad en responder ordenes simples y/o complejas? Asimismo si el niño puede retener canciones o rimas, es decir si hay dificultad de memorizar contenidos auditivos. Si al contacto con la música o aprendizaje de otra lengua muestra dificultad. También en actividades como la escucha de un cuento, un dictado etc... Dificultades escolares para tarea de predominancia auditiva en la consigna.

En los adultos la semiología se orienta a si oye bien? Si en las situaciones coloquiales dice qué o cómo con mucha frecuencia? Si puede reconocer que necesita que le repitan la frase más de 3 veces? Si refiere dificultad para entender en lugares ruidosos? Dificultad en aprender algo un idioma o una canción, o incluso reconocer una melodía? Si en lo cotidiano debe elevar el volumen de la radio o la televisión? Si nota que se distrae o dispersa fácilmente en especial cuando son actividades predominantemente auditivas? Etc.. Esto es oportuno considerar la propuesta que se menciona en el capítulo de entrevista del cuestionario autoreporte The Amsterdam Inventory for Auditory Disability and Handicap- Spanish version (S-AIADH) adaptada por Fuentes et al (2012).

También es preciso incluir un cuidadoso examen de la función auditiva periférica. Se continúa con la aplicación de las pruebas conductuales que incluyen test verbales y no verbales.

Están los test para el estudio de la localización y lateralización del sonido que se pueden implementar a campo libre o con auriculares por ejemplo el Test Saint. La ddiscriminación auditiva se estudia con sonidos diferentes. Casaprima, et al (2013) menciona también a las pruebas de reconocimiento de patrones auditivos reconocimiento de patrones auditivos: frecuencia o duración- melodías e involucran el procesamiento temporal. Tales como el estudio de la secuencia de patrón de frecuencia *(Pitch Pattern Sequence,* PPS), *de la* secuencia de patrón de duración *(Duration Pattern Sequence,* DPS), de la detección al azar de la brecha *(Random Gap Detection Test,* RGDT*)* que evalúan la aptitud en el procesamiento del orden de presentación y resolución de los estímulos no verbales.

Pitch Pattern Sequence- PPS: secuencia de patrones de altura	Secuencia de tres tonos burts difieren en altura	bajo-bajo- alto; alto-bajo-bajo; bajo-alto-bajo, etc
30 presentaciones por oído	Propuesta monoaural	Intensidad 50 dB SPL (relación con el umbral tonal de 1000Hz.)
	Tarea nominar o tararear	

*Duration Pattern Sequence-*DPS secuencia de patrones de duración	Secuencia de tres tonos burts difieren en duración	largo-largo- corto; corto-largo-corto; largo-corto-corto, etc
30 presentaciones por oído	Propuesta monoaural	Intensidad 50 dB SPL (relación con el umbral tonal de 1000Hz.)
	Tarea nominar o tararear	

Random Gap Detection: detección de espacios de silencios aleatoriamente dispuestos	Secuencia de dos tonos burts y clicks que presentan un *onset time* diferente (tiempo de inicio)	Intervalos de cada subprueba: 40, 30, 20, 15, 10, 5, 2, 0 milisegundos.
Subpruebas que incluyen 500, 1000, 2000 y 4000 y clicks.	Propuesta biaural. Diótica	Intensidad 50 dB HL.
	Tarea señalar en cada presentación si escucha uno o dos estímulos	

Otro proceso como el reconocimiento de aspectos temporales puede ser estudiado por medio del test de Adaptación de la Resolución Temporal (ATTR) o Gap in Noise (GIN).

Gap in Noise: detección de espacios de silencios en ruido	Ruido con interrupciones o gap de silencio de duración en milisegundos	Cada gap esta presentado en el ruido 6 veces
	Propuesta monoaural	Tarea señalar si escucha cortes o interrupciones en el ruido que se presenta

Las pruebas de escucha dicótica consisten en la presentación simultánea de estímulos diferentes en cada oído, se utiliza el test de dígitos dicóticos *(Dichotic Digit Test)* que estudia las habilidades de integración y disociación biaural.

Test de dígitos dicóticos	Diferentes pares de dígitos presentados en cada oído con igual inicio y duración	20 set de 4 dígitos. Cada par de digito es diferente al que se presenta contralateralmente y en simultáneo
Propuesta binaural y dicótica	Intensidad 50 dB SL	Tarea es repetir los 4 números que escucha

También están las pruebas de interacción biaural necesitan de la interacción de ambos oídos para lograr un cierre auditivo efectivo de señales que difieren en tiempo, frecuencia o intensidad, entre ambos oídos. Dado que esta unificación de la señal tiene lugar a nivel del tronco encefálico, estas pruebas son sensibles a patologías en ese nivel. Ejemplos de estas pruebas son la de fusión biaural *(Binaural Fusion Test)* y la de diferencia en el nivel de enmascaramiento *(Masking Level Difference,* MLD).

Las pruebas monoaurales de baja redundancia del habla están diseñadas para evaluar la habilidad en el reconocimiento del habla en condiciones de degradación de la señal acústica. Se pueden citar las de habla filtrada *(Filtered Speech)* y la de habla en ruido *(Speech in Noise).*

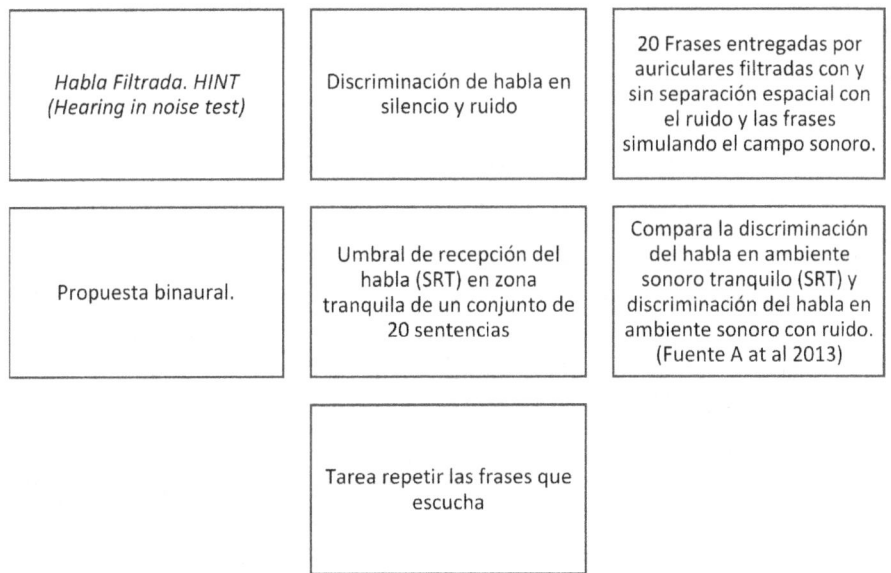

Tratamiento del DPAC

Se propone entrenamiento auditivo a sujetos con diagnóstico de DPAC. Se trabaja estrategias auditivas a través de la mejora de la atención auditiva, los procesos de detección y discriminación tanto temporal y espectral y en el entrenamiento en la transferencia interhemisféricas. Asimismo el desarrollo de estrategias de metacognición.

Algunas tareas o actividades pueden ser:
- *Entrenadores auditivos*. El terapeuta utiliza un micrófono para transmitir sonido y el estudiante auriculares para recibir el sonido. Esta estrategia reduce ruidos externos y permite que el niño se concentre solamente en lo que el maestro dice.
- *Modificaciones ambientales*. Un cambio en el lugar donde se sienta y

en el tratamiento acústico del aula escolar mejora el entorno auditivo.
- *Ejercicios para mejorar las habilidades de la construcción de lenguaje* Actividades que aumenten la habilidad de aprender palabras nuevas y enriquecer el lenguaje del niño.
- *Ampliación/Aumento de la memoria auditiva.* Reduce el número de detalles presentados en información a unos pocos a la vez.

También puede incluirse optimizaciones de los contexto adversos para el sujeto con DPAC, por ejemplo incorporación o utilización de equipos de FM o mejoras acústicas del aula o lugar de trabajo.

Incluye así, el desarrollo de estrategias que involucren a la memoria o aspectos del lenguaje como el vocabulario. El logro del cierre audio-lingüístico y la sostenibilidad de la conciencia fonológica serán adicionales a la propuesta terapéutica.

Procesamiento auditivo central: ¿qué hacemos con lo que escuchamos?

Tal como hemos visto a lo largo de este capítulo, la audición representa una función de gran complejidad en donde intervienen múltiples procesos. En este sentido, las habilidades auditivas dependen del funcionamiento integral y sinérgico de éstos procesos, tanto de la habilidad para detectar sonidos (actividad llevada a cabo por el oído) como de los mecanismos neurocognitivos que intervienen en encéfalo. Es así que las alteraciones auditivas posibilitan una amplia gama de cuadros clínicos. Cuando se presenta una persona con pérdida auditiva generalmente se asume que el problema se encuentra a nivel del oído, lo cual lleva a centrarse en el órgano que solamente participa en la detección sonora, dejándose de lado muchos procesos que intervienen en el sistema auditivo. En consecuencia, esto determina un sub-diagnóstico de los trastornos del procesamiento auditivo central.

La Asociación Americana del Habla, Lenguaje y Audición (ASHA por sus siglas en inglés) define al procesamiento auditivo central como *"todos aquellos procesos y mecanismos auditivos responsables de los siguientes fenómenos conductuales: Localización y lateralización del sonido, discriminación auditiva, aspectos temporales de la audición (resolución temporal, enmascaramiento temporal, integración temporal y ordenamiento temporal), Desempeño Auditivo frente a Señales Acústicas Competitivas y Desempeño Auditivo frente a Condiciones de Degradación de la Señal Acústica. Todos estos procesos y mecanismos son aplicables tanto a señales verbales como no verbales"*. En este proceso se encuentran involucradas diversas estructuras anatómicas como núcleos, vías del tronco cerebral, región subcortical, corteza auditiva primaria, corteza de asociación y cuerpo calloso. Por otro lado, se encuentra influenciada por otros procesos nerviosos, como las funciones cognitivas (por ejemplo, atención), las funciones psíquicas globales (por ejemplo, sueño), la plasticidad neuronal, entre otros. Esto vuelve susceptible al procesamiento auditivo central, ya que una disfunción en algunos de los procesos intrínsecos y extrínsecos al sistema auditivo, puede originar un trastorno en el procesamiento central auditivo.

Los desórdenes del procesamiento central auditivo, han sido observados en diversas patologías del sistema nervioso, como por ejemplo trastornos de lenguaje, trastornos psiquiátricos, epilepsia, patologías oncológicas del sistema nervioso central y patologías neurodegenerativas (enfermedad de Alzheimer y de Parkinson). Existe evidencia con respecto a la prevalencia de estos trastornos, algunos estudios epidemiológicos han calculado que el 2-3% de los niños escolares, 5% de los adultos y 10-20% de los mayores de 60 años presentan alteraciones en el procesamiento central.

¿Cuáles son los comportamientos que son explorados a través de los tests que evalúan el procesamiento central auditivo?
Capacidad para localizar sonidos
Capacidad para reconocer la fuente del sonido
Capacidad de escuchar selectivamente en presencia de ruido
Reactividad a sonidos inesperados
Capacidad de ignorar sonidos ambientales
Tolerancia a sonidos fuertes
Respuestas consistentes a estímulos sonoros
Necesidad de repetición de información hablada
Capacidad para seguir instrucciones orales
Capacidad de escuchar por adecuados períodos de tiempo
Capacidad para recordar información escuchada
Capacidad de prestar atención
Capacidad para comprender palabras y sus significados
Capacidad de entender múltiples significados de las palabras
Capacidad de entender ideas abstractas
Discrepancias entre el comportamiento auditivo y el visual

El diagnóstico de las alteraciones del procesamiento auditivo se realiza mediante diversas herramientas. En primer lugar, se debe hacer una anamnesis exhaustiva en busca de síntomas y signos sugestivos de patología auditiva central, además se deben consignar antecedentes patológicos, familiares, tóxicos, así como también indagar sobre aspectos educativos, psicológicos y sociales.

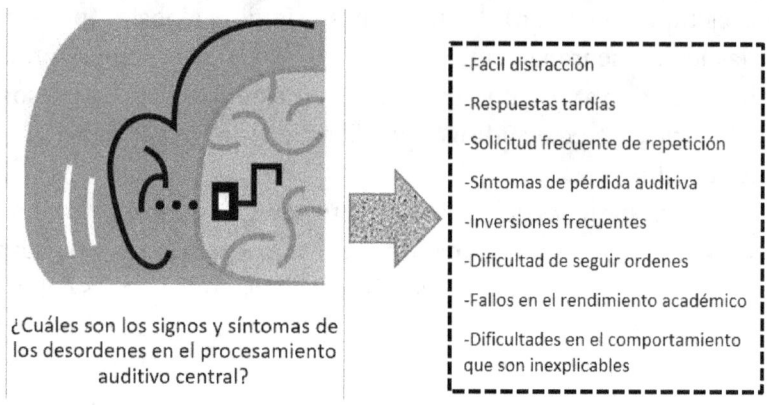

Figura 129: Signos y síntomas de los desórdenes en el procesamiento auditivo central.

Luego se debe incluir un examen audiológico periférico (audiometría, logoaudiometría, impedanciometría y emisiones otoacústicas). Posteriormente, se aplican herramientas diagnósticas específicas. En los últimos 20 años se han diseñado diversos instrumentos de evaluación: escalas y cuestionarios sobre patrones de conductas asociadas, test conductuales y pruebas electrofisiológicas. Las escalas y cuestionarios están dirigidas para ser aplicadas y respondidas por niños o adultos, por cuidadores de niños y por maestros y profesionales. Están dirigidos principalmente al screening diagnóstico de un desorden de procesamiento auditivo de origen central en niños y adultos. Un ejemplo es la Escala de Conductas Auditivas, la cual está formada por 12-items que deben ser categorizados por padres o maestros según la frecuencia de ocurrencia de determinas conductas del niño.

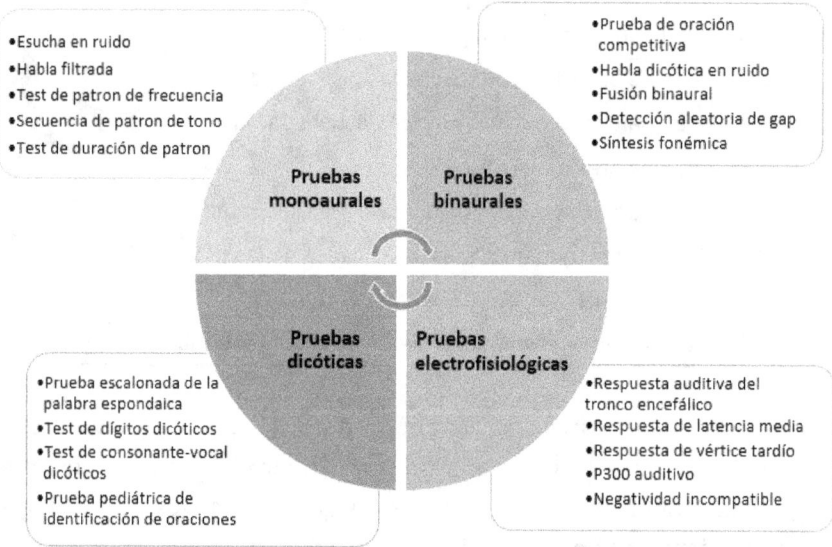

Figura 130: Clasificación de las pruebas de evaluación del procesamiento auditivo central.

Por otro lado, las pruebas comportamentales se clasifican en:
- Pruebas monoaurales de comprensión del habla: evalúan la habilidad en el reconocimiento del habla en condiciones de degradación de la señal acústica. Entre ellas están las de habla filtrada (Filtered Speech) y la de habla en ruido (Speech in Noise).
- Pruebas biaurales: evalúan la habilidad para procesar por separado, pero en forma complementaria, la información presentada en ambos oídos.
- Pruebas dicóticas: al individuo se le presentan estímulos diferentes en forma simultánea en ambos oídos.
- Pruebas de resolución temporal: evalúan todos aquellos aspectos relacionados con el tiempo de una señal acústica (por ejemplo, duración).

Las pruebas electrofisiológicas son un grupo de estudios que se caracterizan por ser más objetivos y que proporcionan mejor información acerca de la magnitud y posible localización de la lesión, ya que permiten evaluar toda la vía auditiva desde el nervio hasta la corteza cerebral. Dentro de las pruebas más usadas se encuentran las emisiones otoacústicas y los potenciales auditivos evocados de tronco cerebral.

La selección de los métodos diagnósticos estará sujeta a las características del paciente, del profesional y de los potenciales resultados y beneficios que pueda arrojar:

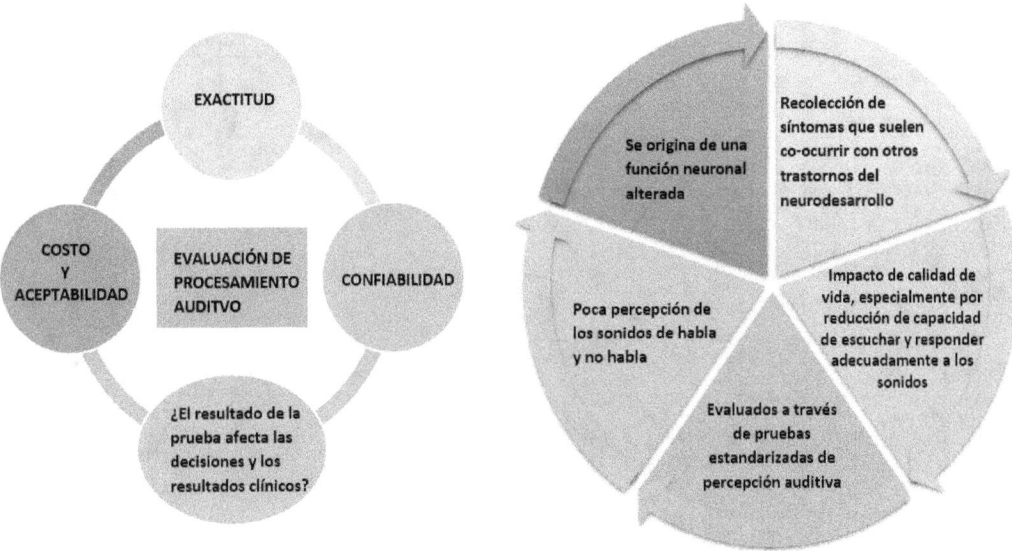

Figura 131: Criterio de selección de prueba.

En conclusión, los trastornos o desórdenes del procesamiento auditivo central constituyen un grupo heterogéneo de patologías que deben someterse a evaluación en todo paciente con sospecha de alteraciones o compromiso de origen central. Este abordaje permite al profesional la implementación y diseño de terapéuticas pertinentes, fomentando además la mirada multidisciplinar.

Capítulo 26

Hacia la audio- cognicion. Perfil cognitivo en personas con hipoacusia y sordera: impacto de la deprivación auditiva a nivel de la atención, la memoria y las funciones ejecutivas

Lic. Jorge A. Bruera
Laboratorio de evaluación psicológica y educativa
Facultad de Psicología
Universidad Nacional de Córdoba

Introducción

Uno de los principales atributos que nos definen como seres humanos es la capacidad del lenguaje. Esta facultad brinda las destrezas para simbolizar el mundo jugando un rol fundamental en la adquisición y desarrollo del conocimiento. Los seres humanos viven constantemente en una actividad comunicativa donde toda la información circundante es recibida, modificada y producida por el hombre. Para que la actividad comunicativa se desarrolle de manera óptima y a su vez se puedan estructurar formas de comunicación más específicas, es esencial la intervención de canales como la audición. En condiciones óptimas cerebrales la audición permitirá la adquisición de la comunicación oral y a su vez, ejercerá influencia en la adquisición de otros procesos como la lectoescritura. En los niños oyentes la información es captada por el canal auditivo y luego se procesa en el cerebro, sin embargo, cuando se presentan alteraciones a nivel auditivo, la vía que se encarga de captar esta información se encuentra interrumpida.

Una persona con deprivación auditiva sufrirá alteraciones en el desarrollo de la comunicación derivadas de las dificultades en el proceso de mielinización de la vía auditiva ante la carencia de estímulos. A pesar de estas dificultades, no debe considerarse que las personas con alteraciones en la audición carecen del atributo del lenguaje, ya que, mediante la interacción social y el contacto con los pares se brindará una oportunidad que propiciará el desarrollo de esta facultad utilizando otros canales como por ejemplo el visual. Sin embargo, será necesario tener en cuenta que un déficit que implique la pérdida total o parcial de la función auditiva tendrá impacto en los procesos cognitivos complejos, los cuales se relacionan a su vez con el desarrollo intelectual, emocional y social del niño.

Las funciones cognitivas son esenciales para una óptima adaptación de la conducta del ser humano a los cambios que se producen en el ambiente de manera continua. Estas funciones juegan un rol fundamental en procesos como el aprendizaje, donde se encuentran implicadas diferentes exigencias que requieren de la puesta en marcha de funciones mentales superiores como son la memoria y la atención. A su vez, estos procesos relacionados entre sí son indispensables para el funcionamiento adecuado de otros dominios como por ejemplo las funciones ejecutivas. Las teorías sobre el desarrollo cognitivo exploran como los diferentes procesos de pensamiento de los individuos se estructuran afectando la comprensión que tiene una persona sobre su entorno y el mundo en general. Además, se plantea que el desarrollo de los diferentes dominios cognitivos tiene un desarrollo que se corresponde a la maduración del sistema nervioso central.

El objetivo de este capítulo será describir las particularidades en el funcionamiento cognitivo de personas con deprivación auditiva, específicamente se detallarán los procesos atencionales, de memoria, de lenguaje y funciones ejecutivas en esta población. De acuerdo con lo anteriormente expuesto, cabe suponer que la deprivación sensorial en el canal auditivo provocará una reorganización de las capacidades cognitivas con el fin de adaptarse al ambiente de manera óptima. Es necesario conocer los aportes empíricos que brinden herramientas teóricas y prácticas para poder brindar una educación y adaptación al entorno que permita adquirir conocimientos sobre el mundo de una manera adecuada, fomentando a su vez el desarrollo de los dominios cognitivos desde la neuropsicología.

Atención

Definición conceptual. La atención se define como un sistema funcional, complejo y activo que se encarga de seleccionar lo relevante de lo irrelevante, siendo el resultado de una red de conexiones a nivel cortical y subcortical con predominio en el hemisferio derecho. Se han postulado diferentes modelos neuropsicológicos para explicar este constructo teórico, particularmente en este capítulo se destacará el perteneciente a la teoría de las Redes Atencionales, modelo propuesto por Posner y Petersen por primera vez en 1990. Estos autores describen la atención como un mecanismo múltiple, con diferentes submecanismos que se encuentran en diferentes zonas cerebrales y son funcionalmente independientes, pero coordinados entre sí. Estos submecanismos al cumplir diferentes funciones que implican operaciones cognitivas muy específicas se dividen en subsistemas o redes. De esta forma, la *red de orientación* implica dirigir la atención espacialmente hacia la fuente del estímulo; por otro lado, la *red de vigi-*

lancia permite el logro y mantenimiento del estado de alerta, y finalmente, la *red ejecutiva* es la encargada del control voluntario de la atención en situaciones más complejas. El daño de alguna de estas redes, independientemente de la fuente, provocará déficits neuropsicológicos específicos.

La atención y su relación con la deprivación auditiva. En los últimos años se han presentados dos posturas para abordar los procesos atencionales en personas con deprivación auditiva, especialmente aquellas con hipoacusia profunda temprana. Por un lado, se presenta la *hipótesis de la deficiencia,* la cual sostiene que la pérdida de la función auditiva provoca también un déficit en los procesos atencionales. En contraposición, la *hipótesis compensatoria* plantea que la atención visual es potenciada con el fin de contrarrestar el déficit auditivo. Los postulados de ambas hipótesis se expondrán con mayor profundidad a continuación.

La *hipótesis de la deficiencia* postula que el desarrollo normal de la capacidad atencional necesita de la integración de la información proveniente de todas las modalidades sensitivas. Así, cuando se presenta un déficit auditivo mayor que limita la escucha, el desempeño en la atención visual sería menor ya que ésta cumple la doble función de ser canal de recepción de información y ejecutor de una tarea atencional al mismo tiempo. Los primeros estudios experimentales que documentaron esta hipótesis fueron los realizados por Quittner y su equipo. Este grupo se dedicó a estudiar la atención visual sostenida en niños sordos y en niños oyentes concluyendo que la misma tenía un desarrollo alterado. Posteriormente, estos resultados serían replicados en otros estudios que evaluaron el desempeño en la atención visual en ambas poblaciones. A nivel general, se encontró que, tanto en niños con deprivación auditiva como oyentes, se produce un cambio considerable en el rendimiento de las tareas de atención visual selectiva entre los 7 y 9 años, con un desempeño levemente inferior en los niños con sordera. De esto, se concluye que cualquiera que sea el parámetro que organice los cambios en la atención selectiva visual durante este momento del desarrollo, no dependerían de la capacidad auditiva. Los cambios observados tendrían que ver con factores internos como puede ser la madurez de procesos inhibitorios dependientes del lóbulo frontal.

Por el contrario, se encontró que el nivel general de desempeño en las tareas y la magnitud del desarrollo de la función atencional parece depender fuertemente de la capacidad auditiva. De esta manera, se observó que los grupos de niños oyentes, y aquellos con sordera sin implante coclear tuvieron un desarrollo similar de la atención visual, siendo diferente principalmente en el nivel absoluto de desempeño de las tareas. En cambio, se observó un aumento significativo en el desarrollo de la atención selectiva visual entre los niños con implante coclear, pasando a un rendimiento con un valor absoluto similar al de niños sordos sin implante coclear a uno que se acercaba al grupo de niños sin alteraciones en la audición. Para mayor claridad estos resultados pueden observarse graficados en la Figura 132.

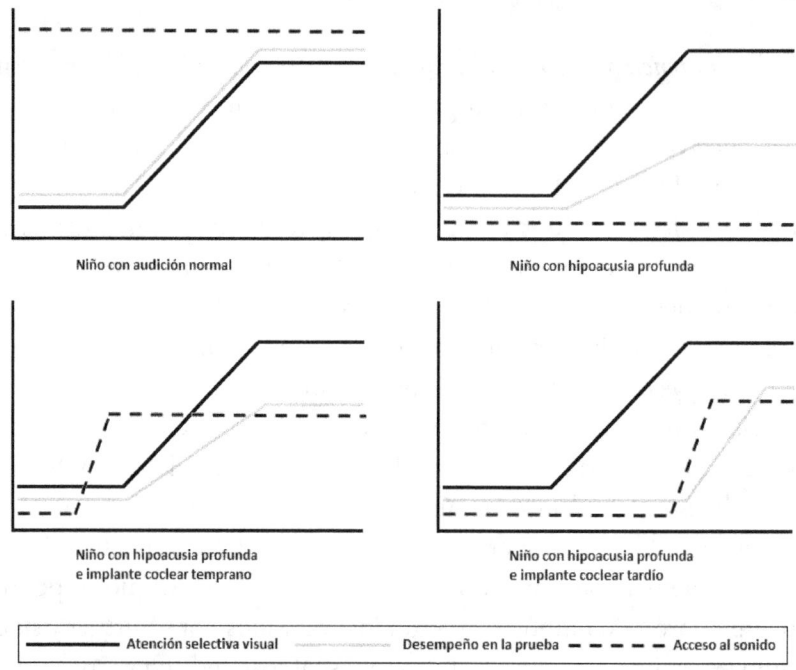

Figura 132: Desarrollo hipotético de la atención selectiva visual en cuatro niños con distinto nivel de acceso al sonido. Adaptado de Quittner, Osberger & Miyamoto; 1998.

En suma, la hipótesis de la deficiencia sostiene que la atención selectiva visual es producto de un sistema complejo con múltiples componentes, siendo el acceso a la audición una condición indispensable para su adecuado funcionamiento. Los autores que apoyan esta hipótesis sostienen que las personas con audición pueden atender a un estímulo visual particular y aun así monitorear el ambiente a través del sonido.

Frente a esta postura se presenta la hipótesis compensatoria, la cual propone que las personas con deprivación auditiva desarrollarían una atención visual con fines adaptativos, caracterizada por una orientación más espacial y mejorando la detección de cambios a través de la visión periférica. Mediante este mecanismo, el déficit para estar alerta por la localización de objetos animados en el ambiente podría verse compensado. Estos cambios, a su vez, podrían afectar el desempeño de personas con deprivación auditiva en ámbitos académicos o médicos que demandan de una atención focalizada en contextos con estímulos distractores.

Ante la presencia de un déficit auditivo, las conexiones a nivel neuronal se pueden reorganizar con fines compensatorios y complementarios entre los sistemas visual y táctil. Los cambios que se producen en la atención son paralelos a una mayor conexión en la corteza de las áreas de asociación sino también en la corteza sensorial.

Hacia un modelo integrativo de la atención visual en hipoacusia y sordera. A pesar de que ambas hipótesis, la de la deficiencia y la compensatoria, parecen contradictorias y mutuamente excluyentes, es importante tener en cuenta que la evidencia sobre la atención visual en cada postura puede ser resultado de abordar diferentes aspectos de esta. En este sentido, se ha sugerido una perspectiva integrativa de la atención visual y su relación con la audición, donde la deprivación auditiva no tendría un efecto simple como mejorar o empeorar este dominio cognitivo. Desde esta postura, se sostiene que varios aspectos de la atención visual se podrían modificar a lo largo del desarrollo dependiendo de factores como el modo de comunicación, la intervención de un implante coclear o la etapa del desarrollo en la que comienza de la sordera.

Siguiendo esta hipótesis, la deprivación auditiva podría afectar de forma negativa el desarrollo de la *red de vigilancia*. Como se mencionó previamente, esta red permite adquirir y mantener un estado de alerta que da una mayor sensibilidad a la información del entorno. Asimismo, la alerta se podría dividir en dos tipos: la alerta tónica, la cual es un estado general de activación del organismo, caracterizada por mantener cambios relativamente espaciados, permitiendo conservar la atención a lo largo de un período prolongado de tiempo. Por otro lado, la alerta fásica es un estado más transitorio que prepara al individuo para acciones rápidas. Este tipo de alerta se encontraría modulado por el acceso a la audición afectando el desempeño de la red de vigilancia en personas con sordera.

Por otro lado, la falta de acceso a la audición mejoraría el desempeño en dos operaciones elementales de la *red de orientación*: el movimiento y el enganche. Este último componente se desarrollaría más temprano en comparación con personas sin alteraciones en la audición, donde el mecanismo de desenganche orientado a estímulos exógenos tendría una evolución más lenta. Los niños con alteraciones en la audición que crecen en un ambiente con pocas oportunidades de estimulación auditiva podrían tener la posibilidad de mejorar su habilidad de movimiento y enganche en la atención visuo-espacial. Las experiencias que implican el desarrollo del lenguaje visuo-espacial, predominantemente a través de la percepción visual de las palabras, llevarían a una utilización de la atención selectiva visual con una orientación más ecológica hacia la periferia, permitiendo a las personas con deprivación auditiva realizar un mejor monitoreo del entorno. Finalmente, la *red ejecutiva* tendría un desarrollo similar al de aquellas personas con normoacusia, sin ser perjudicada ni beneficiada por la deprivación auditiva. En resumen, en personas con sordera e hipoacusia la falta de acceso a la audición provocaría una reorganización de la corteza auditiva y el modo de procesar la información visual que daría un carácter particular a la forma en la que estas personas se relacionan con su entorno.

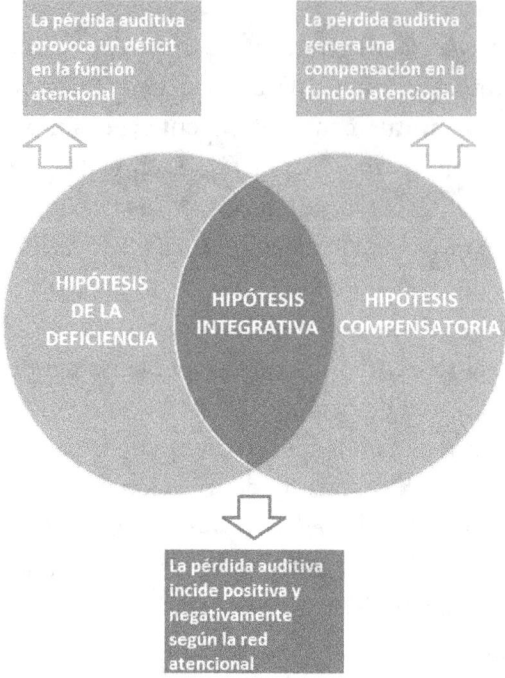

Figura 133. Modelo integrativo de la atención visual en hipoacusia y sordera.

Memoria

Definición conceptual. La memoria es una función cognitiva compleja, conformada por distintos sistemas que interactúan entre sí para poder adquirir, retener y utilizar la información que proviene a través de los sentidos. Para que esto pueda suceder, es necesario que los estímulos seleccionados mediante la atención ingresen al sistema por medio del proceso de codificación. Posteriormente, el proceso de almacenamiento permite que la información pase de un almacén a corto plazo a otro de largo plazo, mediante un filtro ya que no toda la información almacenada a corto plazo será permanente. Finalmente, el proceso de recuperación hará posible la evocación de la información cuando esta sea necesaria.

Los hallazgos derivados de la última década resaltan el reconocimiento de más de un tipo de memoria. Las lesiones cerebrales específicas, las cuales provocan alteraciones de un tipo de memoria, pero dejando intacto el desempeño del resto de las otras, han confirmado la necesidad de concebir este constructo teórico como un conjunto de distintos sistemas.

Entre los modelos cognitivos propuestos para este dominio, destaca el presentado por Atkinson y Shiffrin, uno de los más tradicionales dentro de la psicología cognitiva. Este modelo sostiene que la información se organiza en tres almacenes, estos son, el *almacén sensorial*, que implica el procesamiento de la información sensorial con una duración de pocos segundos. Este tipo de almacén permite retener la información frente a exposiciones muy breves, realizando un registro literal y fugaz. Sólo una parte de la información proveniente de la memoria sensorial ingresa al *almacén de corto plazo*, el cual tienen un carácter más duradero que el anterior, aunque también es transitorio y con capacidad limitada. Finalmente, el *almacén de largo plazo* admite el alojamiento de la información durante períodos prolongados de tiempo, con una aparente capacidad ilimitada y menos susceptibilidad de ser alterado por interferencias.

Cabe mencionar que la memoria de corto plazo, bajo el concepto *de memoria de trabajo*, ha tenido una elaboración más sofisticada en otro modelo, propuesto por Baddeley y Hitch. La *memoria de trabajo* es un sistema de memoria con capacidad limitada, el cual implica un sostenimiento de la información en un período de tiempo corto, posibilitando, además, realizar tareas que requieren al mismo tiempo de procesos de manipulación y almacenamiento de la información. En disciplinas como la psicología muchas veces los constructos memoria a corto plazo y memoria de trabajo han sido utilizado como sinónimos, sin embargo, algunos autores sostienen que cuando se realiza un mantenimiento más pasivo de la información se podrían hablar de memoria a corto plazo, mientras que la memoria de trabajo realiza un procesamiento activo de la información. Tanto la memoria de trabajo como la de corto plazo han sido consideradas como muy buenos predictores del desempeño académico en diferentes áreas.

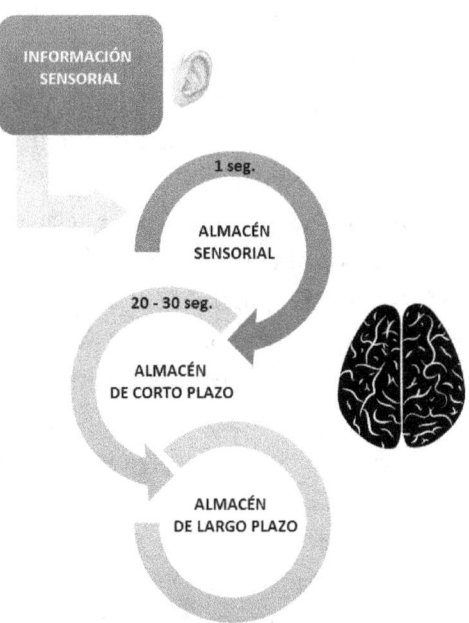

Figura 134: Sistemas de memoria.

La memoria y su relación con la deprivación auditiva. En las personas con deprivación auditiva el desempeño de la memoria sensorial de tipo visual no tiene diferencias significativas con la ejecución de esta función en personas oyentes. La información con modalidad gráfica, presentada en lapsos breves de tiempo puede ser procesada y almacenada, evidenciando una curva de memoria normal y una correcta evocación entre las personas con deprivación auditiva. De acuerdo con estudios entre niños con alteraciones en la audición, tampoco se han encontrado diferencias significativas en el volumen al que pueden ser expuestos las personas con normoacusia.

En cuanto a la memoria de trabajo, se ha encontrado que ésta presenta tanto deficiencias como fortalezas en personas con alteraciones auditivas. Entre las áreas de deficiencia se menciona la memoria secuencial, la velocidad de procesamiento, la carga de memoria, y la atención, mientras que, entre las fortalezas destacan el recuerdo libre, la memoria visuoespacial, la capacidad de manejar imágenes a nivel mental, y la codificación dual. La memoria secuencial es el componente de la memoria de trabajo que permite procesar y recordar una lista u otros estímulos en el mismo orden en el que fueron presentados. Las personas oyentes presentan un menor desempeño para recordar listas de dígitos, palabras escritas, signos de lenguaje de señas en comparación con palabras de lenguaje de oyentes, y para deletreo de lenguaje de señas en comparación a palabras de lenguaje de oyentes. Varias son las hipótesis que se han planteado en relación con este déficit, algunas plantean que la articulación de los signos es más larga en comparación con el habla; otras concluyen que hay una tasa de decaimiento más rápida en la capacidad de memoria secuencial de tipo visual o icónica que la de tipo auditiva o ecoica; mientras que otras posturas sostiene que la formación de signos tiene una complejidad mayor frente al habla. Este déficit podría afectar el desarrollo de las estrategias secuenciales que se utilizan en la memoria de trabajo afectando su desempeño general.

Otro dominio cognitivo importante relacionado a la memoria de trabajo es la velocidad de procesamiento, que implica la velocidad en la cual puede ser completada una tarea con demanda cognitiva, como por ejemplo reconocer un signo o palabra, o leer una oración. Los resultados encontrados en los índices de velocidad de procesamiento de escalas de inteligencia en niños y adultos sordos indican un desempeño pobre en esta función en relación con lo esperado. En el caso de los niños, esta dificultad podría deberse a la relación con otros dominios cognitivos como redes de atención.

En cuanto a las áreas donde la memoria de trabajo evidencia un mayor desempeño en el grupo de personas con deprivación auditiva, no se encontraron diferencias significativas con personas oyentes en la capacidad de recuerdo libre, la cual permite evocar una lista de ítems o palabras en cualquier orden. Tampoco se hallaron diferencias en la evocación visuoespacial, sino que, al contrario, tanto los niños como adultos con alteraciones en la audición parecen desempeñarse mejor en ciertas tareas que impliquen el recuerdo de una lista de ítems de manera visual. Sumado a esto, las personas con deprivación auditiva poseen una mayor capacidad para crear, mantener y manipular imágenes mentales en la memoria de trabajo, lo cual coincide con los hallazgos que prueban un predominio de la memoria visual en esta población.

Funciones ejecutivas

Definición conceptual. Las funciones ejecutivas enumeran un conjunto de procesos cognitivos que desde la neurociencia representa los mecanismos que permiten planificar, coordinar, regular y evaluar la conducta con el fin de establecer y alcanzar objetivos. Estas funciones representan actividades mentales complejas que actúan a modo del "director de orquesta" en el cerebro coordinando las ideas, los movimientos o acciones simples para dirigirlos a una meta, volviéndolos más complejos. El principal sustrato anatómico para este dominio cognitivo se ubica en los lóbulos prefrontales, especialmente en la zona cortical prefrontal dorsolateral. La evidencia reciente ha confirmado que el desarrollo de las funciones ejecutivas comienza en etapas tempranas de la vida, particularmente desde la lactancia, y se mantienen en evolución incluso hasta en la adultez, siendo el dominio que tarda más tiempo para desarrollarse.

El concepto es relativamente nuevo en el ámbito de la neuropsicología, siendo Luria el primero en estudiarlas y Lezak el que las definió como tales en el año 1982. Alexander Luria consideró que los lóbulos prefrontales eran las estructuras con la capacidad para controlar el resto de las actividades a nivel cerebral. Este autor propuso tres unidades funcionales en el cerebro: recepción, procesamiento y almacenamiento de la información, ubicado en las áreas corticales post-rolandicas; alerta-motivación dependiente del sistema límbico; y programación, control y verificación de la actividad relacionado a la corteza prefrontal. Actualmente existen diferentes modelos neuropsicológicos que abordan las funciones ejecutivas, sin embargo, se puede decir que las diferentes teorías no se contraponen, más bien se podrían complementar ya que todas coinciden en que este dominio cognitivo permite coordinar y regular la conducta, y dar fluidez a los demás procesos cognitivos. Los hallazgos han demostrado que estas funciones no son un dominio simple, sino que es necesaria la intervención de múltiples capacidades para poder utilizarlas de manera eficiente.

Las funciones ejecutivas y su relación con la deprivación auditiva. El rendimiento de funciones ejecutivas se presenta con diferencias sustanciales en comparación con personas oyentes. Se ha encontrado que los individuos con deprivación auditiva se caracterizan por una mayor rigidez cognitiva, manifestada por medio de un desempeño con más errores y perseveraciones en tareas que evalúan la flexibilidad cognitiva. Este componente de las funciones ejecutivas supone la capacidad para alternar una respuesta a otra, de manera que se responda adecuadamente a las demandas cambiantes de una tarea o del propio entorno.

Por otro lado, también en la población de personas con hipoacusia y sordera se presenta una mayor dificultad en la organización y/o planificación de la conducta. La planificación implica la capacidad para organizar los pasos sucesivos y los elementos necesarios para alcanzar un objetivo. Para esto se deben concebir alternativas a partir de los cambios en las circunstancias y poder hacer elecciones. Estas diferencias sugieren que las funciones ejecutivas al ser las últimas funciones cognitivas en desarrollarse podrían tener un tiempo más prolongado para afianzarse en el caso de personas con deprivación auditiva. A pesar de las divergencias presentes, el procesamiento simultáneo parece no verse afectado por la pérdida auditiva, especialmente entre aquellas personas que han asistido a una institución educativa con regularidad.

Resta evidencia aún para determinar hasta qué grado se pueda dar un desarrollo óptimo del pensamiento hipotético, la flexibilidad cognitiva para construir y adquirir nuevos conocimientos de la misma manera como lo ejecuta un oyente y que son necesarios para alcanzar metas académicas.

Conclusiones

Los datos previamente expuestos permiten integrar la información disponible sobre indicadores cognitivos en personas con pérdida auditiva, lo cual contribuye a delimitar con mayor precisión un perfil cognitivo en esta población. De esta manera, se puede concluir que las personas con deprivación auditiva poseen un estilo cognitivo propio, sin mostrar una disfunción cognitiva a nivel general, aunque registrando algunos déficits cognitivos que puede influir en los procesos de aprendizaje y adaptación al ambiente más próximo.

Ante la presencia de una disfunción en el canal auditivo se puede manifestar el denominado "déficit invisible"; cuya expresión puede darse a nivel cognitivo, neuropsicológico, afectivo y a través de la adquisición del lenguaje y los conocimientos. Estas dificultades pueden darse de manera progresiva desde las primeras etapas del desarrollo haciéndose particularmente evidentes en la entrada al contexto escolar donde las exigencias académicas demandan una mayor utilización de los recursos neurocognitivos de los individuos. Por este motivo, es fundamental conocer las diferencias individuales en los diferentes dominios, con la finalidad de garantizar las condiciones específicas que permitan un óptimo desarrollo. Reconocer que las personas con deprivación auditiva poseen sus particularidades cognitivas, donde el cerebro compensa la carencia y potencia otras funciones, reafirma la importancia de reconocer al otro y su heterogeneidad, no en un sentido de precariedad, más bien, como un signo de multiplicidad.

Sección 5: Fonoaudiología traslacional

Capítulo 27

Neurobiología estructural y funcional como base traslacional de la atención sanitaria basada en evidencia

Elio Andrés Soria, Agustín Ramiro Miranda,
María Luján Navarra Morero, Elica Tatiana
Rodrigo Fantón, Lucrecia Pons y Laura Rosa Pascual.
Cátedra de Biología Celular, Histología y Embriología, Facultad de Ciencias
Médicas, Universidad Nacional de Córdoba, Argentina.

Investigación traslacional

La investigación traslacional nace de la necesidad de integrar la investigación básica y la clínica. La palabra traslacional deriva del inglés, sin embargo el término más adecuado en nuestro idioma sería traduccional, ya que es la traducción de dos lenguajes distintos: el de la ciencia básica y el de las aplicaciones clínicas, combinando el descubrimiento y desarrollo de fármacos, la caracterización de la enfermedad, la genética del paciente, el conocimiento de las vías de señalización molecular afectadas con la elección de terapias personalizadas más convenientes que sean eficaces y sin perjuicios para nuestros pacientes. Nace así un paradigma emergente de la práctica profesional basado este tipo de investigación, que también se ha propuesto como una herramienta valiosa a la hora de evaluar políticas sociales y optimizar el cuidado integral del paciente. La revista Journal of the American Medical Association destacó en el año 2002 "la necesidad de traducción de los nuevos conocimientos, mecanismos y técnicas generadas por los avances en la investigación básica para ofrecer nuevas posibilidades para la prevención, diagnóstico y tratamiento de enfermedades". A partir de esta publicación, diversas áreas relacionadas al cuidado de la salud de las personas comenzaron a cuestionarse sobre la investigación traslacional, como ha sido el caso de la Fonoaudiología.

Se considera a la práctica traslacional como una continuidad del concepto de práctica basada en la evidencia, con la aplicación integrada de la genómica, proteómica, farmacología, biomarcadores y tecnologías clínicas que amplían el conocimiento fisiopatológico de las enfermedades humanas. Si bien es un concepto nuevo en el campo biomédico, durante los últimos años múltiples centros académicos, laboratorios, hospitales y sistemas de salud la han definido como prioridad. Para fomentar su implementación, distintas entidades incluyen dentro de su cartera temas relacionados, como por ejemplo la American Academy of Audiology, siendo algunos de los centros vinculados a la misma: The Translational Research Working Group (2005), Institute of Translational Health Sciences (2007), European Infrastructure for Translational Medicine. En 2009, también surgieron dos revistas: el Translational Research – The journal of Laboratory and Clinical Medicine y The American Journal of Translational Research.

En Argentina, históricamente la investigación básica y la clínica han convivido de manera distanciada, pocos han sido los centros que se han dedicado a la investigación traslacional. Recientemente en el año 2013 el Consejo Nacional de Investigaciones Científicas y Técnicas (CONICET), dependiente del gobierno nacional, inauguró el Centro de Investigaciones Endocrinológicas "Dr. César Bergadá" (CEDIE), el primer instituto dedicado a la medicina traslacional pediátrica, que desde hace 40 años se dedica a la detección y tratamiento de problemas hormonales en niños.

Con respecto a la Fonoaudiología, a nivel nacional no se han establecido unidades de investigación traslacional. Algunos sectores se resisten a la idea de apoyarla debido a su alto costo y por el temor a redirigir los fondos económicos a otras disciplinas. Para su implementación, se requiere una importante inversión económica de los sectores públicos y privados, además de una reforma en los planes de educación universitaria, y de una reestructuración social para lograr un derecho a la protección a la salud, y así generar servicios de atención sanitaria de mayor calidad y mejor nivel científico. Dicha revisión educativa involucra la incorporación y profundización de conocimientos dentro de la currícula fonoaudiológica, tales como aquellos referentes a la función nerviosa y sus implicaciones para entender el diagnóstico y el tratamiento de los pacientes.

Neuroaudiología estructural y funcional

En la interpretación de un estudio diagnóstico realizado a un paciente, se encuentra detrás el entendimiento integrado de numerosos procesos en el mismo. Así, cuando analiza una audiometría u otro procedimiento, acuden al razonamiento profesional aspectos biológicos, psicológicos y sociales que explican los diferentes hallazgos. En este sentido, la amplia diversidad de capacidades y comportamientos humanos es generada por la particularidad de los encéfalos humanos individuales. Estas diferencias neurobiológicas fascinantes entre los seres humanos tienen su origen en factores hereditarios y ambientales. Las bases anatómicas, tisulares, celulares y moleculares de la fisiología auditiva implican una integración estructural y funcional compleja. En este contexto, la audición debe ser pensada ya no sólo como un proceso sensitivo periférico, sino como un fenómeno centralizado y unificado con el sistema nervioso central. Esto es el objeto de estudio de la Neuroaudiología.

Las actividades fisiológicas neuronales se originan por la interacción de ellas frente a estímulos del medio interno y externo. La experiencia puede modificar la cantidad y el patrón de conexiones sinápticas en los diversos circuitos neuronales, produciendo cambios en el repertorio perceptivo, emocional y conductual. La susceptibilidad específica de los circuitos a las influencias ambientales es particularmente amplia al comienzo de la vida, y define un período que es fundamental para el desarrollo normal de cada sistema neural. Si no se revierte un estímulo inapropiado antes de concluido este intervalo, es difícil o imposible modificar las alteraciones estructurales inducidas durante estos períodos críticos. Esta estrategia general del desarrollo permite al encéfalo almacenar grandes cantidades de información en el circuito formado durante la vida temprana, y retenerlo después. A medida que el organismo madura, el encéfalo se vuelve cada vez más refractario a las lecciones de la experiencia, si bien su potencial permanece.

La anatomía topográfica involucra dos componentes: oído y vía auditiva. El primero presenta tres regiones: externo, medio e interno, cuyas histofisiologías se detallan a continuación:

Oído externo: Es el receptor de las ondas aéreas y está constituido por el pabellón auricular y el conducto auditivo externo (CAE). Ambos se encuentran recubiertos por piel, la cual presenta epitelio plano estratificado cornificado con folículos pilosos y glándulas sebáceas, sudoríparas y ceruminosas, localizándose estas últimas en el CAE. Esto brinda protección frente al ambiente externo manteniendo así permeable la luz e impidiendo la invasión de gérmenes patógenos. Por debajo, se encuentra un esqueleto de cartílago elástico en el pabellón y el tercio externo del CAE y por el hueso temporal en sus dos tercios internos, que brinda elasticidad y soporte mecánico para el viaje de la mencionada onda. Entre el tegumento y el soporte se distribuye tejido conectivo laxo, que posee funciones tróficas sobre los otros tejidos.

Oído medio: Es el transmisor del estímulo y está conformado por una cámara de aire llamada caja del tímpano, membrana que lo separa del conducto auditivo externo, sus relaciones y la cadena de huesillos del oído. El tímpano es una membrana cubierta externamente por una delgada capa de piel e internamente por epitelio bajo simple, entre las cuales hay dos capas de fibras colágenas y fibroblastos. Estas fibras se disponen radialmente las externas y circularmente las internas, acompañándose de fibras elásticas, salvo en cuadrante anterosuperior (membrana de Shrapnell). Esta organización le permite vibrar al recibir las ondas aéreas, lo que desencadena el movimiento secuencial del martillo, yunque y estribo. Estos pequeños huesos están construidos por tejido óseo compacto recubierto por epitelio simple y se conectan por articulaciones sinoviales. También, existen dos músculos estriados esqueléticos (tensor de tímpano y tensor del estribo). Todo esto optimiza la transmisión del movimiento consecuente de la vibración timpánica. Por cara posterior, la caja timpánica se comunica con las celdillas mastoideas, mediante el antro mastoideo, y son un conjunto de cavidades neumáticas situadas en la mastoides del hueso temporal. Desde la cara anterior, emerge un conducto osteocartilaginoso de aproximadamente 4 cm denominado Trompa de Eustaquio, que comunica el oído medio con el cavum de la nasofaringe, su función es la de regular la presión intramesoauditiva necesaria para su función. El revestimiento de epitelio plano simple cambia a cilíndrico ciliado cerca de la trompa, que se hace pseudoestratificado ciliado hacia la rinofaringe. En la pared medial, están las ventanas oval y redonda, sin hueso, cubiertas por membrana conjuntivo-epitelial. Finalmente, el estribo movilizado genera cambios de presión sobre la membrana de la ventana oval a la cual está adherido.

Oído interno: Es el transductor del estímulo mecánico en impulso bioeléctrico. Está conformado por un laberinto óseo dividido en: vestíbulo (utrículo, sáculo, saco endolinfático y comunicaciones), conductos semicirculares y cóclea, en el espesor del peñasco temporal. Esta cavidad ósea aloja en su interior un laberinto membranoso, separándolos la perilinfa, fluido de características similares al líquido cefalorraquídeo. Este espacio es continuación del espacio aracnoideo. En el punto de contacto de ambos laberintos (donde el membranoso se adhiere al óseo), hay tejido conjuntivo vascular de naturaleza perióstica. Dentro de las estructuras membranosas recubiertas por epitelio plano simple circundado por una delgada capa conectiva, se halla endolinfa, fluido altamente especializado rico en potasio (similar al líquido intracelular), que se forma en la estría vascular (vasos rodeados por epitelio estratificado rico en mitocondrias) y se reabsorbe en el saco endolinfático, con células pinocíticas con microvellosidades. El epitelio, en ciertos lugares, se diferencia a máculas, crestas y órgano espiral de Corti (neuroepitelio), desde el cuál parten las vías sensitivas. Este neuroepitelio está cubierto por glicoproteínas, con otolitos de calcio en sáculo y utrículo, y presenta gran heterogeneidad, ya que posee células receptoras ciliadas inervadas y células cilíndricas de sostén (con núcleo basal y especializaciones apicales de membrana). La cóclea se enrolla en torno al modiolo de tejido óseo esponjoso, que contiene tiene el ganglio nervioso espiral. Lateral a la lámina espiral ósea, su porción membranosa tiene forma triangular, su base se adosa a la pared ósea, donde asienta el nacimiento de la membrana tectoria y su borde se funde con el periostio, donde se forma la estría vascular. El lado superior del triángulo forma la membrana vestibular (epitelio plano simple y conjuntivo delgado) y el inferior la lámina espiral membranosa, que tiene el órgano de Corti. Este triángulo divide el espacio en tres rampas: vestibular, media y timpánica, estando la primera y la tercera están rellenas con perilinfa y se comunican por el helicotrema. El órgano de Corti apoya sobre un engrosamiento de colágeno de la lámina espiral membranosa, llamado membrana basilar. Por encima, se encuentra la membrana tectoria, rica en glicoproteínas, que entra en contacto con las células sensoriales, formando el túnel espiral interno. El epitelio está formado por células ciliares internas, pilares (de sostén) y ciliares externas (por fuera del túnel), recibiendo fibras nerviosas aferentes y eferentes. Partiendo de la fuerza ejercida sobre la ventana oval, esta compleja organización permite que dicha presión viaje a través de la perilinfa desde una rampa a la otra, absorbiéndola la dilatación de la membrana de la ventana redonda. Así, la onda hidrodinámica le otorga movilidad a la membrana basilar durante su trayecto. Esto no es inmediatamente acompañado por cambios en la membrana tectoria por inercia de ésta, llevando a flexión de las prolongaciones allí ancladas de las células ciliadas internas. Esto induce despolarización de dichas células transformando energía mecánica en bioeléctrica, reflejada en un impulso iónico que va por su membrana plasmática en sentido basal. Allí, estimulan las dendritas de las neuronas del ganglio espiral. Debe notarse que tanto estructural como funcionalmente no es posible estudiar el oído como separado del encéfalo, sino como una región especializada de éste con cercanía con el exterior. Estas condiciones son factores críticos para entender la vulnerabilidad ante noxas medioambientales y sistémicas.

En cuanto a la vía auditiva, las neuronas del ganglio de Corti (o espiral) emiten proyecciones axónicas que discurren por el interior del hueso temporal. En su conjunto, estos axones, por donde se propaga el impulso bioeléctrico, constituyen la rama auditiva del VIII par craneal o nervio vestibulococlear para alcanzar los centros encefálicos donde hacen sinapsis. El mencionado impulso es conducido por el nervio coclear (rama auditiva del VIII par), constituido por fibras axonales de neuronas localizadas en el ganglio espiral de la cóclea, ingresan en la protuberancia por su cara anterior para luego dividir sus fibras en dos trayectos, uno que ingresa al núcleo coclear posterior y otro ramo para el núcleo coclear anterior, ambos situados en el pedúnculo cerebeloso inferior. Los cuerpos neuronales de estos núcleos envían axones hacia el núcleo posterior del cuerpo trapezoide (encargado de la modulación de la información) y el núcleo olivar superior (participa en la localización espacial de la fuente del sonido), estos emiten haces ipsilateral y contralateralmente. Los axones que nacen de estas formaciones ascienden por la protuberancia y el mesencéfalo constituyendo el lemnisco lateral, algunas fibras establecen sinapsis con el núcleo del lemnisco lateral. Una vez en el mesencéfalo, las fibras neuronales del lemnisco lateral finalizan su recorrido en el núcleo del colículo inferior, del cual emergen axones que hacen sinapsis en el cuerpo geniculado medial talámico del mismo lado y del contralateral, y atraviesan la radiación acústica de la cápsula interna hacia la corteza auditiva primaria.

La corteza auditiva representa el área encefálica destinada al procesamiento de los estímulos sensoriales auditivos. Se distinguen dos regiones principales, la corteza auditiva primaria y la corteza auditiva secundaria. El área auditiva primaria corresponde al área 41 y 42 de Brodmann, topográficamente situada sobre la superficie de la circunvolución temporal superior, e incluye la circunvolución de Heschl. Se encuentra organizada tonotópicamente, la parte anteromedial se vincula con la percepción de sonidos de baja frecuencia, mientras que la porción posterolateral, se relaciona con los de alta frecuencia. La corteza auditiva secundaria se localiza en el surco lateral y en la circunvolución temporal superior, más precisamente en el área 22 de Brodmann. Su función principal es la interpretación de los sonidos. Tiene una organización de mayor complejidad que la primaria, ya que se relaciona con otras estructuras, como por el ejemplo el tálamo. Además participa en la asociación auditiva con otra información sensitiva, está implicada en el procesamiento de patrones musicales, la localización espacial del sonido, así como en el lenguaje y la vocalización. También podría estar implicada en la memoria auditiva.

La transmisión de la información desde la corteza auditiva a los núcleos inferiores y el receptor periférico (órgano de Corti) está representada por las vías auditivas descendentes, que participan en un mecanismo de retroalimentación e inhiben la recepción del sonido. También cabe destacar la existencia de vías y centros secundarios, de gran interés y complejidad, que participan por ejemplo en la vinculación del mensaje auditivo con otras funciones sensoriales y neurovegetativas.

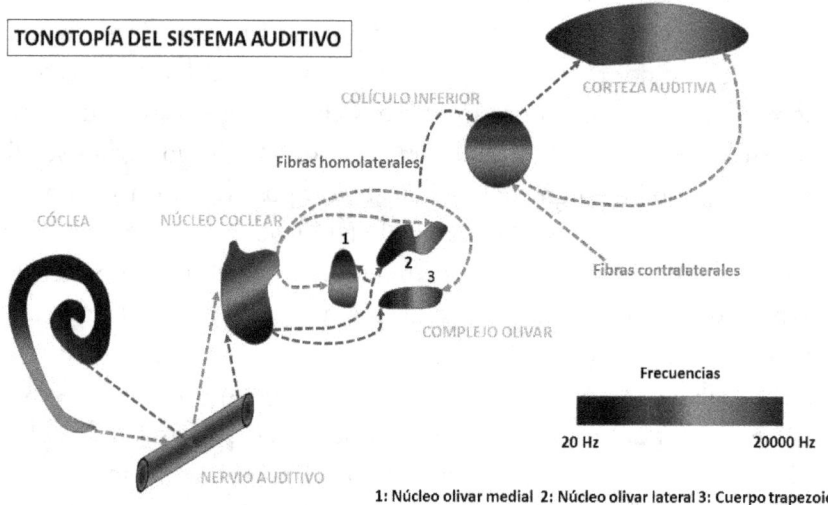

Figura 135: Tonotopía del sistema auditivo.

Neurohistología funcional

Una neurona realiza un promedio de 1.000 conexiones sinápticas y recibe alrededor de unas 10.000 conexiones. En promedio, cada neurona se divide para formar 2.000 terminaciones sinápticas, aunque se calcula que el número de botones sinápticos adheridos a una motoneurona espinal son cerca de 10.000, de los cuales 2.000 se dan en el soma y 8.000 en las dendritas. El valor de 10.000 sinapsis se ha asignado sin tener en cuenta ninguna diferenciación entre las neuronas, valor que se ha extrapolado de la consideración planteada en que hay 1015 contactos sinápticos en el cerebro humano. La proporción entre las sinapsis y las neuronas del prosencéfalo es de 40.000:1. Hay 20.000 sinapsis por cada neurona de la corteza cerebral. Algunas que presentan incluso hasta 200.000 sinapsis, como es el caso de las células de Purkinje del cerebelo. Ahora bien, debe considerarse que una interneurona de la médula espinal no se relaciona sinápticamente con una neurona motora de la corteza frontal, ni una neurona piramidal del hipocampo se relaciona sinápticamente con una neurona de Purkinje del cerebelo; por ello todas las interconexiones neuronales que se establecen son de 1014, aunque para otros el cerebro humano posee 1015 interconexiones. El número de vías nerviosas cerebrales es de 1013.

La organización citoarquitectónica de la corteza cerebral humana posee tres caracteres fundamentales: plegamiento, estratificación y formación de columnas. Los estratos de la corteza hacia la sustancia blanca se pueden considerar: capa molecular, granular externa, de células piramidales, granular interna, ganglionar o piramidal interna, y de células fusiformes. Lashley y Clark resumieron en 1946 los criterios utilizables para diferenciar zonas corticales, en virtud de la configuración neuronal. Dichos criterios son:

- Espesor absoluto de la corteza.
- Número de estratos horizontales.
- Disposición radial de las células.
- Tamaño absoluto de las mismas.
- Tamaño relativo de las células en las diferentes capas.
- Grado de mezcla de los diferentes tipos celulares.
- Densidad de células por unidad de volumen.
- Afinidades tintoriales, etc.

La corteza cerebral se puede dividir en tipos citoarquitectónicos distintos, dando cuenta de su variada constitución a lo largo de los diversos lóbulos. Así, se encuentran los siguientes tipos:

Frontal: corteza gruesa con seis capas bien diferenciadas, células granulares en las capas II y IV, y células piramidales en las capas III y V. es el tipo habitual que reseña toda la bibliografía histológica básica.

Parietal: mantiene las seis capas bien definidas, pero mostrando más desarrollo de la capa II y IV de células granulares (dichas neuronas son efectoras) con respecto a las capas III y V de células piramidales.

Polar (frontal y occipital): de corteza delgada muy bien estratificada, con mayor número de células piramidales en el polar frontal que en el polar occipital.

Polar temporal: presenta seis estratos bien diferenciados, con células de Cajal-Retzius en la capa I, células granulares grandes en la capa II, células piramidales medianas y pequeñas en la capa III y grandes en la capa V, con una cuarta capa bien delgada y una sexta capa con neuronas de morfología diversa.

Piramidal: agranular en la circunvolución frontal ascendente.

Coniocórtex: con un estrato repleto de células granulares. Dicha capa se denomina capa supergranular, la cual es la capa IV.

La corteza cerebral, una vez que se ha desarrollado, adopta una disposición horizontal (estratos) y vertical (columnas), con implicancias funcionales. Los módulos con disposición columnar son unidades de circuitos neuronales repetitivos dentro de áreas neocorticales, que varían en número y tipo celular, conexiones (internas y externas) y modo de procesamiento entre diferentes entidades (agrupaciones determinadas por conjuntos de conexiones externas dominantes). Sin embargo, dentro de una entidad dada, los módulos son similares en cuanto a diseño interno y operación. Estos pueden, a su vez, ser subagrupados según sus diferentes interacciones extrínsecas. En tal sentido, los enlaces entre dichos subgrupos y otros ubicados en otras entidades constituyen sistemas de distribución, que serían el sustrato para funciones específicas. Un área cortical (histoarquitectónicamente hablando) pertenece a más de un sistema, pudiendo las columnas con propiedades comunes estar relacionadas por un amplio rango de nexos intracorticales.

Existen diferentes métodos para estudiar la actividad neuronal (con resolución espacial suficientemente alta) y detectar patrones de activación de módulos estructurales (columnas corticales). Incluso es posible realizar un mapeo de la actividad neuronal con resolución de microscopía óptica y electrónica, por la técnica de autometalografía con talio (el talio es un análogo del potasio, por lo tanto puede revelar la actividad de este compuesto en la corteza). Por esta técnica se determinó que la corteza auditiva posee columnas organizadas según los tonos que procesen, con patrones espaciales de activación muy elaborados. El movimiento de Talio en las diferentes capas, subcapas y tipos celulares es muy variable, siendo particularmente intenso en interneuronas multipolares inhibitorias de la capa IV. Además, se caracterizaron módulos verticales, de dimensiones minicolumnares y grupos de células piramidales (capa Vb) con dilataciones dendríticas apicales en el centro de las columnas. La capa IV sería la principal receptora de proyecciones específicas, mientras que la capa I recibiría las proyecciones de tipo inespecífico.

Macroscópicamente, el cerebro se encuentra constituido por sustancia gris y blanca. La primera está formada por los cuerpos neuronales, y la segunda por las proyecciones de éstos:

Sustancia gris cortical (corteza): histológicamente se reconocen dos tipos: la alocorteza y la neocorteza. La alocorteza (arquipalio) es de estructura diversa, y presenta tres capas de neuronas corticales o piramidales. Se encuentra en regiones corticales filogenéticamente más antiguas. Se encuentra en el hipocampo, la arquicorteza y la periarquicorteza, que es una zona de transición hacia la neocorteza, y que puede tener de tres a seis capas. En cambio, el resto de la superficie cerebral muestra seis capas de neuronas piramidales en un 85% (neocorteza), con mayor complejidad (neopalio, más evolucionado). El restante 15% lo representan interneuronas. Este tipo de corteza se encuentra en la hemisférica externa.

- Sustancia blanca interna (cápsula interna y centro oval): Se encuentran las proyecciones mielinizadas (dendritas y axones) de neuronas locales y lejanas. Esta se organiza en estructuras fasciculares, que conectan regiones entre si dentro de los hemisferios, y con otras contralaterales y extracerebrales.
- Sustancia gris central (núcleos de la base y diencéfalo).

Esta descripción es una versión simplificada, ya que no es posible darla en forma acabada.

Las neuronas pueden clasificarse por dos criterios morfofuncionales:

1. Según el número de dendritas (ya que el axón es único): multipolares, bipolares, pseudomonopolares y monopolares. Esto indica la complejidad de las interacciones sinápticas (integración).
2. Según la longitud de los axones: Golgi tipo I (largas) y Golgi tipo II (cortas), con implicancias en la magnitud de sus acciones (extensión).

Los núcleos optoestriados están conformados por el tálamo y el cuerpo estriado, además de otras formaciones menores (epitálamo e hipotálamo). El tálamo es el núcleo más voluminoso. Su tamaño se correlaciona con el gran desarrollo de la corteza cerebral y otras formaciones telencefálicas, con las cuales sus neuronas tienen estrecha relación. En él predominan las neuronas multipolares con proyecciones largas, ya que presentan numerosas conexiones con la corteza cerebral y otros núcleos. El epitálamo es una estructura evolutivamente más antigua, cuyo desarrollo en el hombre es ínfimo en comparación al tálamo. Sus neuronas son de tipo serotoninérgicas, fabricando serotonina, neurotransmisor que es utilizado por la glándula pineal para sintetizar melatonina (la glándula pineal es parte del epitálamo). El cuerpo estriado se conforma de los núcleos caudado y lenticular, el cual se divide en putámen y globo pálido. Todos estos núcleos quedan separados por numerosas fibras aferentes y eferentes que se reúnen en lo que se denomina la capsula interna. El globo pálido se compone de neuronas relativamente grandes y poco basófilas (dando el aspecto pálido al núcleo). Las neuronas del estriado presentan apariencia estrellada, con núcleos prominentes centrales y redondeados, rodeados por la sustancia de Nissl. En estos núcleos hay mayor proporción de neuronas con proyecciones cortas (interneuronas), demostrando la integración funcional entre ellas, con el fin de procesar la información recibida y emitir una respuesta adecuada. Sus neuropilos conforman una compleja red sináptica tridimensional. Algunos de los neurotransmisores que expresan estas neuronas son la somatostatina, calretinina y parvalbúmina, siendo las interneuronas de tipo colinérgicas en su mayoría. Todos los tipos neuronales responden a la dopamina. Las características particulares de cada grupo neuronal no es objeto de estudio de este texto.

El tálamo óptico ha evolucionado paralelamente con la corteza cerebral, por lo que posee, como ésta, regiones filogenéticamente distintas. Éste presenta una relación intensa y recíproca con la corteza cerebral. Estas proyecciones han sido demostradas por los métodos de impregnación argéntica, al observarse axones que alcanzan neuronas corticales (específicas) o las arborizaciones superficiales (difusa). Estos núcleos inespecíficos y sus proyecciones difusas forman el Sistema Reticular Activador Ascendente, produciendo activación cortical difusa. Por estudios de trofismo celular se reconoció la existencia de neuronas talámicas corticodependientes, las cuales degeneran en forma retrógrada al lesionarse las neuronas corticales correspondientes. De la misma manera se comportan los otros núcleos basales con numerosas conexiones subcorticales, intra y extranucleares.

El hipotálamo esta área situado debajo del tálamo es una agrupación de varios núcleos y áreas nucleares de sustancia gris, con función endocrina y nerviosa. Como en otros centros, la glía determina el ambiente para el desarrollo de neuronas multipolares de dimensiones variables, existiendo células pequeñas numerosas, aunque hay algunas de gran tamaño. Las principales vías que llegan o parten del órgano son amielínicas. Muchas lo conectan con el sistema límbico, las vísceras y con centros del tallo encefálico. Cierto grupo neuronal tienen función endócrina sistémica (supraópticas y paraventriculares) y reguladora de la adenohipófisis. Existe un sistema intrahipotalámico de neuronas dopaminérgicas (núcleo arqueado). Es el centro integrador del sistema nervioso vegetativo y forma parte del sistema límbico. Las distintas agrupaciones del hipotálamo poseen funciones de integración definidas, para lo que poseen aferencias nerviosas y neuronas especializadas capaces de detectar modificaciones bioquímicas (hormonas, glucosa) y físicas (temperatura, volemia), a fin de mantener la homeostasis del medio interno.

Fisiología y neurotransmisión

La demanda nutricional del cerebro humano es sumamente alta, ya que con el 2% del peso corporal consume el 25% del total de la glucosa utilizada en el cuerpo, y casi el 20% del O2. En el cerebro, el glucógeno se almacena principalmente en los astrocitos y, aunque los niveles son bajos comparados con el hígado y el músculo, la tasa de recambio (turnover) es muy rápida, estando sus niveles estrechamente acoplados a la actividad sináptica. Dicho glucógeno representa un "buffer metabólico", bajo el control dinámico de la actividad neuronal. El cerebro puede oxidar tanto carbohidratos (glucosa) como lípidos (cuerpos cetónicos). El metabolismo energético del cerebro se considera un reflejo predominante, o casi exclusivo del metabolismo energético neuronal. Sin embargo, otros tipos de células (gliales y endoteliales) no sólo consumen energía, sino que además juegan un rol activo en el flujo de los sustratos energéticos y plásticos hacia las neuronas. En tal sentido, la neuroglia mantiene la homeostasis del ambiente perineuronal (concentración de iones extracelulares, recaptación de neurotransmisores).

Existe un modelo de compartimentalización metabólica, en el que la glucosa, luego de atravesar el endotelio cerebral, es tomada por los astrocitos, para ser metabolizada por la vía de la glucólisis (en este caso activada por glutamato), generando lactato. Este lactato es liberado al espacio extracelular, donde, mediante transportadores específicos las neuronas lo captan y lo utilizan como sustrato energético (vía ciclo de Krebs) o como neuroactivador (dicho lactato inhibe el canal potásico de la membrana neuronal). En el proceso de transmisión sináptica los astrocitos depuran rápidamente el glutamato liberado, mediante un multitransportador que acopla iones Na+ (en proporción 1:3) y glucosa, liberando lactato. Además la neurona puede utilizar glucosa directamente. Por lo tanto, la activación neuronal está regulada por la tasa metabólica de las células gliales, acoplando el metabolismo celular a la neurotransmisión. Incluso, existe una relación estequiométrica entre la tasa de consumo de glucosa y la actividad glutamatérgica (1:1), lo que nos permite inferir la activación cerebral por medición de dicha, o utilizarse la resonancia magnética funcional con resolución columnar.

Por otro lado es importante señalar el metabolismo de los cuerpos cetónicos, los cuales son un recurso importante ante la falta de glucosa. Las primeras horas de vida requieren en forma considerable de estos. Durante la última etapa de la gestación el feto acumula glucógeno cerebral en forma considerable, para enfrentar la demanda extrema de energía que se produce durante el nacimiento. Sin embargo, éste se consume rápidamente en las dos primeras horas de vida extrauterina, produciendo un marcado descenso de la glucemia. Dado que la gluconeogénesis no es plenamente activa hasta las 12 horas de vida, la normoglucemia se alcanza entre el 3-4º día de vida. Hasta ese entonces, los requerimientos energéticos del cerebro son suplidos por los cuerpos cetónicos sintetizados por el propio feto a partir de los lípidos provenientes de la leche. Las enzimas implicadas en el metabolismo de los cuerpos cetónicos están presentes en neuronas, como en astrocitos y oligodendrocitos. Los oligodendrocitos poseen mayor actividad de la enzima acetoacetil-CoA sintetasa, indicando su papel relevante en la síntesis de lípidos y, especialmente, de colesterol.

Este intenso metabolismo oxidativo genera continuamente especies reactivas de oxígeno. Por ello, es necesario que tanto neuronas como células gliales dispongan de mecanismos de defensa antioxidantes. Un componente importante de la destoxificación celular de especies reactivas de oxígeno es el antioxidante glutatión. Ambos tipos celulares (neuronas y glia) utilizan en forma preferencial distintos precursores extracelulares del glutatión, participando éste en la remoción de peróxidos. Los astrocitos protegen a las neuronas del estrés oxidativo, supliendo precursores del péptido. Lo antedicho muestra la íntima relación celular de la unidad neurona-glía, y la compartimentalización del metabolismo cerebral (astrocito, neurona y capilar sanguíneo).

Los astrocitos están organizados en territorios definidos (con cierta autonomía) y poseen propiedades activas, generando una comunicación local, al producir varias señales reguladoras ("gliotransmisión"). Además, unen estructuras vasculares y neuronales entre sí, conformando redes y actuando como una interfase vaso/neurona y neurona/neurona. Son células excitables que al recibir estímulos internos o externos liberan sustancias químicas que actúan en forma paracrina. Tal excitación está químicamente determinada y se revela midiendo la concentración intracelular de calcio y sus modificaciones. La neuroglia presenta dos tipos de actividades: una neurona-dependiente (sinapsis) y otra espontánea. Las sustancias químicas relevadas como gliotransmisores son el glutamato, el ATP, la D-serina y los eicosanoides, que son liberados por exocitosis, siendo este mecanismo más lento que en las neuronas. También se han descripto otros mecanismos tales como canales aniónicos regulados por volumen, hemicanales tipo uniones gap, receptores purinérgicos P2X7, ATP-binding cassettes e intercambiadores de cistina/glutamato. De esta manera, la neuroglia ejerce una gama de efectos no estereotipados de tipo regulatorios en las células vecinas (neuronas, glía, endoteliocitos). Dentro de los circuitos nerviosos pueden moderar el balance entre excitación e inhibición y sincronizar la actividad de neuronas contiguas. Además, controlan el flujo sanguíneo, por respuestas vasoconstrictoras o dilatadoras.

El impulso nervioso es un fenómeno bioeléctrico, aunque los aparatos que se utilicen para registrarlo y amplificarlo marquen una señal nerviosa. Efectuando una analogía entre dos sistemas de conocimientos distintos, que mantienen una cierta relación de semejanza entre sí, son el impulso nervioso (conocimiento biológico) y la transmisión eléctrica (conocimiento físico). Esta diferencia se basa en el hecho de que el impulso nervioso viaja a una velocidad mucho menor que un campo eléctrico en un medio metálico (un poco inferior a la luz, logrado por electrones que fluyen libremente a través del metal en una nube electrónica comunitaria). La velocidad del impulso nervioso alcanza los 120 m/s en fibras gruesas de carácter mielínico y se produce por el flujo de iones por canales proteicos de la membrana celular (impulso bioiónico), flujo que se realiza en forma saltatoria y restringida a canales proteicos específicos ubicados en los espacios internodales de Ranvier, donde los canales sódicos son muy abundantes.

Neurodesarrollo y epigénesis

El sistema nervioso comienza su desarrollo con la formación del tubo neural. El extremo cefálico del tubo neural presenta tres dilataciones que corresponden a las vesículas primarias, las cuales son el prosencéfalo, el mesencéfalo y el rombencéfalo. El prosencéfalo se divide en dos partes, las vesículas pares o telencéfalo, y la vesícula impar o diencéfalo. Las estructuras que derivan del diencéfalo son el epitálamo (trígono habenular, glándula pineal y comisura posterior), los tálamos (derecho e izquierdo), sus metatálamos (cuerpos geniculados) y el hipotálamo. Estas estructuras se corresponden con el tercer ventrículo como cavidad. Los núcleos de la base cerebral se originan en el piso hemisférico del telencéfalo, y se compone del cuerpo estriado (núcleo caudado y lenticular). La corteza se desarrolla a partir de las vesículas telencefálicas, cubriendo la ondulada superficie cerebral. Esta área se ha hecho cualicuantitativamente muy importante en el ser humano. El encéfalo está irrigado por las arterias carótidas internas y vertebrales. Las cuatro arterias se encuentran en el espacio subaracnoideo y se anastomosan en la cara inferior del encéfalo, formando el círculo arterial cerebral o polígono de Willis. La irrigación capilar del encéfalo es mayor en la sustancia gris que en la blanca. Esto se debe a la mayor actividad metabólica que presentan los cuerpos neuronales con respecto a las prolongaciones nerviosas. La barrera hematoencefálica aísla el tejido encefálico de la circulación general, ya que los capilares presentan uniones estrechas entre las células endoteliales. Molecularmente la barrera hematoencefálica es una bicapa lipídica continua que rodea las células endoteliales. La estructura de la barrera hematoencefálica no es idéntica en todas las regiones del sistema nervioso. En aquellas áreas donde está ausente, el endotelio es de tipo fenestrado, permitiendo el pasaje de proteínas y pequeñas moléculas orgánicas desde la sangre. Estas zonas corresponden al área postrema del suelo del cuarto ventrículo, el hipotálamo y la hipófisis.

Con el fin de abordar la filogenia y la ontogenia cortical, se puede hacer un paralelismo entre neurodesarrollo y evolución. 500 millones de años atrás aparecieron los primeros vestigios de actividad nerviosa, en animales del tipo de las esponjas. Se producía transmisión entre células epiteliales llamadas "neuroides", que originaban movimientos por transmisión de un segmento a otro. En las medusas se esbozó una red neural difusa diseminada en todo el tejido, con sinapsis no polarizadas (sistematización del tejido nervioso). De esto se deduce que las células nerviosas evolucionaron a partir de la transformación de células de revestimiento, que en los organismos primitivos desempeñaban la función de transmitir por contigüidad a las células adyacentes. Desde estos inicios, la evolución encefálica (o de los centros de control de la actividad neural) no ha seguido una linealidad, sino que ha dado lugar a una multilinealidad, cuyas adaptaciones han apuntado a la amortiguación de los cambios medioambientales que se han presentado (efecto buffer).

El desarrollo del cerebro humano ha visto una progresión estructural importante. Como centro de control de la fisiología (homeostasis) y lugar donde la mente es creada y regulada, su extensión cortical y sus 10^{11} neuronas con sus 10^{15} sinapsis son indicadoras de ello. La evolución de la organización estructural de la neocorteza puede apreciarse con el estudio de su desarrollo ontogenético. Estudiando distintas especies se estableció que la neocorteza comienza su desarrollo con el establecimiento de una capa plexiforme primordial (CPP) en el telencéfalo (estrato compartido por anfibios, reptiles y mamíferos). De la CPP derivan la capa I con sus correspondientes elementos (células de Cajal-Retzius (CR) y fibras aferentes primitivas de posible origen mesencefálico) y la subplaca con los suyos (células intersticiales y fibras aferentes). La formación de la CPP es un requisito para la subsecuente formación de la placa cortical (PC), de la que derivan las restantes capas neocorticales, ya que la migración neuronal ascendente, la diferenciación de la neurona piramidal y la disposición de las neuronas de la PC dependen del control de las células de CR, que segregan una glicoproteína llamada reelina. Esta atrae a los neuroblastos hasta la capa I, siendo guiados por la glía radial. Allí, establecen contactos con las células de CR, desarrollan una dendrita apical, que deberá crecer en longitud para acomodar la llegada de las siguientes, y consecuentemente todas asumen una morfología piramidal inicial común, sin perder su contacto original con la capa I, ni su nivel cortical. Así, las neuronas más antiguas tienen una dendrita apical más larga y un nivel cortical más profundo que las más recientes. De esta forma comienzan su maduración morfológica y funcional (de abajo a arriba), bajo control talámico y químico (reelina). De esta migración resultan dos tipos neuronales, la célula piramidal, que mantiene su contacto original con la capa I; y la interneurona estrellada, que pierde su contacto con la capa I. Esta característica le otorga a estas neuronas la propiedad de desarrollar la morfología, tamaño y elongación específica de sus terminaciones, de acuerdo a la zona en que estén, y la función que deban cumplir. La PC representa un núcleo biológicamente abierto y estratificado que añade, durante la evolución del mamífero, nuevos estratos piramidales a los ya existentes. Esta teoría enfatiza la estratificación ascendente de la neocorteza del mamífero, donde la longitud de la dendrita apical determina la edad de la célula, su nivel cortical y estadio de maduración funcional.

Respecto al envejecimiento natural, existen estudios que demuestran conservación de la neuroplasticidad y neurogénesis en algunas zonas cerebrales en personas que practicaron ejercicios de tipo cardiovasculares, beneficios que no se encontraron en aquellos que practicaron otros tipos de ejercicios. No hay que desmerecer los aspectos nutricionales, como las dietas hipograsas y de alta calidad biológica. Por otro lado, el entrenamiento cognitivo produce similares beneficios, elevando la performance en la vejez. Por ejemplo, un adulto mayor bilingüe, muestra menor deterioro de su actividad cerebral en comparación con aquellos adultos mayores monolingües. Se ha comprobado que este entrenamiento mental prolonga la vida neuronal. Aparte del entrenamiento cognitivo ya mencionado, no se debe dejar de lado el entorno emocional en el cual se desarrolla la persona, que surge de la interacción con la familia y los pares. Más allá de las pérdidas que acompañan el envejecimiento normal, es evidente que los ancianos tienen una mayor preferencia emocional positiva que sus compañeros más jóvenes. Un estudio demuestra que los ancianos le dan un procesamiento preferencial a la información emocional particularmente positiva. Esto indicaría que los mecanismos neuronales que median el procesamiento de la información afectiva cambiarían con la edad. Las posibilidades son tales que se ha encontrado neuronogénesis en adultos mayores.

Aunque el cerebro posee una macroorganización relativamente constante, la microarquitectura cortical tiene gran capacidad de respuesta al enriquecimiento ambiental, con implicancias positivas. Es sabido que el flujo sanguíneo es mayor en áreas con intensa actividad nerviosa, reflejando la importancia del aporte nutricional en el cerebro. Condiciones ambientalmente enriquecidas (asociación de compañía y presencia de objetos variados y cambiantes) hacen que los roedores muestren aumento del grosor cortical, a expensas de la arborización dendrítica, el tamaño celular y nuclear, el desarrollo sináptico y glial, y la capilarización. Dichos fenómenos aumentan diversos procesos anabólicos, principalmente la biosíntesis proteica, aumentando las proteínas totales y fundamentalmente factores de crecimiento, enzimas y receptores involucrados en la neurotransmisión. Esto da lugar al aumento de segundos mensajeros y nutrientes. La normalidad del tálamo resulta trascendente en este fenómeno. Todo esto lleva a potenciar las funciones superiores, sobre todo si la intervención es temprana. Se ha probado que ambientes enriquecidos aumentan la neurogénesis y la proliferación celular en áreas específicas como el giro dentado del hipocampo. El enriquecimiento celular se da en estratos de diferentes edades (desde prenatal hasta anciana). Las intervenciones positivas tienen efecto incluso en tejidos lesionados, mejorando su recuperación. Las respuestas a estos estímulos dependen del tiempo. En la primera hora ya hay mayor transcripción génica, pero se necesita mínimamente una semana para cambios anatómicos. Debe tenerse en cuenta que es más importante la variedad de estímulos que su duración. Se ha visto que un ambiente apropiado amortigua el efecto deletéreo del estrés. La corteza motora responde al ejercicio físico, como así también el hipocampo. Utilizando modelos animales se observó que el ejercicio aeróbico incrementa el aporte capilar de la corteza, el número de conexiones sinápticas y el desarrollo de nuevas neuronas; todo esto devendría en un cerebro más eficiente y adaptable, con mejor performance de individuos de edad gracias a la potenciada plasticidad tisular. Esto ejerce efectos positivos sobre los cambios biológicos y cognitivos de la senescencia. Estudios en humanos concuerdan con estos hallazgos, con beneficios a corto plazo (6 meses). También se ha observado la reducción de la pérdida de tejido neuronal y el aumento de volumen tanto de sustancia blanca como gris, especialmente en personas mayores.

Otro factor importante son las condiciones fisicoquímicas del ambiente. En cuanto al sexo, el desarrollo cortical masculino es más notable en la región occipital bilateralmente, si bien no se ha visto relación con la testosteronemia. Esto se vio también en cerebros femeninos, pero en menor cuantía, si bien lo más destacable fue el incremento de la corteza somatosensorial.

Dentro de este tema, la nutrición resulta de capital importancia. En tal sentido, una dieta materna rica en proteínas durante la gestación favorece el desarrollo saludable del árbol dendrítico cortical. En caso de déficit, se puede lograr un efecto similar por restablecimiento inmediato de dicha dieta en el neonato. Otro factor dietario es la glucosa, pilar de la actividad cerebral e indicadora de la misma. El consumo de esta molécula es menor en roedores estimulados (13% menos), ya que presentan mayor eficiencia. Solo el cuerpo calloso ha presentado un consumo mayor. Se han empleado antioxidantes con resultados promisorios. La idiosincrasia humana dificulta este tipo de abordaje, ya sea por diferencias genéticas como ambientales, pero se ha determinado que existe mayor desarrollo dendrítico en personas con estudios superiores, lo que señalaría que la novedad y el desafío también surten efecto en seres humanos. Si bien existen diferencias en cuanto a lo que cada uno considera enriquecimiento, éste podría ser un adecuado recurso.

Neuroplasticidad y reparación tisular

El sistema nervioso no es una estructura inmutable. Su capacidad de cambio y reparación se expresa de formas diversas, desde modificaciones funcionales de estructuras ya existentes, hasta la formación por crecimiento y proliferación de nuevas estructuras y neuronas. Los mecanismos celulares y moleculares implicados pueden clasificarse en dos grandes grupos: plasticidad por crecimiento (regeneración axonal, colateralización y sinaptogénesis reactiva) y plasticidad funcional (cambios en la eficacia de la transmisión sináptica como la potenciación a largo plazo y la activación de sinapsis silentes). Los mecanismos neuroplásticos muestran un alto grado de conservación filogenética y ontogénica, y son importantes tanto en la patogénesis, como en la reparación tras daños diversos. Tales eventos serían pacibles de estimularse y modularse por intervención médica. La formación del sistema nervioso es un proceso anatómico y metabólico muy complejo, que deriva en la organización funcional de diferentes tipos de células en unidades estructurales. Comienza con la neurogénesis en el desarrollo embriológico, a partir del neuroepitelio del tubo neural y continúa con los procesos de división celular y migración, reconocimiento y diferenciación morfológica. Tales eventos responden a una cantidad de señales bioquímicas que influencian el crecimiento neuronal, la proliferación sináptica y la especialización funcional. La división celular y la diferenciación neuronal se extienden en algunas zonas más allá del nacimiento. Se pueden citar como ejemplos diversos casos, como el de los receptores de la olfacción, que se desarrollan a lo largo de toda la vida; las células de la capa granular externa de la corteza del cerebelo, que lo hacen hasta los dos años, y los neuroblastos, que migran desde la zona germinal ependimal hacia varias zonas de la corteza hasta los seis meses de edad. La generación de nuevas neuronas en la adultez (como en la circunvolución dentada del hipocampo en cerebros de primates adultos) está condicionada por diferentes señales (se ve favorecida por la actividad física y se enlentece en situaciones de gran estrés). La conectividad de las neuronas es una característica crucial del desarrollo cerebral, ya que la dimensión y naturaleza de las vías neuronales formadas durante los primeros años de vida determinan, en gran medida, la forma en que se aprende, se piensa y actúa en la adultez. Al finalizar los dos años de vida el cerebro del niño es dos veces y media más activo que el del adulto. Al cumplir tres años el niño tiene 1000 trillones de sinapsis y continúa siendo más activo que el de un adulto, aunque en menor proporción, durante la primera década de la vida. Las sinapsis son metaplásticas. Se modifican con su propia historia funcional. La reelina, fundamental para la posición y alineamiento de las neuronas en el cerebro infantil, está presente en el adulto, principalmente en las áreas corticales relacionadas a funciones de alta complejidad, como el lenguaje y la resolución de problemas. Las conductas adaptativas son el resultado de la interacción entre los sistemas, y se correlacionan con fenómenos de neuroplasticidad cerebral que le confieren sustrato real a nivel estructural (formación de circuitos de procesamiento), así como las correspondientes salidas conductuales y mentales. El cerebro registra de manera continua (a través de aferentes) los estados variables del entorno, y adapta la estructura y función del SNC para la generación de cambios corporales (de tipo vegetativos) y conductuales acoplados, que permiten la restitución o restablecimiento del equilibrio homeostático.

A esta capacidad generadora y reparadora hay que añadir la facultad que el cerebro tiene de adaptarse a nuevas condiciones fisiológicas o, incluso, patológicas que surgen durante su desarrollo o como consecuencia de su interacción con el medio ambiente. Tal es el caso del sustancial incremento de las ramificaciones y sinapsis que tiene lugar en la corteza cerebral de los ancianos normales, como mecanismo compensatorio de la natural pérdida del número de neuronas que tiene lugar a lo largo de la vida y, más intensamente, durante el envejecimiento. Se ha demostrado que las arborizaciones dendríticas de las neuronas piramidales corticales son 25% más largas en ancianos sanos de 80 años, que en sujetos de 50 años. Estos procesos generan rescates de actividades perdidas, o creación de nuevas funciones como consecuencia de la constante reorganización las redes neuronales ya operativas, o del desarrollo de nuevos sistemas de conexión entre neuronas (sinaptogénesis). Las mencionadas funciones se generan cuando se perciben estímulos externos, nacen nuevas ideas, se sienten emociones o se ejecutan correctamente movimientos recién aprendidos. De este modo se construyen bases estructurales de las que surgen nuevos conocimientos o creaciones. A pesar de que cuando una célula nerviosa muere es reemplazada por células gliales vecinas, la reserva numérica es de magnitud considerable. El número de neuronas disponibles es superior al que se utilizará para las funciones normales. Sin embargo las estructuras presentes protegen a las neuronas de agresiones físicas, químicas y biológicas, y además las variaciones en las composiciones anatómicas pueden establecer nuevas relaciones funcionales, con ampliación en el uso de esa capacidad de reserva. Este evento explica que, luego de una lesión, la plasticidad nerviosa puede llevar a la recuperación funcional, que puede potenciarse por acciones de rehabilitación. Existen factores determinantes, a saber:

1. Regeneración y colateralización de axones, y regeneración dendrítica.
2. Supervivencia: Ocurren intercambios metabólicos producción de factores de protección en las terminales sinápticas de los axones y en las regiones sinápticas afectadas, actuando estos entre las neuronas sinápticamente relacionadas y sus efectores o receptores. El mencionado hecho se realiza mediante elementos químicos que viajan en el flujo axonal, en ambos sentidos. Así se explica la degeneración y muerte cuando una neurona queda aislada o se interrumpe su conexión sináptica degenera y muere.
3. Desenmascaramiento (uso de sinapsis existentes con mínimo uso previo).
4. Reorganización funcional.
5. Capacidad anatomofuncional disponible.

6. Patrones de activación: Las fibras musculares, a pesar de su alto grado de especialización tienen la capacidad de cambiar sus propiedades bioquímicas, fisiológicas y estructurales en respuesta a los cambios en los patrones de activación de sus neuronas. Estos cambios consisten en aumento de la densidad capilar, de las enzimas oxidativas y de la resistencia a la fatiga. Bach y Rita señalan ocho factores relacionados con la reorganización de las funciones después de lesiones cerebrales: sustrato neural, terapia adecuada, edad, tiempo, motivación, ambiente, familia y médico.

Atención sanitaria basada en la evidencia

Habiendo revisado los principales determinantes biológicos del procesamiento auditivo central, cabe destacar la importancia de la investigación traslacional como fundamento del ejercicio profesional sanitario. La práctica basada en la evidencia ha sido ampliamente adoptada por muchos de los sectores relacionados con la salud, con el fin de mantener actualizado el conocimiento y las recomendaciones en tratamiento, prevención y rehabilitación, en una época de gran disponibilidad de información y de constante avance científico. Tiene sus inicios en la medicina, siendo desarrollada en la década de 1970 por Sackett en Canadá, el cual definió a la Medicina Basada en la Evidencia (MBE) como el uso consciente, explícito y juicioso de las mejores y actuales pruebas en la toma de decisiones sobre el cuidado del paciente individual. Gordon Guyatt significó a la MBE como un proceso cuyo objetivo es el de obtener y aplicar la mejor evidencia científica en el ejercicio de la práctica profesional cotidiana.

En la actualidad, se tiende a hablar de Atención Sanitaria Basada en la Evidencia (ASBE), una denominación de mayor amplitud y que engloba otras disciplinas que intervienen en la atención sanitaria de los pacientes, incluyendo a la Fonoaudiología. Su objetivo es poner a disposición del fonoaudiólogo información válida y relevante que responda a las incertidumbres detectadas por él mismo. Además propone brindar al profesional estrategias necesarias para la búsqueda y valoración crítica de las publicaciones, analizando su nivel de calidad e impacto.

Esta estrategia está integrada por 4 etapas:
1. Formulación de una pregunta a partir del problema clínico del paciente: Consiste en generar interrogantes precisos a partir de las dudas originadas en la atención del paciente.
2. Buscar la información disponible: Se realiza en bases de datos bibliográficos, como por ejemplo MEDLINE, PUBMED y Cochrane. Con la ayuda de estrategias de búsqueda apropiadas se puede obtener información de manera rápida y sencilla. Sin embargo, el profesional debe

estar capacitado para analizar la información obtenida con sentido crítico sobre los contenidos publicados. Otras fuentes como las revistas Evidence Based Medicine y Evidence-Based Practice que seleccionan y resumen, con los criterios de la MBE, lo mejor de lo publicado, pueden ayudar a minimizar este problema. También se puede buscar en revistas específicas de una disciplina en particular, como la Journal of the American Academy of Audiology, American Journal of Audiology y la International Journal of Audiology.

3. Evaluación crítica de la información: Consiste en evaluar los documentos encontrados, su validez (cercanía a la realidad) y utilidad (aplicabilidad clínica). Para ello hay que tener conocimiento acerca de las diferentes clasificaciones de la evidencia científica.

El U.S. Preventive Services Task Force (USPSTF), jerarquiza a los estudios según el tipo de diseño en:

Nivel I: Al menos un ensayo clínico controlado y aleatorizado diseñado de forma apropiada.

Nivel II-1: Ensayos clínicos controlados bien diseñados, pero no aleatorizados.

Nivel II-2: Estudios de cohortes o de casos y controles bien diseñados, preferentemente multicéntricos.

Nivel II-3: Múltiples series comparadas en el tiempo, con o sin intervención, y resultados sorprendentes en experiencias no controladas.

Nivel III: Opiniones basadas en experiencias clínicas, estudios descriptivos, observaciones clínicas o informes de comités de expertos.

Según el USPSTF, la relación entre la calidad de la evidencia y la fuerza para la recomendación de una determinada práctica es la siguiente:

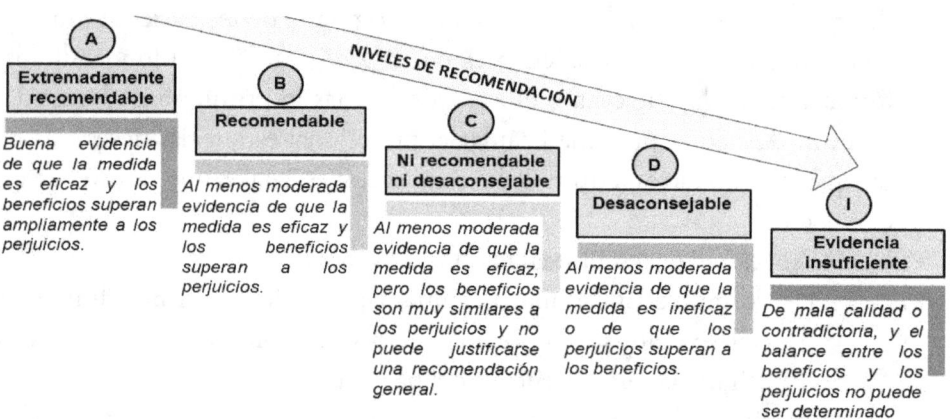

Figura 136: Niveles de recomendación a partir de calidad de evidencia para toma de decisiones (USPSTF).

Existen otras escalas útiles para jerarquizar los estudios, entre ellas las desarrolladas por la Scottish Intercollegiate Guidelines Network (SIGN) y el Centre for Evidence-Based Medicine (CEBM), las cuales se pueden consultar en sus respectivos sitios web.

4. Aplicación a la práctica de las conclusiones de la evaluación realizada: Consiste en trasladar el conocimiento adquirido a la práctica profesional. Debe ir acompañado de la experiencia clínica del fonoaudiólogo. Sin la experiencia del profesional, la práctica se volvería un proceso automatizado de toma de decisiones, y sin bases en la evidencia, la práctica se volvería obsoleta, incluso poniendo en riesgo al paciente a sobreutilización o subutilización de los recursos. En consecuencia, la ASBE es una herramienta fundamental que el profesional fonoaudiólogo debe incorporar a su práctica cotidiana, ya que brinda ayuda para tomar decisiones distinguiendo lo que es eficaz de lo que no lo es, y permite conocer con rigor científico qué acciones resultan más beneficiosas para el paciente.

Operativamente, esto involucra el análisis interpretativo de artículos científicos. En los mismos, debe reconocerse sus autores, título (tema), revista (con datos de paginación) y año de publicación (vigencia) y tipo de artículo (original, de revisión, etc.). Primero se realiza una lectura rápida para identificar las secciones que constituyen el artículo y su temática principal, viendo muy brevemente el tema de cada sección. Suele necesitarse identificar palabras desconocidas y realizar un glosario con ellas. Posteriormente, se lee el resumen del trabajo y más detenidamente toda la publicación tomando nota de las preguntas que vayan surgiendo. Es importante responder diferentes interrogantes: ¿Cuál/es es/son el/los propósito/s e hipótesis del trabajo? ¿Es la metodología utilizada apropiada para responder la hipótesis? ¿Es adecuada la presentación de resultados? ¿El artículo está redactado con claridad? ¿La discusión y las conclusiones están suficientemente fundamentadas por las evidencias mostradas? ¿Se cumplen los objetivos de la investigación? ¿Qué implicancias tienen los resultados de trabajo elegido en la práctica profesional? ¿Cómo ha afectado su opinión o conocimientos sobre el tema tras leer el artículo? ¿Qué tipo de fuentes de información usaron los autores? ¿Están actualizados? ¿Qué fortalezas y debilidades encuentra en al artículo? Finalmente, puede elaborarse un mapa conceptual del artículo leído. Como disparador, se puede partir de la clínica y buscar respuestas en la literatura científica. Partiendo de un caso y su epicrisis (incluyendo: datos del paciente, sus antecedentes, motivo de consulta, resumen clínico, diagnóstico/s clínico y fonoaudiológico presuntivo/s), podría así reconocerse el sustento patobiológico (en células, tejidos, órganos o sistemas comprometidos) de diferentes procesos fonoaudiológicos, ya que el conocimiento de las bases funcionales y estructurales de patologías permite abordarlas de una forma crítica y así desarrollar estrategias sanitarias bien fundamentadas e integradas. En consecuencia, los procedimientos fonoaudiológicos devienen de dicha elaboración crítica como métodos fundamentados de confirmación diagnóstica y de la hipótesis de trabajo en el razonamiento profesional.

Conclusión

Los procesos implicados en la audición tienen como base estructural y funcional su propia biología, así como la del sistema nervioso central. Este conocimiento actúa como soporte para trabajos de investigación y para la práctica profesional, en consideración de no es posible abordar la patología ni promover la prevención sanitaria si no se conoce la normalidad. En consecuencia, el ejercicio de una audiología basada en evidencia depende de la investigación traslacional como sustento, constituyendo ambas conceptos teóricos y operacionales recíprocos que abordan desde dos ópticas diferentes la misma realidad.

La complejidad funcional del SNC implica una gran diversidad en el número, tipo y función de sus elementos. Éstos forman una gran red plástica de circuitos que se mantiene en constante movimiento, es capaz de responder a presiones ambientales, lesiones o modificaciones en el estado interno del organismo, incluyendo procesos tan poco conocidos como el aprendizaje y la memoria. El diseño biológico logrado evolutivamente es tan exquisito que el hombre ha buscado emularlo. Pero, a pesar del auge tecnológico no se ha logrado igualar el funcionamiento neurológico natural. La plasticidad del cerebro humano no sólo funciona automáticamente con el fin de enriquecer su capacidad funcional y ejecutiva. También puede ser cuidadosamente estimulada y utilizada como un verdadero instrumento preventivo y terapéutico.

Un aspecto neurobiológico de suma trascendencia es que las neuronas no son unidades autónomas. La evidencia afirma que el funcionamiento global del sistema nervioso está dado por la integración estructural y funcional de dichas células con el resto de los componentes tisulares. Es así como la glía y la microvasculatura dejan de ser simples accesorios, para convertirse en componentes esenciales a la par de las neuronas. Este complejo integrado y plástico es el que responde a las demandas fisiológicas de un organismo.

En resumen, el desarrollo y la actividad del sistema nervioso depende de un aporte óptimo de nutrientes, aportados por una adecuada alimentación y mayor preparación cardiovascular (el SNC no está aislado del estado de salud de otros aparatos y sistemas). Esto, asociado a la estimulación constante por parte del ambiente, lleva a que los componentes celulares desarrollen su potencial biológico, trabajando como unidad (integración tisular). Consecuentemente, se dan procesos celulares de reorganización estructural y funcional, especiales según las características individuales (edad, sexo). Tales eventos se apoyan mutuamente en una retroalimentación positiva, que deriva en mejor estado cognitivo-conductual.

Este trabajo no busca agotar el tema, lo que sería ilusorio, sino que intenta poner en evidencia la íntima relación entre estructura y función, justificando la necesidad de profundizar dichos aspectos, ya que su proyección en pensamiento formal es de capital importancia para el abordaje del ser humano y su naturaleza (dimensionamiento fenomenológico). El crecimiento de los conocimientos científicos está gestando un cambio del paradigma de la propia ciencia. Propuestas elaboradas desde la física, las matemáticas, la informática, las ciencias sociales y la filosofía proponen un cuestionamiento a concepciones lineales unicausales, exponiendo modelos multicausales, que contemplen y reflejen la variabilidad de los sistemas complejos en la realidad.

El cerebro parece construirse a sí mismo. Así, el cerebro con que uno se levanta no es precisamente el mismo con el que uno se acuesta; el cerebro de ayer no es el mismo de mañana.

REFERENCIAS

Ahmed RM, Hannigan IP, MacDougall HG, et al. (2012). Gentamicin ototoxicity: a 23-year selected case series of 103 patients. Medical Journal of Australia, 196(11), 701.

Almirall Hernandez P. El paradigma dinámico en Salud Ocupacional. Revista Cubana de Salud y Trabajo 2007; 8(2):59-68

Amable Álvarez I, Méndez Martínez J, Delgado Pérez L, et al. (2017). Contaminación ambiental por ruido. Revista Médica Electrónica, 39(3), 640-649.

American Speech-Language- Hearing Association. (2005). (Central) auditory processing disorders.

American Speech-Language-Hearing Association. (2005). (Central) auditory processing disorders.

Anula Rebollo A (2002). "El abecé de la psicolingüística". 2° edición. Arco/ Libros, S.L.

Aragon M, Bonat M, Oliva JM, Mateo J (1999). La analogía como recurso didáctico en la enseñanza de las ciencias. Alambique 22:109-115.

Archbold SM, Tait M. (1996). Rehabilitation: A practical approach. En Mc Cormick, Archbold y Sheppard (Eds.). Cochlear implants for young children. London: Whurr, (166-.196).

Ardila A, Ostrosky-Solis F (2008). Desarrollo histórico de las funciones ejecutivas. Revista neuropsicología neuropsiquiatría y neurociencias, 8(1): 1-21.

Ardila A, Roselli M (1992). Neuropsicología de los trastornos de aprendizaje. Manual Moderno. México.

Arenas JP, Suter AH. (2014). Comparison of occupational noise legislation in the Americas: an overview and analysis. Noise and Health, 16(72), 306.

Atkinson RC, Shiffrin RM (1968). Human memory: a proposed system and its control processes. En Spence KW. The psychology of learning and motivation: advances in research and theory, vol. 2. Nueva York: Academic Press.

Baddeley AD, Hitch G (1974). Working Memory. En Bower GH. The psychology of learning and motivation: advances in research and theory, vol. 8. Nueva York: Academic Press.

Baloh R (1998). Disequilibrium of aging. En: Baloh, R., Dizziness. Hearing loss and Tinnitus. Philadelphia. F.A. Davis Company.

Baloh R, Halmagyi GM (1996). Disorders of the vestibular system. Oxford Univ Pres. New York. Oxford,

Baloh RW (1998). Vertigo. The Lancet, 352(9143), 1841-1846.

Baloh RW, Lopez I, Beykirch K, et al. (1997). Clinical-pathologic correlation in a patient with selective loss of hair cells in the vestibular endorgans. Neurology, 49(5), 1377-1382.

Bamiou DE, Davies RA, McKee M, Luxon LM (1999). The effect of severity of unilateral vestibular dysfunction on symptoms, disabilities ανδ handicap in vertiginous patients. Clinical Otolaryngology, 24(1), 31-38.

Bamiou DE, Davies RA, McKee M, Luxon LM (2000). Symptoms, disability and handicap in unilateral peripheral vestibular disorders: Effects of early presentation and initiation of balance exercises. Scandinavian audiology, 29(4), 238-244.

Baños-Álvarez E, Martínez-Férez IM, Molina-López T (2015). Dilatación con balón en disfunciones de la trompa de Eustaquio. Sevilla: Agencia de Evaluación de Tecnologías Sanitarias de Andalucía.

Barona de Guzmán R, Barona-LLeó L (2017). Rehabilitación Vestibular. Editores: Rossi M, Soto Varela A, Santos Pérez S. Pacientes con déficit vestibular unilateral. Ed. Librería Akadia.

Barrett JA (2008). Development of an evidence based referral protocol for early diagnosis of vestibular schwannomas. University of Maryland, College Park.

Basterra Alegría J (2009). Tratado de ORL y patología cervicofacial. Barcelona: Elsevier,

Bavelier D, Dye MWG, Hauser PC (2006). Do deaf individuals see better? Trends Cogn Sci, 10(11): 512-518.

Beane ML, Cole MA, Spencer RL, Rudy JW (2002). Neonatal handling enhances contextual fear conditioning and alters corticosterone stress responses in young rats. Hormones and Behavior, 41(1), 33-40.

Beardsley T (1992). The machinery of thought. Scientif American 277:58-63.

Beatty J (1995). Principles of behavioral neuroscience. Edit Brown & Benchmark, Dubuque.

Beidel DC, Horak FB (2001). Behavior therapy for vestibular rehabilitation. Journal of anxiety disorders, 15(1-2), 121-130.

Bejarano MH (2012). Discapacidad auditiva e inteligencias múltiples: propuesta de intervención. Discapacidad auditiva e inteligencias múltiples: propuesta de intervención [maestría]. Universidad Internacional de La Rioja.

Bélanger M, Allaman I, Magistretti PJ (2011). Brain energy metabolism: focus on astrocyte-neuron metabolic cooperation. Cell metabolism, 14(6), 724-738.

Bellis TJ (1996) Assessment and managements of central auditory processing discords in educational setting. From science to practice. San Diego, CA: Singular Publishing Group. (52-64).

Bello JA, Silva ME, Elisei NG (2002). Síndromes vertiginosos. ECRO del sistema de equilibrio. F.A.S.O. - O.R.L.

Bergado Rosado JA, Almaguer Melian W (2000). Mecanismos celulares de la neuroplasticidad. Rev Neurol 31:1074.

Berthoz A, Melvill Jones G (1985). Adaptative mechanisms in eye-head coordination. In: Adaptative mechanisms in gaze control. Elsevier. Amsterdam.

Bertram B (1996). An integrated rehabilitation concept for cochlear implant children. En Allum, D. (Ed.) Cochlear implant rehabilitation in children and adults. San Diego, CA: Singular publishing group, (52-64).

Bess FH, Gravel JS (2006). Foundations of pediatric audiology. Plural Publishing, Inc. San Diego.

Betancur CIC (2011). Perfil cognitivo del niño sordo a nivel de atención, memoria y función ejecutiva en estudiantes que se encuentran en proceso de adquisición de una segunda lengua [Tesis]. Medellín: Univ. de San Buenaventura. 100 p. Disponible en: http://bibliotecadigital.usbcali.edu.co/bitstream/10819/314/1/Perfil_Cognitivo_Niño_Betancur_2011.pdf

Bittar RS, Pedalini ME, Lorenzi MC, Formigoni LG (2002). Treating vertigo with vestibular rehabilitation: results in 155 patients. Revue de laryngologie-otologie-rhinologie, 123(1), 61-65.

Black JE, Isaacs KR, Anderson BJ, et al. (1990). Learning causes synaptogenesis, whereas motor activity causes angiogenesis, in cerebellar cortex of adult rats. Proc Nat Acad Sci (USA) 87:5568- 5572.

Blaizot X, Mansilla F, Insauti AM, et al. (2010). The Human Parahippocampal Region: I. Temporal Pole Cytoarchitectonic and MRI correlation.Cerebral Cortex 20: 2198-2212.

Bluestone CD (2003). Pediatric otolaryngology. Saunders, Philadelphia.

Boersma P (2001) Praat. Un sistema para hacer fonética por ordenador. Glot International 5:09.10.341-345

Bonfin de Lima, Camargo ZA, Ferreira LP, Madureira S (2007). Qualidade vocal e formantes das vogais de falan-tes adultos da cidade de joãopessoa. Revista CEFAC, 9(1), 99-109.

Bonzi E (2013) Acústica y Psicoacústica. Alejandria.

Boothroyd A (1993). Profound Deafness. En Tyler, R.S. (Ed.). Cochlear implants: Audiological Foundations. San Diego, California: Singular Publishing Group, 1-33.

Boothroyd A (1993). Profound Deafness. En Tyler, R.S. (Ed.). Cochlear implants: Audiological Foundations. San Diego, California: Singular Publishing Group, 1-33.

Boresma P, D Weenik (1992-2010). Praat. Doing phonetics by computer. Institute of Phonetic Sciences. Univ. Of Amsterdam. http://www.praat.org.

Borg E, Stephens D (2003). King-Kopetzky syndrome in the light of an ecological conceptual framework: El Síndrome de King-Kopetzky a la luz de un trabajo conceptual ecológico. International Journal of Audiology, 42(6), 312-318.

Borza C, Garcia Jurado MA (2012). Monosílabos en español: acentuación gráfica anómala. In Annals of the University of Craiova. Series Philology. Linguistics; p. 40-60.

Bouccara. (1999). Nouvelle modalité de réhabilitation de l audition _ prothèse Vibrant Soundbridgd Symphonix.pdf. La Lettre d'oto-rhino-laryngologie et de chirurgie cervico-faciale. Disponible en: www.edimark.fr/Front/frontpost/getfiles/6547.pdf

Bower JM, Parsons LW (2003). Reconsideración del cerebelo. Investigación y Ciencia 325:21-27.

Bradley WG, Daroff RB, Fenichel G, Jankovic J (2010). Neurología Clínica Vol 1. Diagnóstico y tratamiento. 5ed. España, Barcelona: Elsevier.

Brandt T, Daroff RB (1980). Physical therapy for benign paroxismal positional vertigo. Arch Otolaryngol, 106, 484-485.

Bregenious J, Perols O (1999). Vestibular neuritis: a follow-up study. Acta Otolaryngol (Stockh), 119(8), 895-899.

Brik G, Matti ML (2011). Encendido y calibración de implante coclear multicanal. Una visión clínica. Revista FASO 18 - Nº 5

Brimacombe JA, Danhaver JL, Mecklenburg DJ, Prieto AL (1985). Cochlear Implant Patient Petormmance on the MAC Battery Simple Chanel vs multichannel. Comunicación presentada en la American Speech-Languaje-Hearing Association, Whasington DC.

Brizuela M, Feriozzi F, Serra SV (2009). Principios Fonoaudiológicos. 1° ed. Córdoba. Brujas.

Broche Cando JM, Broche cando RC, Garcia Hernandez LY, Canedo AR (2003). Medicina basada en la evidencia: un reto para el médico contemporáneo. ACIMED, 11(6).

Bronkhorst AW (2000). The cocktail party phenomenon: A review of research on speech intelligibility in multiple-talker conditions. Acta Acustica, 86(1), 117-128.

Brown CJ, Abbas PJ (1990). Electrically evoked whole-nerve action potentials: Parametric data from the cat. The Journal of the Acoustical Society of America, 88(5), 2205-2210.

Brown TT, Lugar HM, Coalson RS, et al. (2004). Developmental changes in human cerebral functional organization for word generation. Cerebral Cortex, 15(3), 275-290.

Brunás R, Marelli E (1985). Sistema Vestibular y Trastornos Oculomotores. 2ª ed. Buenos Aires: El Ateneo

Buniak HN (1990). Hipoacusia, Criterios Médicos y Jurisprudenciales. Editorial Juris.-Rosario.

Burquest DA (2006). Análisis fonológico. Tercera Edición, Dallas: SIL e-Books 17 © SIL

Internacional

Cabello P, Caro J (2007). Audiometría de estado. Revista de otorrinolaringología y cirugía de cabeza y cuello, 67(2), 162-166.

Cabieses B, Espinoza MA (2011). La investigación traslacional y su aporte para la toma de decisiones en políticas de salud. Revista Peruana de Medicina Experimental y Salud Pública, 28, 288-297.

Cahill L (2005). His brain, her brain. Scientific American 292:22-29.

Cantillo DPB, Barros EPA, Colina SB, et al (2014). Aplicación del li-srt en la evaluación de la discriminación de niños barranquilleros. Areté, (14):94-108.

Cañete O (2006). Desorden del procesamiento auditivo central (DPAC). Revista de otorrinolaringología y cirugía de cabeza y cuello, 66(3), 263-273.

Cardinali DP (1999). Los componentes del sistema nervioso. En: Tresguerres JAF, Benítez de Lugo EA, Cachofeiro MV, eds. Fisiología humana. Edit McGraw-Hill Interamericana, Madrid. pp 36-45.

Carmona S (2002). Cervico-ocular-Reflex in central and peripheral syndromes. Vol. 54. Chapter 76. In: Advances in Clinical Neurophysiology. Supplements to Clinical Neurophysiology.

Carmona S, Frankel L, Nicenboim L (2000). Resultados de la rehabilitación vestibular (RV). Nuestra experiencia. Actas de Congreso Iberoamericano de Otoneurología. Rosario.

Carmona S, Marelli EF (2003). Neuro-Otología. 1ª ed. Argentina. PAR S.A.

Carterette EC, Friedman MP (1978). Handbook of Perception. Volume IV. Academic Press, Inc. Londres.

Carughi A, Carpenter KJ, Diamond MC (1990). The developing cerebral cortex: nutritional and environmental influences. Malnutrition and the infant brain. Edit Wiley-Liss. pp 127-139.

Casaprima V, Jannelli A, Lobo M, Martinez E, Lezarraga A (2013). Obtención de valores normativos en la evaluación de la función auditiva central. Rev Med Rosario, 79, 73-7.

Casaprima V, Jannelli A, Lobo M, Martinez E, Lezarraga A (2013). Obtención de valores normativos en la evaluación de la función auditiva central. Rev Med Rosario, 79, 73-7.

Castro Serra E (2009). Actividad cerebral en la percepción y retención en la memoria de la altura tonal del lenguaje y la música. Cuadernos Interamericanos de Investigación en Educación Musical, 3 (6).

Cawthorne T (1944). The physiological basis for head exercises. J Chart Soc Physioth, 3, 106-107.

Cerda AL (2014). Manejo del trastorno de marcha del adulto mayor. Revista Médica Clínica Las Condes, 25(2), 265-275.

Chomsky N (2003). "La arquitectura del lenguaje". Nirmalangshu Mukherji.

Clarck G (1986). The University of Melbourne/Cochlear Corporation (Nucleus) Program. Otolaryngology clinics of North America; 19:329-53.

Clark GM (1998). Research advances for cochlear implants. Auris Nasus Larynx. 25(1), 73-87.

Clarke DD, Sokoloff L (1999).Circulation and energy metabolism of the brain. In: Siegel GJ, Agranoff BW, Albers RW, Fisher SK, Uhler MD. Basic Neurochemistry: Molecular, Cellular and Medical Aspects. Edit Lippincott-Raven, Philadelphia. pp 637-669.

Cohen HS, Kimball KT (2003). Increased independence and decreased vertigo after vestibular rehabilitation. Otolaryngology—Head and Neck Surgery, 128(1), 60-70.

Cohen HS, Kimball KT, Adams AS (2000). Application of the vestibular disorders activities of daily living scale. The Laryngoscope, 110(7), 1204-1209.

Cohen NL, Hoffman RA, Stroschein M (1988). Medical or surgical complications related to the Nucleus multichannel cochlear implant. Annals of Otology, Rhinology & Laryngology, 97(2), 8-13.

Colcombe SJ, Erickson KI, Raz N, et al. (2003). Aerobic fitness reduces brain tissue loss in aging humans. The Journals of Gerontology Series A: Biological Sciences and Medical Sciences, 58(2), 176-180.

Colcombe SJ, Erickson KI, Scalf, PE, et al. (2006). Aerobic exercise training increases brain volume in aging humans. The Journals of Gerontology Series A: Biological Sciences and Medical Sciences, 61(11), 1166-1170.

Colcombe SJ, Kramer AF, Erickson KI, et al. (2004). Cardiovascular fitness, cortical plasticity, and aging. Proceedings of the National academy of Sciences of the United States of America, 101(9), 3316-3321.

Cole EB (1992). Listening and talking. A Guide to promoting spoken language in young hearing-impaired children. Whasington, DC: Alexander Graham Bell Association for the deaf.

Comisión de expertos del Comité Español de Audiofonología (CEAF) (2005) - Real Patronato sobre Discapacidad. Implantes Cocleares. Ministerio de Trabajo y Asuntos Sociales. Madrid: grupo editor Real Patronato sobre Discapacidad.

Contretas AF, Reed XH (2007). Evaluación de la discriminación del habla y resolución temporal en un grupo de adultos mayores hispanohablantes. Revista Chilena de Fonoaudiología 8(1):35-55.

Cooksey F (1946). Rehabilitation in vestibular injuries. Proc Roy Soc Med 1945.

Coppa Benavides NA, Pérez González VA (2004). Alteraciones vestibulares determinadas por la pauta EVH de Norré y riesgo de caída en adultos mayores sobre 65 años fracturados de cadera institucionalizados de sexo femenino –Tesis. Universidad de Chile, Santiago.

Corral MP (2014). Funciones ejecutivas en adolescentes con sordera e hipoacusia: flexibilidad cognitiva y organización y planificación [tesis en Internet]. Universidad de Mar del Plata. 124 p. Disponibel en: http://docplayer.es/22006834-Funciones-ejecutivas-en-adolescentes-con-sordera-e-hipoacusia-flexibilidad-cognitiva-y-organizacion-y-planificacion.html

Corvacho ML, Parra M (1996). Terapia vestibular y del equilibrio: una alternativa en el tratamiento del vértigo. Acta Otorrinolaringol. Cir. Cabeza Cuello, 24(1), 44-48.

Corvera J (1990). Neurotología Clínica. 2ª ed. Méjico. Salvat Mejicana.

Cowan RS, Barker EJ, Pegg P, et al. (1997). Speech perception in children: effects of speech processing strategy and residual hearing- Articulo presetado en el XVI Congress of Otorhinolaryngology, Head and Neck Surgery, Sidney.

Cowand JL, Wrisley DM, Walker M, et al. (1998). Efficacy of vestibular rehabilitation. Otolaryngology--Head and Neck Surgery, 118(1), 49-54.

Cristiani HE (2014). Bases de Matemática y Física para Audiólogos. Akadia Editorial.

Cuervo C (1998). "La profesión de Fonoaudiología: Colombia en perspectiva internacional". Bogotá: Universidad Nacional de Colombia.

Curet C (1988). ERA audiometría por respuestas eléctricas: potenciales precoces auditivos Ecoch-G BERA.

Curlik DM, Shors TJ (2013). Training your brain: do mental and physical (map) training enhance cognition through the process of neurogenesis in the hippocampus? Neuropharmacology 64:506-514.

David EK, Kathleen MGB, Stephen WP, et al. (2003). Vestibular rehabilitation: useful but not universally so. Otolaryngology—Head and Neck Surgery, 128(2), 240-250.

Daza MT, Phillips-Silver J (2013). Development of attention networks in deaf children: Support for the integrative hypothesis. Res Dev Disabil, 34(9): 2661-2668.

De Aguilar VA (2005). Detección precoz de la hipoacusia en el recién nacido. In Anales de Pediatría, 63(3):193-198.

De Waele C, Vidal PP, Tran Ba Huy P, Freyss G (1990). La compensation vestibulaire: revue de la littérature et applications cliniques. Ann d'oto-laryngolog chirurg cervico-faciale, 107(5) 285-298.

DeBonis D, Donohue C (2008). Survey of audiology: Fundamentals for audiologists and health professionals. Boston: MA Pearson.

Departamento de Otorrinolaringología. Clínica Universidad de Navarra (2011). Programa de Implantes Cocleares e Implante Auditivo de Tronco Cerebral. Pamplona-España. Pag 8-9,16-17

Diamante V, et al. (2010). Compendio de otorinolaringología. Promedhipoacratico sa, Diamond, Mc. (1988). Enriching heredity. The free press, newyork.

Diamante V, Pallares N (2003). Estado actual y fututo de los implantes colcleares. Revisión bibliográfica Rev. Otorrinolaringolologica. Cir. Cabeza Cuello; 63: 197-206.

Diamond MC (2001). Response of the brain to enrichment. An acad bras cienc 73:211-220.

Dispenza F, De Stefano A (2013). Textbook of Vertigo: Diagnosis and Management. New Delhi: Jaypee Brother Mediacal Publishers Ltd.

Dix MQ (1997). Bases fisiológicas y valor práctico de los ejercicios de la cabeza en el tratamiento del vértigo. The Practitioner.

Döbrössymd Dunnett SB (2004). Environmental enrichment affects striatal graft morphology and functional recovery. European Journal of Neuroscience, 19(1):159-168.

Dringen R, Gutterer JM, Hirrlinger J (2000). Glutathione metabolism in brain: metabolic interaction between astrocytes and neurons in the defense against reactive oxygen species. European Journal of Biochemestry, 267:4912-4916.

Dringen R, Pawlowski PG, Hirrlinger J (2005). Peroxide detoxification by brain cells. Journal of Neuroscience Research, 79(2), 157-165.

Dubno J, Ahlstrom J, Horwiz A (2008). Advantage binaural para adultos jóvenes y mayores con audición normal. Journal of Speech, Language, and Hearing Investigation; 51, 539-556.

Duncan J, Dodson C (2001). Why is Auditory-Verbal Therapy referred to as disgnostic? En Estabrooks, W. (Ed.) 50 FAQs about AVT. Toronto, ON: Learning to Listen Foundation.

Duque-Parra JE (2004). La analogía del impulso eléctrico como herramienta en el acercamiento en la enseñanza de la fisiología del potencial de acción, no una homología. Memorias. Xxxix congreso nacional de ciencias biológicas 16:266.

Duque-Parra JE, Barco-Ríos JJ, Tamayo-Orrego l (2005). Impulso bioeléctrico, cuantificaciones sinápticas y de circuitos cerebrales, origen de la vida y composición principal de las neuronas. Rev neurol 41:188-189.

Elgström M (2006). Fonetometría: Una propuesta de protocolo. Phonica, vol 2.

Escajadillo JR (2014). Oídos, nariz, garganta y cirugía de cabeza y cuello. El Manual Moderno México.

Estabooks W, Schwartz R (1995). The ABC"s of AVT: Analyzing auditory-verbal therapy. Toronto, ON: Arisa Publishing.

Estabrooks W (1994). So, this is auditory- verbal therapy. Enestabrooks, W. (ed.). Auditory-verbal therapy for parents and proffesionals. Washington, DC: Alexander Graham Bell

Association for the Deaf.

Estabrooks W (2001). What is Auditory Verbal Therapy. En Estabrooks, W. (Ed.) 50 FAQs about AVT. Toronto, ON: Learning Listen Foindation.

Estabrooks W, Schwartz R (1995). The abc"s of avt: analyzing auditory-verbal therapy. Toronto, on: Arisa publishing.

Estarooks W (1994). So, this is Auditory- Verbal Therapy. En Estabrooks, W. (Ed.). Auditory-Verbal Therapy for Parents and Proffesionals. Whasington, DC: Alexander Graham Bell Association for the Deaf.

Eynard AR, Valentich MA, Rovasio RA (2000). Histología y embriología del ser humano: bases celulares y moleculares. Editorial: Triunfar, Argentina. 1º ed,

Faletty P, Geuze G (2007). Manual de audiometría. Quorum.

Faraldo García A (2009). Registro postural en personas sanas: evaluación del equilibrio mediante el estudio comparativo entre la posturografía dinámica computerizada y el sistema Sway Star. Tesis doctoral; Universidad de Santiago de Compostela, Santiago de Compostela, España.

Federación Argentina de Sociedades de ORL. (2016). Recomendaciones del Comité de Expertos en Implante Coclear y dispositivos implantables de la Federación Argentina de Sociedades de O.R.L. (en concordancia con guías internacionales) Buenos Aires.

Federación de Asociaciones de Implantados Cocleares de España– Aice- http://www.implantecoclear.org/

Federmeier KD, Kleim JA, Greenough WT (2002). Learning-induced multiple synapse formation in rat cerebellar cortex. Neuroscience letters, 332 (3), 180-184.

Feldberg C, Demey I (2015). Manual de rehabilitación cognitiva. 1 ed. Ciudad Autónoma de Buenos Aires: Paidós. p660.

Fellin T, Sul JY, D'ascenzo M, et al. (2006). Bidirectional astrocyte-neuron communication: the many roles of glutamate and atp. Novartis found symp. 276:208-17

Ferguson J, Snow J (1995). NIH Consensus Statement: Cochlear Implants in Adults and Children. Bethesda, Md: National Institutes of Health.

Fernandes LDC, Silva LLC, Ladeia AMT (2012). Dysfunction of the peripheral and central auditory pathway in patients with type 1 diabetes mellitus. Journal of Diabetes Mellitus.

Fetter M, Diener HC, Dichgans J (1991). Recovery of postural control after an acute unilateral vestibular lesion in humans. J Vestib Res, 1(4), 373-83.

Finkelstein A (2007). Sonotubometría, una herramienta útil para medir los cambios intraindividuales de la función ventilatoria de la trompa de eustaquio. Revista de otorrinolaringología y cirugía de cabeza y cuello, 67(3), 268-274.

Flohr H, Bienhold H, Abeln W, et al. (1981). Concepts of vestibular compensation. En: Flohr, H., Precht, W. (eds.). Lesion induced neuronal plasticity in sensorio-motor systems. Springer-Verlag. New York.

Fonseca JC (2000). Eficacia de las maniobras de reposición canicular en el tratamiento del vértigo postural paroxístico benigno. Acta Otorrinolaringol. Cir. Cabeza Cuello, 28(4), 227-232.

Fox SI (2003). Fisiología humana. Mcgraw-Hill interamericana, Madrid.

Frankel L (2003). Rehabilitación Vestibular. Sección III (en CD). Apéndice III. En: Carmona, S. y Marelli, E.F. Neuro-Otología. 1ª ed. Argentina. PAR S.A.

Frankel L (2005). Resultados de la Rehabilitación Vestibular en pacientes con Síndrome Vestibular Periférico unilateral, no compensados. Tesis Doctoral; Universidad Nacional de Rosario. Doctorado Facultad de Ciencias Médicas.

Frankel L (2008). Resultados de la Rehabilitación Vestibular en pacientes con Síndrome Vestibular Periférico unilateral, no compensados. Metavoces. Rev. del Depto. de Fonoaudiología y Comunicación. ISSN 1669-8924. Año IV. San Luis. Argentina.

Frankel L (2009). Rehabilitación Vestibular. Sección III. Apéndice III. En: Carmona, S., Marelli, E.F. Neuro-Otología. 2° ed. Librería Akadia Editorial. ISBN 978-987-570-098-7

Frankel L (2013). Rehabilitación Vestibular. Sección III. Apéndice III. En: Carmona S, Asprella Libonatti, G. Neuro-Otología. Buenos Aires, Argentina. Librería Akadia Editorial. ISBN 978-987-570-171-7,

Frankel L Carmona, S. (2017). Estimulación con realidad virtual (Sistema Bru). En: Rossi, M., Soto Varela, A, Santos Pérez, S. Rehabilitación Vestibular. Ed. Librería Akadia. ISBN: 978-987-570-

Frye Electronics, Inc. FONIX® FA-10 Audiómetro Digital Evaluador de la Audición Manual de Operación Versión 1.20.

Fuente A (2010). Exposición a solventes y disfunción auditiva central: revisión de la evidencia científica. Rev. Otorrinolaringol. Cir. Cabeza cuello 70,3 : 273-282.

Fuente A, Mc Pherson B, Hickson L (2013) "La disfunción auditiva asociada con la exposición a solventes." BMC Salud Pública 13.1: 39.

Fuente A, McPherson B (2006). Pruebas de procesamiento auditivo en adultos de habla española: un estudio inicial. International Journal of Audiology. 45(11): p. 645-659.

Fuente A, McPherson B, Kramer SE, et al. (2012). Adaptation of the Amsterdam Inventory for auditory disability and handicap into Spanish. Disability and Rehabilitation, 34(24), 2076-2084.

Furmanski HM (2003). Implantes cocleares en niños: rehabilitacion auditiva y terapia verbal. Nexus Medica.

Gacek RR (1982). .Nystagmus and vertigo: clinical approaches to the patient with dizziness. London. Academic. Press Inc.,

Gannong W (2004). Fisiología médica. Edit el Manual Moderno, méxico df.

García LMT, Carrera MR, Rubio IN (2016). Aplicabilidad de un instrumento estandarizado para evaluar el daño auditivo en trabajadores expuestos a ruido. Revista Cubana de Salud y Trabajo, 17(1), 17-23.

Gardilcic Venandy N (2012). Audiometría y Pruebas Supraliminares: manual interactivo orientado al manejo conceptual e interpretativo, basado en casos clínicos. Tesis de Maestría en Audiología. Universidad de Andres Bello.

Gardner H (1996). "La nueva ciencia de la mente. Historia de la revolución cognitiva". Barcelona: Paidós.

Garrido J (2012). Variación y oralidad en la enseñanza del español 'spanish is different' introducción al español como lengua extranjera de JC Moreno Cabrera. Círculo de lingüística aplicada a la comunicación 48; 77-87

Geneser Finn (2000). Histología. Sobre bases biomoleculares. 3.a Edición. Ed. Médica Panamericana, Madrid. España.

Girardi M, Konrad HR (1998). Vestibular rehabilitation therapy for the patient with dizziness and balance disorders. O.R.L Head Neck Nurs,

Goldberg DM, Flexer C (1993). Outcome survey of auditory-verbal graduates: study of clinical efficacy. Journal of the American Academy of Audiology, 189-200.

Goldberg E (1981) Hemisphere differences in the acquisition and use of descriptive systems department of psychiatry, Downstate Medical Center, State University of New York Usa.

Brain and language; 14: 144–17.

Goldberg E (2002). El cerebro ejecutivo. Lóbulos frontales y mente civilizada. Barcelona: Crítica Drakontos.

Goldschmidt J, Zuschatter W, Scheich H (2004). High-resolution mapping of neuronal activity by thallium autometallography. Neuroimage 23:638-647.

Goldvasser D, McGibbon CA, Krebs, DE (2000). Vestibular rehabilitation outcomes: velocity trajectory analysis of repeated bench stepping. Clinical Neurophysiology, 111(10), 1838-1842.

Gómez Ruiz MI (2010). Bilingüismo y cerebro: mito y realidad. Neurología. 25: 443- 452

Gómez y Gómez O (2006). Audiología básica. Universidad Nacional De Colombia.

Gorospe JM, Muñoz C, Garrido M (2014). Implantes Cocleares. Descripción. Audiologia,

Guiguet V (2008). Fonoaudilogia Legal. Aspectos juridicos basicos para el ejercicio profesional. Cordoba, Argentina

Gurlekian JA, Facal MA (1995). Modelo de informe fonoaudiológico para el análisis acústico de patologías del habla Fonoaudiológica. 41-1; 54-68.

Gurr B, Moffat N (2001). Psychological consequences of vertigo and the effectiveness of vestibular rehabilitation for brain injury patients. Brain Injury, 15(5), 387-400.

Hagr A (2007). BAHA: bone-anchored hearing aid. International journal of health sciences, 1(2), 265.

Halliday MAK (1979). "El lenguaje como semiótica social". México: Fondo de Cultura Económica.

Hamilton H (2011). Memory skills of deaf learners: implications and applications. Am Ann Deaf, 156: 402-423.

Harris RP, Helfandm Woolf SH, et al. (2001). For the methods work group, third u.s preventive services task force. Current methids of the U.S. preventive services task force: a review of the process. Am j prev med 20(3s):21-35.

Hassid N (2002). Rehabilitation of the vertigo patient. Revue medicale de Bruxelles, 23(4), A368-71.

Hellman SA, Chute PM, Kretschmer RE, et al. (1991). The development of a children¨s implant profile. American Annals of the Deaf, 136, 77-81.

Herdman SJ (1997). Advances in the treatment of vestibular disorders. Physical Therapy, 77(6), 602-618.

Herdman SJ, Blatt PJ, Schubert MC (2000). Vestibular rehabilitation of patients with vestibular hypofunction or with benign paroxysmal positional vertigo. Current Opinion In Neurology, 13(1), 39-43.

Herdman SJ, Schubert MC, Tusa RJ (2001). Strategies for balance rehabilitation. Annals of the New York Academy of Sciences, 942(1), 394-412.

Hernández G (1998). "Paradigmas en Psicología de la Educación". Buenos Aires: Paidós.

Hirvonen TP, Aalto H, Pyykkö I (1997). Stability limits for visual feedback posturography in vestibular rehabilitation. Acta Oto-Laryngologica, 117(529), 104-107.

Hood JD, Korres S (1979). Vestibular suppression in peripheral and central vestibular disorders. Brain: a journal of neurology, 102(4), 785-804.

Huarte AI (2014). Programación Implantes Cocleares. Audiologia. Manrique M, Algarra JM. Ponencia Oficial de la Sociedad Española de Otorrinolaringología y Patologia Cérvico-Facial. España. Editorial: CYAN.

Huarte AI, Girón L, Cogolludo F (2014). Protocolos para la indicación y valoración de los resultados de los dispositivos auditivos. Audiologia, Manrique M, Algarra JM. Ponencia Oficial de la Sociedad Española de Otorrinolaringología y Patologia Cérvico-Facial (441) España. Editorial: CYAN.

Igarashi M, et al. (1988). Physical exercise and balance compensation after total ablation of vestibular organs. Progress in Brain Research.

Isaacs KR, Anderson BJ, Alcantara AA, et al. (1992). Exercise and the brain: angiogenesis in the adult rat cerebellum after vigorous physical activity and motor skill learning. Journal of Cerebral Blood Flow & Metabolism, 12(1), 110-119.

Jacobs B, Schall M, Scheibel AB (1993). A quantitative dendritic analysis of Wernicke's area in humans. II. Gender, hemispheric, and environmental factors. Journal of Comparative Neurology, 327(1), 97-111.

Janušonis S, Gluncic V, Rakic P (2004). Early serotonergic projections to Cajal-Retzius cells: relevance for cortical development. Journal of Neuroscience, 24(7), 1652-1659.

Johnson CD, Benson PV, Seaton JB (1997). Educational Audiology Handbook. Cengage Learning.

Johnson KL, Nicol T, Zecker SG, Kraus N (2008). Developmental plasticity in the human auditory brainstem. Journal of Neuroscience, 28(15), 4000-4007.

Junquera LM, Baladrón J, Albertos JM, Olay S (2003). Medicina basada en la evidencia (MBE): Ventajas. Revista Española de Cirugía Oral y Maxilofacial, 25(5), 265-272.

Kandel ER, Jessell TM, Schwartz JH (1997). Neurociencia y conducta. Edit prentice-hall, Madrid.

Katz J (1990). Handbook of Clinical Audiology. Fourth Edition. Ed. Library of Congress. Baltimore.

Katz J, Medwetzky L, Burkard R, Hood L (2009). Handbook of clinical audiology. Sexta edición. Baltimore, Philadelphia, Lippincott Williams & Wilkins; 64-77

Kawaguchi Y (1997). Neostriatal cell subtypes and their functional roles. Neuroscience Research, 27 (1): 1-8.

Kempermann G, Brandon EP, Gage FH (1998). Environmental stimulation of 129/svj mice causes increased cell proliferation and neurogenesis in the adult dentate gyrus. Curr biol. 8(16):939-942.

Kempermann G, Kuhn HG, Gage FH (1997). More hippocampal neurons in adult mice living in an enriched environment. Nature 386: 493-495.

Keyvani K, Sachser N, Witte OW, Paulus W (2004). Gene expression profiling in the intact and injured brain following environmental enrichment. Journal of Neuropathology and Experimental Neurology, 63(6):598-609.

Kim JR (2012). Utility of Electrically Evoked Potentials in Cochlear Implant Users. Korean Journal of Otorhinolaryngology-Head and Neck Surgery, 55(5), 265-271.

Kimura D (1992). Sex differences in the brain. Scientific American 267:80-87.

Kirk KI, Pisoni DB, Osberger MJ (1995). Lexical effects on spoken word recognition by pediatric cochlear implant users. Ear and Hearing, 1, 470-481.

Kleim JA, Markham JA, Vij K, et al. (2007). Motor learning induces astrocytic hypertrophy in the cerebellar cortex. Behavioral Brain Research, 178(2):244-249.

Konnur MK (2000). Vertigo and vestibular rehabilitation. Journal of Postgraduate Medicine, 46(3), 222.

Konrad HR, Tomlinson D, Stockwell CW, et al. (1992). Rehabilitation therapy for patients with disequilibrium and balance disorders. Otolaryngology—Head and Neck Surgery, 107(1),

105-108.

Kosugi EM, Chen VG, da Fonseca VMG, et al. (2011). Translation, cross-cultural adaptation and validation of SinoNasal Outcome Test (SNOT)-22 to Brazilian Portuguese. Brazilian journal of otorhinolaryngology, 77(5), 663-669.

Kraus EM, Shohet JA, Catalano PJ (2011). Envoy esteem totally implantable hearing system: phase 2 triales, 1-year hearing results. Otolaryngology--Head and Neck Surgery, 145(1), 100-109.

Kraus N, Chandrasekaran B (2010). Music, training for the development of auditory skills. Naturereviews Neuroscience. 11 (8) 599-605

Krizman J, Marian V, Shook A, et al. (2012). Subcortical encoding of sound is enhanced in bilinguals and relates to executive function advantages. Proceedings of the National Academy of Sciences; 109(20), 7877-7881.

Krizman J, Skoe E, Kraus N (2012). Sex differences in auditory subcortical function. Clinical Neurophysiology, 123(3), 590-597.

Kroenke K, Mangelsdorff AD (1989). Common symptoms in ambulatory care: incidence, evaluation, therapy, and outcome. The American journal of medicine, 86(3), 262-266.

Kuhl PK (1982). Speech perception. An overview of current issues. En Lass N, MecReynolds LV, Northem JL, Yoder DE (Eds). Speech, Languaje and Hearing: Vol. 1. Normal Processes. Philadelphia: W.B. Saunders; 286-322

Lacour M, Xerri C (1981). Vestibular compensation: New perspectives. En: Flohr, H., Precht, W. (eds.): Lesion-induced neuronal plasticity in sensorio motor system. Springer-Verlag. New York.

Lam Díaz RM, Oliva Pérez M, Hernández Ramírez P, Milanés Roldán MT (2002). Medicina basada en la evidencia. Revista Cubana de Hematología, Inmunología y Hemoterapia, 18(3).

Lashley KS, Clark G (1946). The cytoarchitecture of the cerebral cortex of Ateles: a critical examination of architectonic studies. Journal of Comparative Neurology, 85(2), 223-305.

Lehnardt E (1992). .Práctica de la audiometría. Panamericana.

Leonard MK, Brown TT, Travis KE, et al. (2010). Spatiotemporal Dynamics of Bilingual Word Processing. NeuroImage, 49(4), 3286.

Lezaz MD, Howieson DV, Loring DV (2004). Neuropsychological Assesment. 4 ed. New Tork: Oxford University Press.

Ling D (1976). Speech and the hearing impaired child theory and practice. Whasington, DC.: The A.G. Bell Association for the Deaf.

Ling D (1989). Foundations of Spoken Languaje for Hearing-Impaired Children. Whasington, DC.: The A.G. Bell Association for the Deaf.

Ling D, Ling AH (1978). Aural habilitation. Whasington, DC: The A.gG. Bell Association for the Deaf.

Lipka A, Fingier LM (1998). La rehabilitación vestibular: resultados. F.A.S.O. O.R.L.

Löhle E, Holm M, Lenhardt E (1999). Preconditions of language development in deaf children. Int J Pediatr Otorhinolaryngol, 47: 171-175.

Lopez C (2016). The vestibular system: balancing more than just the body. Current opinion in neurology, 29(1), 74-83.

López Izquierdo M, Castillo Lluch M (2015). "El orden de las palabras en la historia del español y otras lenguas iberorromances". Biblioteca filológica hispana (172). Visor libros. ISBN 978-84-9895-172-1.

López OA, Fernández NP, Sánchez N (2003). Rehabilitación vestibular. Rev Med Univ Navarra, 47(4), 72-76.

Lucente FE, Har-El G (2004). Essentials of otolaryngology. 5th Edition. Lippincott Williams & Wilkins. Philadelphia.

Luetje CM, Brackman D, Balkany TJ, et al. (2002). Phase III clinical trial results with the Vibrant Soundbridge implantable middle ear hearing device: a prospective controlled multicenter study. Otolaryngology-Head and Neck Surgery, 126(2), 97-107.

Mägiste E (1987). Cambios evolutivos en el patrón de lateralización en dos grupos de inmigrantes. Infancia y Aprendizaje, 10(39-40), 27-38.

Malavé L (1996). Fundamentos cognoscitivos: la enseñanza del inglés como segundo idioma mediante un enfoque multidisciplinario. Nysabe Journal. (11).

Mankekar G (2014). Implantable Hearing Devices other than Cochlear Implants. New Delhi: Springer India.

Manrique M, Algarra JM. Ponencia Oficial de la Sociedad Española de Otorrinolaringología y Patología Cérvico-Facial (328) España: CYAN.

Manrique M, Fernandez S, Huarte A, et al. (1993). Resultados del programa de implantes cocleares de la Universidad de Navarra. Revista de Medicina de la Universidad de Navarra, 38: 21-28.

Manrique M, Huarte A (2011). Organización de un programa de implantes cocleares. Acta Otorrinolaringológica. Elsevier 64(1):55-67.

Marco J, Fernández JMS (1972). Lecciones de exploración cocleo-vestibular y sus bases anátomo-fisiológicas. Cátedra de Otorrinolaringoloía. Publicaciones de la Universidad de Sevilla, España.

Marín-Padilla M (2001). Evolución de la estructura de la neocorteza del mamífero: nueva teoría citoarquitectónica. Rev neurol 33: 843-853.

Markram H (2008). Fixing the location and dimensions of functional neocortical columns. HFSP journal, 2(3), 132-135.

Martínez Celdrán E (2003). El sonido en la comunicación humano. Introducción a la fonética. Editorial Octaedro. Segunda edición revisada.

Martínez-Vila E, Riverol Fernández M, Irimia Sieira P. (2003). Síndrome Vestibular. Rev Med Univ Navarra, 47(4).

Massara N, Goñi I (2010). Preocupación paterna: indicador de riesgo auditivo. En: II Congreso Internacional, IV Congreso Latinoamericano, V Congreso Nacional de Salud Mental y Sordera. "Intersubjetividad y Vínculos"; Buenos Aires.

Mathog RH, Peppard SB (1982). Exercise and recovery from vestibular injury. American journal of Otolaryngology, 3(6), 397-407.

McKenzie A, Diamond MC, Greer ER, et al (1990). The effects of enriched environment on neural recovery following lesioning of the forelimb área of rat cortex. Am physical therapy annual conf, Anaheim, ca.

McCoul ED, Anand VK, Christos PJ (2012). Validating the clinical assessment of eustachian tube dysfunction: The eustachian tube dysfunction questionnaire (ETDQ-7). The Laryngoscope, 122(5), 1137-1141.

McDonnell MN, Hillier SL (2015). Vestibular rehabilitation for unilateral peripheral vestibular dysfunction. Cochrane Database Syst Rev. 1, CD005397

Meaney MJ, Aitkin DH, Bhatnagar S, et al. (1988). Postnatal handling attenuates neuroendocrine, anatomical and cognitive impairments related to the aged hippocampus. Science 283:

766-768.

Ministerio de Empleo y Seguridad Social de España (2006). Real decreto 286/2006, de 10 de marzo, sobre la protección de la salud y la seguridad de los trabajadores contra los riesgos relacionados con la exposición al ruido. BOE n° 60 11/03/2006. Madrid: INSHT.

Ministerio de Salud Pública. Protocolo sobre normas mínimas para el desarrollo de programas de vigilancia de la pérdida auditiva por exposición a ruido en lugares de trabajo (Prexor): Santiago: Ministerio de Salud Pública; 2011. http://web.minsal.cl/sites/default/files/files/protocolo_vigilancia_expuestos_a_ruido_minsal.pdf.

Ministerio de Sanidad y Consumo de España, Instituto de Salud Carlos III, Agencia de Evaluación de Tecnologías Sanitarias (2003). Implantes cocleares: actualización y revisión de estudios coste-utilidad. Madrid, España: AETS.

Miranda AR, Assum AS, Serra SV, et al. (2017). Psycholinguistic age-profiles of language impairment: A comparison between children with typical and atypical language development. Acta Neuropsychologica; 15 (3): 315-324.

Miranda AR, Bruera JA, Serra SV (2017). Scale of Auditory Behaviors: normative reference values for healthy Argentinian children. Acta Neuropsychologica; 15(2):119-123.

Miranda TT, Pichora-Fuller MK (2002). Temporally jittered speech produces performance intensity, phonetically balanced rollover in young normal-hearing listeners. Journal of the American Academy of Audiology 13(1):50-58.

Monfort M, Júarez A (2002). Rehabilitación e intervención pedagógica. En Manrique, M. Implantes cocleares. Barcelona: masson, 353-360.

Mora F, Segovia G, Del Arco A (2007). Aging, plasticity and environmental enrichment: structural changes and neurotransmitter dynamics in several areas of the brain. Brain res rev. 55(1):78-88.

Morera Pérez C, Marco Algarra J (2006). Lecciones de Otorrinolaringología Aplicada. Barcelona. Editorial Glosa.

Morgado Bernal I (2004). Evolución del cerebro y la inteligencia. Disertación, departamento de psicobiología, Universidad Autónoma de Barcelona. Barcelona.

Mountcastle VB (1997). The columnar organization of the neocortex. Brain 120:701-722.

Mruzek M, Barin K, Nichols DS, et al. (1995). Effects of vestibular rehabilitation and social reinforcement on recovery following ablative vestibular surgery. The Laryngoscope, 105(7), 686-692.

Murray K, Carroll S, Hill K (2001). Relationship between change in balance and self-reported handicap after vestibular rehabilitation therapy. Physiotherapy research international, 6(4), 251-263.

Musie KFE, Chermak GD (2013). Handbook of Central Auditory Processing Disorder. Volume I: Auditory Neuroscience and Diagnosis (Vol. 1). Plural Publishing. San Diego.

National Institute on Deafness and Other Communication Disorders (2016) Implantes cocleares. Publicación de NIH (núm. 00-4798) USA. Recuperado de: https://www.nidcd.nih.gov/es/espanol/implantes-cocleares

National Institute on Deafness and other Communication Disorders. Implantes cocleares. Recuperado de: http://www.nidcd.nih.gov/health/spanish/pages/coch_span.aspx. publicación de nih no. 00-4798s - julio de 2006. Las estadísticas de la fda fueron actualizadas en noviembre de 2013.

Neijenhuis K, Snik A, Van Den Broek P, Neijenhuis K (2003). Auditory processingdisorders in adults and children: evaluation of a test battery: desórdenes del procesamiento auditivo en adultos y niños; evaluación de una batería de pruebas. International Journal of Audiology, 42(7), 391-400.

Neville HJ, Bavellier D (2001). Effects of auditory and visual deprivation on human brain development. Clin Neurosci Res, 1(4): 248-257.

Nevins ME, Chute PM (1996). Children with Cochlear Implants in Educational Settings. San Diego, CA: Singular Publishing Group.

Nicolosi L, Harryman E, Kresheck J (2004). Terminology of communication disorders: speech-language-hearing. 5th Edition. Lippincott Williams & Wilkins. Baltimore.

Nieto-Sampedro M (1995). Plasticidad sináptica. En: Nieto-Sampedro, M., Ed. Función cerebral. Edit prensa científica, barcelona. Pp 37-46.

Nieto-Sampedro M (1996). Plasticidad neuronal: una propiedad básica que subyace desde el aprendizaje a la reparación de lesiones. En: Mora FED. El cerebro íntimo. Edit Ariel, Barcelona. Pp 66-96.

Nieuwenhuys JV, Van Huijzen C (2008). The human central nervous system. Editorial médica Panamericana. 4° edición.

Niparko JK (2009). Cochlear Implants: Principles & Practices. Philadelphia: Williams & Wilkins.

Nishikawa S, Goto S, Hamasaki T, et al. (2002). .Involvement of reelin and cajal-retzius cells in the developmental formation of vertical columnar structures in the cerebral cortex: evidence from the study of mouse presubicular cortex. Cerebral cortex 12:1024-1030.

Nogales-Gaete J, Donoso A (2005). Tratado de neurología clínica. Verdugo R, editores. Santiago de Chile: Editorial Universitaria.

Noguer Molins L, Balcells Gorina A (1987). Exploración clínica práctica. 23 ed. Editorial Científico Médica. Barcelona.

Norre ME (1984). Treatment of unilateral vestibular hypofunction. Otoneurology-Oosterveld (ed). New York.

Norré ME (1987). Rationale of rehabilitation treatment for vertigo. American journal of otolaryngology, 8(1), 31-35.

Northern JET, Downs M (1981). La audicion en niños. Salvat.

Notrré ME, Beckers A (1987). Exercise treatment for paroxysmal positional vertigo: comparison of two types of exercises. Archives of oto-rhino-laryngology, 244(5), 291-294.

Odkvist L (1998). Vértigo. Departamento de O.R.L. Hospital Universitario Linkoping, Suecia.

Okinaka Y, Sekitani T, Okazaki H, et al. (1993). Progress of caloric response of vestibular neuronitis. Acta Oto-Laryngologica, 113(503), 18-22.

Olabe Sánchez PJ (2013). Repercusión del Tai Chi en el equilibrio de las personas mayores (Tesis doctoral inédita). Universidad Católica San Antonio de Murcia, Murcia, España.

O'Leary DP, Davis LL (1998). Spectral analysis of low-frequency, active-head vestibulo-ocular reflex responses. Journal of Vestibular Research, 8(4), 313-324.

Oleron P (1999). "El niño y la adquisición del lenguaje". 3° edición. Madrid: Morata.

Olsson T, Mohammed AH, Donaldson LF, et al. (1994). Glucocorticoid receptor and NGFI-A gene expression are induced in the hippocampus after environmental enrichment in adult rats. Molecular brain research, 23(4), 349-353.

Orellana Yañez A, Paravic Klijn T (2007). Enfermería basada en evidencia: barreras y estrategias para su implementación. Ciencia y enfermería, 13(1), 17-24.

Organización Internacional del Trabajo (1994). Noise Regulations and Standards. Ginebra: OIT.

Organización Mundial de la Salud (2014). Sordera y defectos de audición. [Internet]. Washington.

Disponible en: http://www.who.int/mediacentre/factsheets/fs300/es.

Ortíz ALP, Bustamante FO. Pruebas subjetivas de inteligibilidad monoaural y biaural en condiciones acústicas adversas de ruido y reverberación, para aplicaciones en sistemas móviles de comunicación.

Ortuño M (2008). Análisis clínico y posturográfico en ancianos con patología vestibular y su relación con las caídas. Universidad de Valencia, España.

Paige GD (1992). Senescence of human visual-vestibular interactions. 1. Vestibulo-ocular reflex and adaptive plasticity with aging. Journal of vestibular research: equilibrium & orientation, 2(2), 133-151.

Pallares N, Diamante V (2012). Edad mínima y edad máxima al IC. Congreso FASO 2012. Argentina.

Paparella et al. (1994). Otorrinolaringología. Tomo II. Panamericana

Parra M (2003)."Conceptos básicos en salud laboral." Santiago de Chile: Oficina Internacional del Trabajo, OIT.

Pasik Y (2004). Audioprótesis. Enfoque médico, fonoaudiológico y electroacústico.ed mutualidad Argentina de hipacusicos.

Patten C, Horak FB, Krebs DE (2003). Head and body center of gravity control strategies: adaptations following vestibular rehabilitation. Acta oto-laryngologica, 123(1), 32-40.

Pérez J, Salvador E (1995). NTP 366: Envejecimiento y trabajo: audición y motricidad. Consultado en el INSHT, página web del órgano Científico-Técnico especializado de la Admon para el análisis y estudio de las Condiciones de Seguridad y Salud en el Trabajo: http://www. insht. es.

Pérez N, Alemán O (1999). Compensación vestibular. Bases de la rehabilitación vestibular. En: Bartual Pastor J, Pérez Fernández N (eds.). El sistema vestibular y sus alteraciones. Masson, S.A.

Persson J, Welsh KM, Jonides J, Reuter Lorenz PA (2007). Cognitive fatigue of executive processes: interaction between interference resolution tasks. Neuropsychologia 45(7), 1571-1579.

Pinker S (1994, 1995, 1999, 2001). "Bebé nace hablando". Madrid: Alianza editorial.

Pollack D (1970). Educational audiology for the limited hearing infant. Sprindield, IL: Charles C. Thomas.

Pollack D (1985). Educational audiology for the limited hearing infant and preschoolet. Springfield, IL: Charles C. Thomas.

Portera Sánchez A (2002). Cajal y el Cerebro Plástico. Rev esp patol 35:367-372.

Portmann M, Portmann C (1979). .Audiometría clínica. Masson.

Posner MI, Petersen SE (1990). The attention system of the human brain. Annu Rev Neurosci, 13: 25-42.

Primo J (2003). Niveles de evidencia y grados de recomendación (I/II). Enfermedad inflamatoria intestinal al día, 2(2), 39-42.

Protocolo Latinoamericano de IC (2000). Implante Coclear. 1° Edición. Cochlear Corporation.

Puelles López L, Martinez Pérez S, Martinez de la Torre M (2008). Neuroanatomía. Editorial Médica Panamericana. Buenos Aires.

Purves D, Augustine G, Fitzpatrick D, et al. (2001). Modificación de los circuitos encefálicos por la actividad neural. En: invitación a la neurociencia. Ed. Panamericana, Buenos Aires, pp 455-475.

Radelli B (2001). Una nueva aplicación de la lingüística: la logogenia. Dimensión Antropológica,

23, 51-72.

Rampon C, Jiang CH, Dong H, et al. (2000). Effects of environmental enrichment on gene expression in the brain. Proc nat acad sci (USA) 97:12880-12884.

Rance G, Aud D (2005). Auditory neuropathy/dys-synchrony and its perceptual consequences. Trends in Amplification (1):1-43.

Rawool VW (2015). Auditory Processing Deficits: Assessment and Intervention. New York, Thieme.

Real Patronato sobre Discapacidad (CEAF) (2005). Implantes Cocleares Comisión de Expertos del Comité Español de Audiofonología Ministerio de Trabajo y Asuntos Sociales.

Restrepo IJR, Medina JRC (2006). Desórdenes del procesamiento auditivo. Iatreia, 19(4), 368-376.

Reuter-Lorenz PA, Lusting C (2005). .Brain aging: reorganizing discoveries about the aging mind. Curren opin neurobiol 15:245-251.

Rieber RW (1981). Communication disorders. Springer Science & Business Media. Nueva York.

Riveros H, Correa C, Anabalón JL, Aranís C (2007). Efectividad de la rehabilitación vestibular en una serie clínica. Revista de otorrinolaringología y cirugía de cabeza y cuello, 67(3), 229-236.

Rizzi S, Bianchi P, Guidi S, et al. (2011). Impact of environmental enrichment on neurogenesis in the dentate gyrus during the early postnatal period. Brain res. 1415:23-33.

Roberts RA, Lister, JJ (2004). Effects of age and hearing loss on gap detection and the precedence effect: broadband stimuli. Journal of Speech, Language, and Hearing Research, 47(5), 965-978.

Rodriguez Alves RM (2012). Campo acústico en recintos de planta en i en l y en u. Aplicación al diseño acústico en restauración (doctoral dissertation, arquitectura).

Rolls M (2009). Evaluación de estrategias atencionales en alumnos sordos e hipoacusicos de la Escuela Especial 515 [tesis]. Mar del Plata: Universidad Fasta.

Rosler JR (2003). Bloques constitutivos del sistema nervioso: neurona y glía. En: Dvorkin MA, Cardinali DP, Eds. Best & Taylor. Bases fisiológicas de la práctica médica. Edit Médica Panamericana, Buenos Aires. (801-815).

Rossi M, Soto Varela A, Santos Pérez S (2017). Rehabilitación Vestibular. Ed. Librería Akadia.

Rubinstein S (1996). Código de tablas de incapacidades laborativas. Baremos nacionales y extranjeros. 3a edicion.

Ruiz MM (2010). Protocolo para la extracción de datos tonales y curva estándar en análisis melódico del habla (AMH). Phonica, 6, 49-90.

Sabillón Tróchez MR (2017). Protocolo para reconocimientos médicos preventivos en trabajadores expuestos a ruido. Diss. San Pedro Sula, Honduras.

Sadler TW, Langman J (2008). Embriología Médica: con orientación clínica. Editorial médica Panamericana. 10° edición. Buenos aires.

Sáenz C, Sáenz M, Sáenz R (2011). Medicina translacional: del laboratório a la clínica y de la clínica hasta la acción. Gastroenterología Latinoamericana, 22(3), 263-4.

Saha AK (2016). Otology & Middle Ear Surgery. Jaypee Brothers Medical Publishers Ltd. Nueva Delhi.

Sainz Quevedo M, et al. (2005). Evaluación de la efectividad terapéutica del tratamiento de hipoacusias severas y profundas en niños: implante coclear versus audífono. Costes, beneficios y mejora en la calidad de vida. Ministerio de Sanidad y Consumo.

Salesa Batle E, Perello Scherdel E, Bonavida Estupiñá A (2013). Tratado de audiología. 2ª

edicion. Ed. Elsevier Masson. España.
Samelli AG, Schochat E (2008). Processamento auditivo, resolução temporal e teste de detecção de gap: revisão da literatura. Revista CEFAC, 10(3), 369-377.
Sánchez-Sellero I, Soto-Varela A (2013). Chronic dizziness and instability as adverse effects explained by drug-induced vestibulotoxicity. Journal of Symptoms and Signs, 2(3), 121.
Sataloff RT, Sataloff J (2006). Occupational Hearing Loss. 3 edición. CRC, Taylor and Francis Group. New York.
Schilder AGM, Bhutta M, Butler CC, et al. (2015). Eustachian tube dysfunction: consensus statement on definition, types, clinical presentation and diagnosis. Clinical Otolaryngology, 40(5), 407-411.
Schmolesky M (2007). The organization of the retina and visual system. The primary visual cortex. Webvision University of Utah
Schoepflin J (2012). Back to Basics: Speech Audiometry. Disponible en: http://www.audiologyonline.com/ articles/back-to-basics-speech-audiometry-6828. Consultado el 29/10/2016.
Schröder S, Lehmann M, Sauzet O, et al. (2015). A novel diagnostic tool for chronic obstructive eustachian tube dysfunction—the eustachian tube score. The Laryngoscope, 125(3), 703-708.
Secretaria de Salud. Hipoacusia neurosensorial bilateral e implante coclear. México, 2010.
Seilesh B (2013). Practical Otology for the Otolaryngologist. Plural Publishing, Inc. San Diego.
Serra SV (2008). Fonoaudiológicamente. 1° ed. Córdoba. Brujas.
Serra SV (2009). Fonoaudiología, atención al paciente. 1st ed.: brujas.
Serra SV (2015). Fonoaudiología. Usos y riesgos de la lengua en el lenguaje. Brujas.
Serra SV, Brizuela ML, Lucini MB, et al. (2011). Desempeño bilingüe condicionado laboralmente y definido el cierre auditivo en hispanoparlantes. Suplemento de la Facultad de Ciencias Médicas. 68(1):144.
Serra SV, Brizuela ML, Serra MA, et al. (2013). Desempeño auditivo en la resolución temporal de detección de gaps en ruido. Suplemento de la revista de la Facultad de Ciencias Médicas; 70.
Serra SV, et al. (2012). Manual de Audiología en Fonoaudiología. Ocw-unc:
Serra SV, Serra M, Brizuela ML (2014). Audición y voz. Interpretaciones fonoaudiológicas. Brujas.
Serra SV, Velazquez C, Avarece M, et al. (2013). Desventaja comunicativa por el uso de teléfono celular en pacientes con hipoacusia neurosensorial. Suplemento de la revista de la Facultad de Ciencias Médicas de la FCM UNC. 70.
Serra SV, Buonanotte F, Frankel L, et al (2016). Psychosocial risk of fossilization by occupationally-used non-native English in information and communication technologists of Argentina. Revista de la Facultad de Ciencias Médicas, 73(1):15-19.
Serra SV, Nocera AD, Brizuela M, et al. (2017). Patrón de respuestas y latencias en test de dígitos dicóticos en normoacúsicos con especialización auditiva. Revista de la Facultad de Ciencias Médicas, 74(1), 18-25.
Serway RA (1990). Física. Edit mcgraw-hill, méxico DF.
Sharma K (2006). Aural Rehabilitation of Hearing Impaired Children. Sarup & Sons, Nueva Delhi.
Shepard NT, Smith-Wheelock M, Telian SA, Raj A (1993). Vestibular and balance rehabilitation therapy. Annals of Otology, Rhinology & Laryngology, 102(3), 198-205.

Sibson NR, Dhankhar A, Mason GF, et al. (1998). Stoichiometric coupling of brain glucose metabolism and glutamatergic neuronal activity. Proceedings of the National Academy of Sciences, 95(1), 316-321.

Sih T (1999). Otorrinolaringología Pediátrica. Springer Science & Business Media.

Silverthorn DU (2009). Fisiología Humana. Un enfoque integrado. 4a edición. Ed. Médica Panamericana Buenos Aires.

Skoe E, Kraus N (2010). Auditory brain stem response to complex sounds: a tutorial. Ear & Hearing. 31(3).

Smith LB, Quittner AL, Osberger MJ (1998). Audition and visual attention: the developmental trajectory in deaf and hearing populations. Dev Psychol, 34(5): 840-850.

Smith ME, Scoffings DJ, Tysome JR (2016). Imaging of the Eustachian tube and its function: a systematic review. Neuroradiology, 58(6), 543-556.

Smith ME, Tysome JR (2015). Tests of Eustachian tube function: a review. Clinical Otolaryngology, 40(4), 300-311.

Snell R (2007). Neuroanatomía clínica. Editorial Médica Panamericana, Buenos Aires, 6° edición.

Solhberg MM, Mateer CA (1987). Effectiveness of an attention-training program. J Clin Exp Neuropsychol, 9(2): 117-130.

Solhberg MM, Mateer CA (1998). Theory and remedation of attention disorders. En MM Sohlberg, CA Mateer. Introducing to cognitive rehabilitation: theory and practice. Nueva York.

Somjen GG (1986). Neurofisiología. Edit Médica panamericana, Buenos Aires.

Sommerhoff J, Rosas C (2011). Estudio de la correlación entre STI y test de inteligibilidad subjetivo. Estudios filológicos, (47), 133-147.

Song JH, Skoe E, Banai K, Kraus N (2011). Training to improve hearing speech in noise: biological mechanisms. Cerebral Cortex, 22(5), 1180-1190.

Song J, Skoe E, Wong P, Kraus N (2008). Plasticity in the adult human auditory brainstem following short-term linguistic training. Journal of Cognitive Neurocience. 20 (10) 1892-1902

Soria EA, Nores ML, Díaz MP, Kremer LE (2010). Effect of a health care gender gap on progression of hiv/aids defined by clinical-biological criteria among adults from cordoba city (Argentina) from 1995 to 2005. Gaceta Sanitaria.24: 204-208

Srivastava S, C Haigis M (2011). Role of sirtuins and calorie restriction in neuroprotection: implications in Alzheimer's and Parkinson's diseases. Current pharmaceutical design, 17(31), 3418-3433.

Stamatakis A, Pondiki S, Kitraki E, et al. (2008). Effect of neonatal handling on adult rat spatial learning and memory following acute stress. Stress. 11(2):148-159.

Sterkers JM (1997). El vértigo. F.A.S.O.- O.R.L.

Suárez H (1989). Plasticidad vestibular. 87 Encontro de Especialistas ACHE,

Super intendencia de riesgo de trabajo SRT. Listado de enfermedades profesionales. Decreto N° 658/96. Medicina en el trabajo Decreto N° 1338/96. Exámenes pre ocupacionales Resolución N° 47/97. http://www.srt.gob.ar/

Sur RL, Dahm P (2011). History of evidence-based medicine. Indian journal of urology: IJU: journal of the Urological Society of India, 27(4), 487.

Szmulewicz DJ, Roberts L, McLean CA, et al. (2016). Proposed diagnostic criteria for cerebellar ataxia with neuropathy and vestibular areflexia syndrome (CANVAS). Neurology: Clinical Practice, 6(1), 61-68.

Tabata H, Nakajima K (2002). Neurons tend to stop migration and differentiate along the cortical internal plexiform zones in the Reelin signal-deficient mice. Journal of Neuroscience Research, 69,723-730.

Tallal P (2012). Improving neural response to sound improves reading. Proceeding of the National Academy of Sciences' of unites states of America. 109(41): 16406 – 16407.

Tee LH, Chee NWC (2005). Vestibular rehabilitation therapy for the dizzy patient. Ann Acad Med Singapore.

Telian SA, Shepard NT (1996). Update on vestibular rehabilitation therapy. Otolaryngologic Clinics of North America, 29(2), 359-371.

Testud L, Latarjet A (1997). Compendio de anatomía descriptiva. Edit salvat, méxico. 13º reimp,

Tharpe AM, Ashmead DA, Sladen DP et al (2008). Visual attention and hearing loss: Past and currents perspectives. J Am Acad Audiol,19(10): 741-747.

Thompson JK, Peterson MR, Freeman RD (2003). Single-neuron activity and tissue oxygenation in the cerebral cortex. Science 299:1070-1072.

Tipos de audífonos para sordera. Información de las clases y modelos. (s. F.). Recuperado 17 de noviembre de 2016. Disponible en: http://audifonos.org.es/tipos-audifonos

Tissir F, Lambert de Rouvroit C, Goffinet AM (2002). The role of reelin in the development and evolution of the cerebral cortex. Brazilian Journal of Medical and Biological Research, 35(12), 1473-1484.

Torre Vega A, et al. (2005). Evaluación de la efectividad terapéutica del tratamiento de hipoacusias severas y profundas en niños: implante coclear versus audífono. Costes, beneficios y mejora en la calidad de vida. Ministerio de Sanidad y Consumo. Universidad de Granada-España.

Toupet M (1992). Le vertige paroxystique positionnel bénin, maladie idiopathique de traitement simple. Journal français d'oto-rhino-laryngologie, 41(1), 36-38.

Urquiza R, López-García J (2015). A new strategy for development of transducers for middle ear implants. Acta oto-laryngologica, 135(2), 135-139.

Valdespino-Gómez VM (2010). La unidad de investigación traslacional como sustento de la medicina actual. Cirugía y Cirujanos, 78(2).

Valente M (2009). Pure-Tone Audiometry and Masking. San Diego, CA: Plural Publishing.

Valverde F (2002). Estructura de la corteza cerebral. Organización intrínseca y análisis comparativo del neocórtex. Rev Neurol, 34(8), 758-780.

Van Praag H, Kempermann G, Gage FH (1999). Running increases cell proliferation and neurogenesis in the adult mouse dentate gyrus. Nature Neuroscience, 2(3), 266.

Varón López A (2012). Fosilización y adquisición de segundas lenguas (ASL). línea]. http://human. kanagawa-u. ac. jp/gakkai/publ/pdf/no166/16609. pdf.

Velasco Martínez M (2017). "Leer y comprender la logogenia". Primeras etapas del desarrollo lingüístico de una niña sorda. Brujas.

Volterra A, Meldolesi J (2005). Astrocytes, from brain glue to communication elements: the revolution continues. Nature Reviews Neuroscience 6:626-640.

Waltzman S (2006). Cochlear implant Candidates in Cochlear implants. NY, USA: Thierme Medical Publishers.

Waltzman SB, Cohen NL, Gomolin RH, et al. (1997). Open set speech perception in congenially deaf children using cochlear implants. American Journal of Otology; 18: 342-349.

Wanger T, Scheich H, Ohl FW, Goldschmidt J (2012). The use of thallium diethyldithiocarbamate for mapping CNS potassium metabolism and neuronal activity: Tl+-redistribution, Tl+-

kinetics and Tl+-equilibrium distribution. Journal of Neurochemistry, 122(1), 106-114.

Welling DR, Ukstins CA (2015). Fundamentals of Audiology for the Speech-language Pathologist. Jones & Bartlett Publishers. Burlington.

Welsch U (2008). Histología/ Sobotta. Editorial Médica Panamericana, Madrid, 2° edición,

Whitney SL, Rossi MM (2000). Efficacy of vestibular rehabilitation. Otolaryngologic Clinics of North America, 33(3), 659-672.

Wolfe J, Schafer E (2014). Programming cochlear implants. Plural publishing.

Wong PC, Skoe E, Russo NM, Dees T, Kraus N (2007). Musical experience shapes human brainstem encoding of linguistic pitch patterns. Nature neuroscience, 10(4), 420.

Woolf SH (2008). The meaning of traslational research and why it matters. Jama 299(2):211-213

Xu J, Burgoyne P, Arnold AP (2002). Sex differences in sex chromosome gene expression in mouse brain. Human Molecular Genetics 11:1409-1419.

Xu J, Disteche CM (2006). Sex differences in brain expression of x- and y-linked genes. Brain Research, 1126(1):50-55.

Yardley L, Burgneay J, Andersson G, et al. (1998). Feasibility and effectiveness of providing vestibular rehabilitation for dizzy patients in the community. Clinical Otolaryngology, 23(5), 442-448.

York AD, Breedlove SM, Diamond MC, Greer ER (1989). Housing adult male rats in enriched conditions increases neurogenesis in the dentate gyrus. In Soc Neurosci Abstracts (15:383-11). Zee DS (1991). Adaptation to vestibular disturbances: some clinical implications. Acta Neurol. Belg.

Zenker F, Barajas JJ (2003). Las funciones auditivas centrales. Auditio: revista electrónica de audiología, 3, 31-42.

Zhao F, Stephens D (2007). A critical review of King-Kopetzky syndrome: Hearing difficulties, but normal hearing?. Audiological Medicine, 5(2), 119-124.

Zuleta EB (2007). El sistema nervioso: desde las neuronas hasta el cerebro humano. Editorial Universidad de Antioquía,

Zwingmann C, Leibfritz D (2003). Regulation of glial metabolism studied by 13C-NMR. NMR in Biomedicine, 16(6-7), 370-399.

Zwolan TA, Ashbaugh CM, Alarfaj A, et al. (2004). Pediatric cochlear implant patient performance as a function of age at implantation. Otology & Neurotology, 25(2), 112-120.

Reimpreso por Editorial Brujas • marzo de 2019 • Córdoba–Argentina

www.ingramcontent.com/pod-product-compliance
Lightning Source LLC
Chambersburg PA
CBHW060409220526
45465CB00008B/2818